Grundlagen der Pharmacognosie.

Einleitung

in das

Studium der Rohstoffe des Pflanzenreiches

von

F. A. Flückiger und A. Tschirch.

Zweite, gänzlich umgearbeitete Auflage.

Mit 186 in den Text gedruckten Holzschnitten.

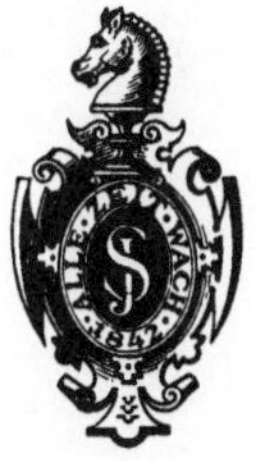

Berlin.

Verlag von Julius Springer.

1885.

ISBN 978-3-642-50367-2   ISBN 978-3-642-50676-5 (eBook)
DOI 10.1007/978-3-642-50676-5

Softcover reprint of the hardcover 2nd edition 1885

Vorwort.

In dem vorliegenden Werke erscheinen die 1873 von
F. A. Flückiger herausgegebenen „Grundlagen der pharmaceutischen Waarenkunde" in neuer Bearbeitung und wesentlich er-
weitert. Der genannte Verfasser hat in dieser zweiten Auflage
vornämlich den ersten Theil, der neu hinzugetretene Autor
A. Tschirch den zweiten Theil, Morphologie und Anatomie, übernommen, so dass eigentlich ein neues Buch entstanden ist.
Wenn auch der ursprüngliche Plan der Hauptsache nach wieder
eingehalten wurde, so musste doch die Anordnung des Stoffes
innerhalb des erweiterten Rahmens beträchtlichen Änderungen
unterworfen werden.

Es lag bei dieser Umarbeitung nahe, auch diejenigen in
der Technik verwendeten Rohstoffe des Pflanzenreiches, welchen
organische Structur zukommt, mit zu berücksichtigen. Dagegen
wurde der Zoologie auch jetzt nur gelegentlich gedacht, weil die
Pharmacognosie ja blos eine sehr beschränkte Anzahl thierischer
Stoffe zu besprechen hat.

Wir haben geglaubt, uns in Betreff der Eintheilung der
Gewebe Haberlandt's Physiologischer Pflanzenanatomie, Leipzig 1884, anschliessen zu sollen, welche neben der anatomischen
Betrachtung der Gewebe auch ihre physiologische Bedeutung
erörtert. In unserer Lehrthätigkeit haben wir die Erfahrung
gemacht, dass die anatomische Schilderung durch den Hinweis
auf physiologische Verhältnisse für den Schüler viel ansprechender

wird. So sehr auch das System der physiologischen Pflanzenanatomie im einzelnen noch des Ausbaues und allgemeiner An-
erkennung bedarf, so scheinen uns doch die Grundzüge desselben bereits hinlänglich gesichert zu sein, um in angedeuteter
Weise darauf fussen zu können.

In einem Puncte aber sind wir von der HABERLANDT'schen
Eintheilung abgegangen. Die Zelle, ihr Inhalt und ihre Membran sind nämlich von uns in ausführlicherer Weise, den Geweben vorangestellt, behandelt worden. Diese Abweichung empfiehlt sich aus practischen und didactischen Gründen: über
die Zelle und ihren Inhalt muss der Anfänger unterrichtet sein,
bevor er etwas von den Geweben erfährt. Auch besitzen die
Inhaltsstoffe der Zelle ein zu grosses directes Interesse für den
Pharmacognosten, als dass sie nur nebenbei in den Text eingeschoben werden durften.

Eine zweite Änderung ist, wie schon angedeutet, die, dass
wir der technisch - microscopischen Forschung ebenfalls
einen Platz eingeräumt haben, was jeder billigen wird, der in
Betracht zieht, wie sehr der Apotheker unserer Tage als Experte
in Anspruch genommen wird. Um diese in allseitigem Interesse
liegende Leistung der Pharmacie fördern zu helfen, haben wir
z. B. das Stärkemehl und die Spinnfasern ausführlicher behandelt.

Im morphologischen Theile, welcher eine durchgreifende
Umgestaltung erfahren hat, bestrebten wir uns, einen kurzen
Abriss der wichtigsten · Erscheinungen zu geben, wobei auch die
gegenwärtig gebräuchlichen Kunstausdrücke ihre Erklärung fanden, besonders die in dem mit Recht weit verbreiteten Syllabus
von EICHLER vorkommenden. Hier wie im anatomischen Theile
zogen wir uns übrigens die engsten Grenzen, da ja das vorliegende Werk kein vollständiges Lehrbuch oder Handbuch sein
will. Doch haben einige wenige für die Pharmacie bedeutungs-
volle Abschnitte eine verhältnismässig etwas grössere Entwickelung. und präcisere Fassung erhalten, so z. B. derjenige über die
Secretbehälter. Auch ein Capitel über die Gallen wurde neu
aufgenommen.

Bei der Auswahl der Holzschnitte haben wir vorzugsweise die Drogen und Rohstoffe der Technik berücksichtigt. Das gleiche gilt von der Herbeiziehung von Beispielen aus der Anatomie und Morphologie.

Die 104 Abbildungen der ersten Auflage haben zum grössten Theile wieder Aufnahme gefunden, sind jedoch vermehrt worden durch 37 von dem neu hinzugetretenen Verfasser gezeichnete Abbildungen, so wie durch eine Anzahl Entlehnungen aus andern, in der Regel namhaft gemachten Werken. Bei einigen uns von dem SPRINGER'schen Verlage zur Verfügung gestellten Abbildungen ist nicht jedesmal angegeben, ob diese z. B. aus den Werken von HAGER, HARTIG oder MÖLLER stammen. Sehr oft mussten wir uns auch damit begnügen, auf noch andere Abbildungen zu verweisen, z. B. auf die Tafeln des schönen Anatomischen Atlas von BERG.

Ebenso haben wir getrachtet, durch reichliche Literaturangaben denjenigen Fachgenossen behilflich zu sein, welchen eingehendere Belehrung erwünscht ist. Wenn auch nicht jeder derselben in der Lage sein wird, die von uns angeführten Quellen nachzuschlagen, so wünschten wir doch einerseits, zu zeigen, dass wir uns auch bemüht haben, die besten und neuesten Errungenschaften der weitschichtigen Hilfswissenschaften zu verwerthen und zweitens hoffen wir dadurch vielseitige Anregung zu bieten. Letzteres schwebte uns namentlich auch in Betreff des der Geschichte der Drogen gewidmeten Abschnittes vor.

Strassburg und Berlin, im Mai 1885.

Die Verfasser.

Inhaltsübersicht.

Aufgabe der Pharmacognosie.

Die zur Hervorrufung von Heilwirkungen benutzten Stoffe sind entweder Erzeugnisse der menschlichen Thätigkeit oder gehören unmittelbar den beiden organischen Naturreichen an. Unter den durch chemische Operationen dargestellten Arzneistoffen treffen wir solche, die in der That nur aus planmässig geleiteten chemischen und physicalischen Processen hervorgehen, wie z. B. die Säuren, Jod, Brom, Chloral, Phenol, Glycerin, Weingeist, Alkaloïde, sei es dass die chemische Industrie ihren ersten Hebel im Gebiete der anorganischen Natur ansetzt, sei es dass ihr erster Ausgangspunct, wie bei den letzteren Beispielen, in den Kreis der organischen Natur fällt. Selten kommt es nur eben darauf an, in geeignete Form zu fassen, was die Natur schon fertig darbietet, wie bei den Mineralwässern, häufiger ist die chemische Thätigkeit darauf gerichtet, wirksame Stoffe aus Pflanzen (ausnahmsweise auch wohl aus Thieren oder Thierstoffen oder aus dem Mineralreiche) abzuscheiden und von ihren Begleitern zu trennen, das heisst, sie zu reinigen. In allen diesen Fällen besteht also die Aufgabe darin, der Heilwissenschaft chemisch scharf characterisirte Körper, mit einem Worte, chemische Individuen, zur Verfügung zu stellen. Nur solche jederzeit in vollkommener Identität zugängliche Stoffe können die sichere Grundlage wissenschaftlicher Medicin und Pharmacie abgeben. In dieser Richtung liegen die Zielpuncte der Zukunft.

Mit diesen Arzneikörpern beschäftigt sich die Pharmacognosie nicht, sondern man ist in pharmaceutischen Kreisen übereingekommen, ihr diejenigen zuzutheilen, welche uns die Natur unmittelbar, wenigstens ohne eigentlichen tiefern chemischen Eingriff liefert. Da die wenigen in früheren Zeiten gebräuchlichen, rohen Arzneistoffe des Mineralreiches längst bedeutungslos geworden sind, so beschränkt sich die wissenschaftliche Erkenntnis, welche die Pharmacognosie zu bieten hat, auf die organische Natur oder eigentlich nur auf das Pflanzenreich. Denn auch von den Thieren und den Theilen oder Producten der Thiere bilden nur noch das *Castoreum,* der *Moschus* und die *Canthariden* wichtige Bestandtheile des heutigen Arzneischatzes. In den *Canthariden* ist einzig das Cantharidin von Bedeutung, welches jetzt der Heilkunst in reiner Form zur Verfügung steht. Das pharmaceutische Interesse an dem Käfer selbst tritt daher in ähnlicher Weise zurück, wie, wenigstens von diesem Standpuncte aus, dasjenige an den Thieren, welche den *Leberthran,* den *Honig,* den *Fischleim,* den *Milchzucker* liefern.

Der mächtige Aufschwung der Naturwissenschaften und der Medicin, welcher besonders seit dem zweiten Jahrzehnt des gegenwärtigen Jahrhunderts überall eingreift, hat die Pharmacognosie von einer ungeheuren Last befreit. In einem, seiner Zeit sehr angesehenen Apothekerbuche, der im Jahre 1641 zuerst in Ulm erschienenen „Pharmacopoeia medico-chymica seu Thesaurus pharmacologicus" von dem Stadtarzte JOHANN CHRISTIAN SCHRÖDER zu Frankfurt am Main zählte der Verfasser auch die gebräuchlichen „Simplicia" auf, darunter ungefähr 30 Minerale und über 150 dem Thierreiche entnommene Arzneistoffe oder ganze Thiere neben den sehr zahlreichen Wurzeln, Kräutern, Blättern u. s. w. Ein solcher Ueberfluss an Heilmitteln, mit denen man sich unmöglich genauer bekannt machen konnte, bezeichnet die Medicin und Pharmacie des europäischen Mittelalters[1]) und den noch heute fortdauernden Zustand der asiatischen Volksmedicin.

Die Aufgabe der heutigen Pharmacognosie besteht zunächst darin, alles das, was Botanik, Zoologie, Pharmacie von den soeben besprochenen Arzneikörpern auszusagen haben, zu sichten, in wissenschaftliche Form zu bringen, ansprechend und übersichtlich darzustellen und näher zu beleuchten. Hierdurch erst gestaltet sich die Pharmacognosie zu einem für die Pharmacie wie für die Medicin gleich wichtigen Wissenszweige. Von gründlicher Vertrautheit mit den Arzneistoffen, von ihrer richtigen Handhabung ist der praktische Erfolg der Pharmacie in hohem Grade abhängig, so dass ein tieferes Eingehen in die Wissenschaft der Pharmacognosie von dem Pharmaceuten wohl erwartet werden darf. Er wird sich und seinem Berufe Ehre machen, wenn er sogar etwas weiter geht, als das nächstliegende Interesse unumgänglich gebietet. Ueberdies ist es kaum möglich, eine scharfe

---

[1]) Vergl. „Die Frankfurter Liste", Archiv der Pharm. 201 (1872) 453. 511 und „Das Nördlinger Inventar", ebenda 211 (1877) 97.

Grenze zu ziehen zwischen alltäglicher Berufserfüllung und wissenschaftlichem Streben und nicht nur ist dieses unausführbar, sondern sogar nicht einmal wünschenswerth.

So soll die Pharmacognosie bis zu einem gewissen Grade alles umfassen, was zu einer monographischen Kenntnis der Arzneistoffe gehört[1]). Zu der angedeuteten naturwissenschaftlichen Betrachtung derselben gesellen sich ferner rein geschichtliche, geographische, kulturhistorische Beziehungen und Handelsverhältnisse. Das alles soll sich zu einem reichen, lebensvollen Bilde gestalten und abrunden, das in vielen Fällen auch anziehend werden dürfte. Ganz besonders aber müssen wieder aus diesem reichen Inhalte diejenigen Züge hervortreten, welche zu einer raschen, annähernden Werthbestimmung, zunächst ohne wirkliche chemische Analyse, führen können, wo dies nur irgend angeht. In der genauen Kenntnis der Arzneistoffe liegt ja auch der beste Schutz gegen Verwechslung und Verfälschung.

Die wichtigste Eigenschaft der Arzneikörper ist schliesslich ihre Heilwirkung, aber gerade diese muss von der pharmacognostischen Erörterung ausgeschlossen bleiben, weil sie zur Aufgabe einer selbständigen wissenschaftlichen Disciplin, der Pharmacologie oder Arzneimittellehre geworden ist. Aus naheliegenden praktischen Gründen wird es sich allerdings empfehlen, hier und da, zumal bei besonders interessanten Stoffen, auch ihrer Wirkungsweise wenigstens zu gedenken. Dass diese beiden Gebiete sich vielfach berühren und die Pharmakologie ganz besondere Unterstützung von der wissenschaftlichen Pharmakognosie empfängt, ja die letztere geradezu zur Voraussetzung hat, liegt auf der Hand. — In England, Frankreich und andern Ländern werden bisweilen jene beiden Ausdrücke, Lehre von der Wirksamkeit der Arzneistoffe (Pharmacologie) und Kenntnis derselben (Pharmacognosie) nicht in dem eben angedeuteten Sinne gebraucht. Es ist allerdings zuzugeben, dass der Wortlaut keinen scharfen Unterschied ausspricht[2]).

---

[1]) Die Aufgaben der modernen Pharmacognosie sind neuerdings ausführlich erörtert worden in dem Aufsatze: Ueber die Bedeutung der Pharmacognosie als Wissenschaft etc. von A. Tschirch, Pharmac. Zeitung 1881. No. 9.

[2]) Schmiedeberg, Grundriss der Arzneimittellehre, Leipzig 1883, erklärt: „Die Arzneimittellehre hat es nur mit solchen Agentien zu thun, die zur Heilung von Krankheiten dienen. — Es ist daher geboten, alle nicht als Nahrungsmittel dienende Stoffe, welche durch chemische Eigenschaften Veränderungen im lebenden thierischen Organismus hervorbringen, zur Erforschung dieser Wirkungen in den Rahmen einer einheitlichen Wissenschaft zu verei-

Auch in Betreff der chemischen Seite der Pharmacognosie muss eine Einschränkung hervorgehoben werden. Wohl kommt es ihr eben so gut zu, die gehörig isolirten Bestandtheile der Drogen aufzuzählen und zu kennzeichnen, als auch anzugeben oder wenigstens anzudeuten, wo sich noch empfindliche Lücken in dieser Richtung vorfinden, und zu ihrer Ausfüllung beizutragen oder anzuregen. Erschöpfende Behandlung der chemischen Bestandtheile aber fällt in die Aufgabe der Chemie oder der pharmaceutischen Chemie.

Hiernach tritt die Aufgabe und Stellung der Pharmacognosie in bestimmtem Umrisse zu Tage, wenn neben den angedeuteten Fragen, die sie zu beantworten hat, auch die Grenzen gezogen werden, die sie nicht überschreiten soll. So ist es zu verstehen, wenn oben, Seite 3, in weniger scharfem Ausdrucke von einem „gewissen Grade" der Vollständigkeit die Rede war.

Um die Pflege der Pharmacognosie machten sich in frühern Zeiten Botaniker und Mediciner verdient, gelegentlich allerdings unterstützt von Apothekern[1]). Die glänzendste derartige Leistung von Seiten der Mediciner, „The Elements of Materia medica and Therapeutics" von JONATHAN PEREIRA, 1839 und 1840 in London erschienen, bildet einen Abschluss. Denn mittlerweile war die Ausscheidung und Vertiefung der Pharmacognosie in dem oben erörterten Sinne von den Pharmaceuten in die Hand genommen worden, am frühesten und weitaus am erfolgreichsten von GUIBOURT, dem Lehrer des Faches an der Ecole de Pharmacie in Paris[2]). In ähnlicher Weise, doch weniger bedeutend, wirkten in Deutschland JOHANN BARTHOLOMAEUS TROMMSDORFF in Erfurt durch sein Handbuch der pharmaceutischen Waarenkunde, Gotha 1822, sowie ganz besonders THEODOR WILHELM CHRISTIAN MARTIUS. Im Grundriss der Pharma-

---

nigen, die man Pharmacologie, oder da sie sich hauptsächlich auf das Experiment stützt, experimentelle Pharmacologie nennen kann."

[1]) Beispiele in FLÜCKIGER, Pharmakognosie. 2. Aufl. 1013 (PIRES), 992 (MORGAN), 209 (BANSA).

[2]) Als Vorläufer GUIBOURT's wären zu nennen: NICOLAS LÉMERY, Verfasser des „Traité universel des Drogues et Simples", 1697, und ETIENNE FRANÇOIS GEOFFROY, dessen „Tractatus de Materia medica" 1741 erschien. Diese beiden Pariser Apotheker waren aber ihrer Hauptthätigkeit nach Aerzte. Die ebenfalls einigermassen bemerkenswerthe „Histoire générale des Drogues", 1694, hat den Drogisten PIERRE POMET zum Verfasser. Die genannten 3 Schriften lassen erkennen, wie viel die Pharmacognosie damals Paris zu verdanken hatte.

kognosie des Pflanzenreiches, Erlangen 1822, sagt MARTIUS, die Pharmacognosie sei „ein Theil der allgemeinen Warenkunde, die Lehre, „die aus den 3 Reichen der Natur bezogenen Heilstoffe in Betreff ihrer „Abstammung und Güte zu untersuchen, sie auf Reinheit zu prüfen, „sowie Verwechslungen und Verfälschungen zu ermitteln." Schon seit 1825 hielt MARTIUS an der Universität Erlangen Vorlesungen über Pharmacognosie, die ersten, wie es scheint, welche unter diesem Namen angekündigt wurden. Dem neuen Ausdrucke Pharmacognosie[1]) zu allgemeiner Geltung zu verhelfen, war das Verdienst der Schriften und Vorlesungen von WIGGERS (S. unten).

Was aber ist ein Arzneistoff? Eine genauere Definition beibringen zu wollen, ist nutzlos; denn dieser Begriff ist ja in stetem Wechsel begriffen, nicht nur von Alters her im Laufe der Zeiten, im Flusse der wachsenden Erkenntnis, sondern auch von Land zu Land, ja von einer medicinischen Schule zur andern, von einer Pharmacopöe zur andern. Es gilt hier, gleichsam einen vermittelnden Standpunkt einzunehmen und die bedeutungsvollen Stoffe herauszugreifen, welche innerhalb des gegebenen Gesichtskreises gebraucht werden. Was bereits der Vergessenheit anheimgefallen ist oder doch nur sehr selten und namentlich nicht mehr von Seiten der wissenschaftlichen Medicin gebraucht wird, verdient weniger Aufmerksamkeit als neue, voraussichtlich zukunftsreiche Drogen. Doch ist hierbei vom pharmaceutischen Standpuncte aus immerhin zu beachten, dass sich an manche Stoffe noch ein erhebliches Interesse knüpfen kann, wenn sie selbst auch nur noch wenig medicinische Verwendung finden. Ueber *Nux vomica, Flores Cinae, Radix Belladonnae, Gallae, Podophyllum* wird beispielsweise ein wissenschaftlich gebildeter Pharmaceut befriedigend unterrichtet sein wollen, selbst wenn diese Rohstoffe noch weit mehr aus dem arzneilichen Gebrauche verbannt sein werden, als es jetzt schon der Fall ist. Je wichtiger *Strychnin, Santonin, Atropin* u. s. w. in medicinischer oder in forensischer und technischer Hinsicht werden, desto weniger darf man die Kenntnis ihrer Abstammung vernachlässigen. Weder *Pfeffer*, noch Piperin oder Piperidin spielen in der heutigen Medicin eine Rolle, wohl aber bildete ersterer während Jahrhunderten das wichtigste aller Gewürze und be-

---

[1]) Er findet sich auch als Haupttitel: Pharmakognostische Tabellen in der fünften Auflage von JOH. CHRIST. EBERMAIER's Tabellarischen Uebersichten der Kennzeichen der Aechtheit und Güte etc. der Arzneimittel. Leipzig 1827. Die erste Auflage des Werkes war 1804 erschienen, ob auch unter jenem Titel, ist uns nicht bekannt.

hauptet heute noch als Genussmittel eine hervorragende Stelle im Welthandel. Die Pharmacognosie würde ihre Aufgabe nicht allseitig erfüllen, wollte sie solchen Umständen nicht Rechnung tragen. Aehnliches liesse sich auch von *Cacao, Thee, Caffee, Coca, Cola, Guarana,
Mate* sagen.

Wichtige Arzneistoffe werden schärfer beleuchtet, wenn man sie
mit andern an sich unbedeutenden vergleicht und auch hierin liegt eine
Aufforderung und Rechtfertigung für die Pharmacognosie, ihr Gebiet
bisweilen in anscheinend unnöthiger Weise auszudehnen. So boten die
sogenannten *falschen Chinarinden* lange Zeit nur untergeordnetes Interesse dar, aber die Betrachtung ihres Baues eignet sich trefflich zur
Nachweisung der abweichenden Eigenthümlichkeit derjenigen Rinden,
welche allein das Chinin und die verwandten Alkaloïde lieferten, bevor
die *China cuprea*, seit 1880, auf dem Markte erschien und bewies,
dass jene Basen keineswegs, auf die „*echten Chinarinden*“ beschränkt sind.

In solcher Weise gibt es Rücksichten genug, welche den Umfang
der Pharmacognosie zu erweitern geeignet sind. Diesen Gründen lassen
sich Fälle gegenüberstellen, wo anscheinend hierher gehörige Stoffe
ausser Betrachtung bleiben dürfen. Dieses mag da eintreten, wo z. B.
die Chemie allein schon im Stande ist, eine erschöpfende Schilderung
zu gewähren. Bei Fetten, bei Wachs, ätherischen Oelen, Zuckerarten
sind die rein chemischen Eigenschaften von so hervorragender Wichtigkeit, dass die Pharmacognosie nur ausnahmsweise Veranlassung finden
kann, die Characteristik nach anderer Richtung hin zu vervollständigen.
Dieses mag der chemisch-technischen und kaufmännischen Warenkunde überlassen bleiben, denn auch letztere erfreut sich seit einigen
Jahren nunmehr ebenfalls der gediegensten Bearbeitung[1]). Die früh-
zeitigere Entwickelung der Pharmacognosie hat in letzterer Hinsicht
fördernd mitgewirkt; umgekehrt empfängt die Pharmacognosie heute
vielfache Anregung von Seiten des Handels, indem sie beispielsweise
aus Consularberichten statistische und andere Ermittelungen über
wichtige Drogen zu schöpfen hat. Eine reiche Fülle von Belehrung
bieten besonders die halbjährlichen Handelsberichte des Hauses GEHE &
Co. in Dresden, welche regelmässig in den Buchhandel gelangen.

---

[1]) Z. B. WIESNER, Die Rohstoffe des Pflanzenreiches, Leipzig 1873
und das 1882 von BENEDIKT und acht Mitarbeitern begonnene Sammelwerk
Allgemeine Waaren- und Rohstofflehre. Cassel und Berlin, Fischer.
Das 5. Bändchen bildet: HANAUSEK (T. F.), Die Nahrungs- und Genussmittel
aus dem Pflanzenreiche, 1884, 485 S. Mit 100 Holzschn.

Nur solche Dinge fallen in den Kreis pharmacognostischer Betrachtung, welche nicht durch eine einzelne Wissenschaft, für unsere Zwecke, genügend erforscht werden können. Mit Rücksicht auf manche Blätter, Blüthen, Samen, Früchte, könnte freilich eingewendet werden, dass die Botanik sie ausreichend zu schildern vermöge; es ist aber jeweilen leicht ersichtlich, dass das pharmaceutische Bedürfnis noch das Eingehen auf andere als rein botanische Eigenschaften beanspruchen muss. Veränderungen beim Trocknen, chemische Beschaffenheit, Handelsbeziehungen, geschichtliche Thatsachen sind in gleichem Grade wissenswerth und fordern die sichtende und ordnende Thätigkeit der Pharmacognosie heraus.

Freilich muss zugestanden werden, dass erhebliche Willkür in der Abgrenzung und Behandlung des pharmacognostischen Lehrstoffes nicht auszuschliessen ist. Die Pharmacognosie ist keineswegs ein scharf begrenzter Wissenszweig, sondern darin liegt eben das Wesen und wohl auch ein besonderer Reiz des Faches, dass es die Hilfsmittel verschiedener Disciplinen zu dem einen Zwecke gründlicher Kenntnis der Rohstoffe des Arzneischatzes oder sonst vom Standpuncte der Pharmacie aus wichtiger Pflanzentheile oder Producte verwerthet.

Behandlung des Stoffes.

Folgende Gesichtspuncte drängen sich in den meisten Fällen in den Vordergrund:

I. Benennung der Stammpflanze (oder des Thieres).

Nicht selten ist hierbei die Berücksichtigung der Synonymen unerlässlich, um Misverständnissen vorzubeugen. Wenn man auch nicht weiter zurückblickt als bis zu Linné, so begegnet man doch mitunter Pflanzen, welche seit dieser Zeit von verschiedenen Botanikern abweichend benannt worden sind. So z. B. bezeichnet *Hagenia abyssinica* Willdenow (1790), *Bankesia abyssinica* Bruce (1799), *Brayera anthelminthica* Kunth (1824) den Baum, der uns die *Kosoblüthe* liefert. Linné hatte 1737 den *Nelkenbaum* unter dem Namen *Caryophyllus aromaticus* aufgeführt, aber Thunberg zog ihn 1788 mit Recht als *Eugenia caryophyllata* zu dem seit 1729 bestehenden Genus *Eugenia*. Viele derartige Beispiele haben die Familien der Umbelliferen, Compositen, Labiaten aufzuweisen. Die Stammpflanze der *Calumbawurzel* hat seit dem Ende des vorigen Jahrhunderts ein halbes Dutzend, die *Sabadillpflanze* 4 Namen erhalten. Anderseits ist auch bisweilen der gleiche Name verschiedenen Pflanzen beigelegt worden. So ist Linné's *Croton Cascarilla* ein anderer Strauch als der von Bennett ebenso benannte und *Croton Eluteria* des letztern, welcher die *Cascarill-Rinde* liefert, ist nicht das gleiche Bäumchen, wie das früher von Swartz unter demselben Namen gemeinte. Aehnliches gilt auch von *Cassia lanceolata*, worunter Nectoux die heutige *Cassia acutifolia*, Delile, Wight und Arnott die Vahl'sche *C. angustifolia* verstanden hatten, während Forskål's *C. lanceolata* mit *C. Sophera* L. einerlei ist. — Plinius hatte bereits die *Rothtanne* oder *Fichte*, *Picea*, und die *Weisstanne*, *Abies*, auseinandergehalten, aber Linné übertrug 1753 den Namen *Pinus Abies* auf die erstgenannte, was 1771 durch Duroi wieder umgekehrt wurde. — Der Baum, welcher die *Kamala* liefert, hat im Laufe der Zeit folgende Namen erhalten: *Croton philippense* von LAMARCK 1786, *Echinus philippensis* LOUREIRO 1790, *Rottlera tinctoria* ROXBURGH 1798, *Mallotus philippinensis* MÜLLER ARGOV. 1862, *Echinus philippinensis* BAILLON 1865.

Von einigen wenigen Drogen sind die Stammpflanzen bis jetzt noch nicht mit aller Sicherheit ermittelt. Wir wissen z. B. nicht mit Bestimmtheit, ob *Rheum officinale* BAILLON vorwiegend oder ausschliesslich die *Radix Rhei* liefert. Ebenso wenig befriedigend ist die Kenntnis der Pflanzen, welche *Asa foetida, Sarsaparille, Olibanum, Elemi, Copaivabalsam, Galbanum,* die *Ignatiussamen*, die levantische *Seifenwurzel* liefern. Die Herkunft des *Traganths*, des asiatischen *Saleps*, der *Condurango-Rinde* ist auch noch nicht genügend festgestellt.

II. Geographische Verbreitung der für die Pharmacie wichtigen Pflanzen in der Natur.

So wenig dieser Gesichtspunct in practischer Hinsicht von augenfälliger Bedeutung ist, so sehr verdient er bei wissenschaftlicher Behandlung des Faches Berücksichtigung. Nur dann wird das Bild einer pharmaceutisch wichtigen Pflanze wahrhaft befriedigen, wenn es auch über ihre Heimat oder über die Ausdehnung ihrer Cultur belehrt. Die Quellen, woraus diese Kenntnis zu schöpfen ist, sind in erster Linie die Floren einzelner Länder, die pflanzengeographischen Werke[1]) und Reisebeschreibungen. Da manche officinelle Pflanzen zu den am längsten benutzten, über grosse Erdräume verbreiteten oder doch allgemein bekannten gehören, so finden sie in jenen umfassenden Werken beiläufig Berücksichtigung. Vom engern pharmaceutischen Standpuncte aus hat man eine bildliche Darstellung der Vertheilung officineller Pflanzen über die Erde unternommen, indem man sie auf dem Planiglob eintrug[2]). Man gelangt so zu einem Ueberblicke der betreffenden

---

[1]) A. DE CANDOLLE, Géographie botanique raisonnée, 1855, auch Origine des Plantes cultivées, 1883. — GRISEBACH, Die Vegetation der Erde nach ihrer klimatischen Anordnung, 1872. — 2. Ausgabe, 2 Bände, 1884.

[2]) BARBER, the pharmaceutical or medico-botanical map of the world. London 1868. — Dieselbe Karte bietet auch: FRISTEDT, Pharmacognostik Charta öfver jorden, Upsala 1870, so wie im Anhange zu seinem Lärobok i organisk Pharmacologi, Upsala 1873. Die von SCHELENZ, Archiv der Pharmacie, Band 208 (1876), entworfene Karte leidet an einem allzu kleinen Massstabe, obwohl sie nur die Pflanzen der Pharmacopoea Germanica berücksichtigt. Diesen Uebelstand hat OUDEMANS, Handleiding tot de Pharmaco-

Pflanzen, der aber begreiflicher Weise mit Pflanzengeographie nichts zu schaffen hat. Die Vertheilung oder richtiger die Auswahl dieser Pflanzen kann ja höchstens in so fern eine gesetzmässige genannt werden, als sie von dem Gange der Culturgeschichte bedingt wird. Deswegen haben Indien, Persien und das Mittelmeer - Gebiet, die uralten Sitze der Gesittung, die überwiegende Zahl officineller Pflanzen aufzuweisen, Australien keine einzige, das ganze ungeheure arctische Gebiet nur etwa *Polyporus officinalis, Laminaria* und wenn man will *Cetraria islandica*. Ein fernerer Einwurf gegen die graphische Darstellung der Verbreitung officineller Pflanzen mag auch darin gefunden werden, dass die Productionsgegenden meist weit beschränkter sind als das pflanzengeographische Areal, weil so viele Drogen ihres geringen Verbrauches wegen im Grosshandel keine erhebliche Rolle spielen können. *Cetraria islandica* z. B. wird für den Drogenhandel auf den mitteleuropäischen Gebirgen und den Alpen, nicht im hohen Norden gesammelt. Endlich ist die Verbreitung von Nutzpflanzen auch den Eingriffen der Cultur ausgesetzt.

III. Cultur officineller Pflanzen zu Heilzwecken oder auch zu vorwiegend industrieller Verwendung.

Die *Cinchonen* Ostindiens, Jamaicas und anderer Länder, der *Mohn* in Kleinasien, Bengalen und Malwa, der in allen gemässigten und warmen Ländern gepflegte *Tabak*, der *Theestrauch* in Assam, die *Pfefferminze* in Michigan, der *Zimmt* in Südchina und auf Ceilon, das *Süssholz* in Calabrien, Spanien, Mähren, die *Citrus*-Arten (*Agrumi*) im Mittelmeergebiete, in Californien und Westindien, die *Coca* in Bolivia und Peru, der *Cacao* von Mexico bis Brasilien sind Beispiele der Verpflanzung und des grossartigsten Anbaues solcher Nutzpflanzen, der *Baumwolle*, des *Eucalyptus*, des *Zuckerrohres* und der *Zuckerrübe* gar nicht zu gedenken. In weniger grossartiger Menge wird in Thüringen *Althaea*, *Angelica*, *Levisticum*, *Fenchel*, *Anis*, bei Halle *Kümmel*, angebaut, die beiden letzteren noch mehr im mittlern Russland. Ferner die *Mannaesche* in Sicilien, die *Rosen* in Kisanlik am Balkan und in Südengland, *Pfefferminze* ebenda, *Lobelia* im Staate New York. End-

---

gnosie, Amsterdam 1880, beseitigt, indem er jedem der 5 Erdtheile eine besondere Karte widmet. Will man noch weiter gehen, so müsste die Verbreitung jeder einzelnen Pflanze auf eine besondere Kartenskizze eingetragen werden; dieses ist z. B. bereits von Lloyd für *Hydrastis canadensis* geschehen in der Pharm. Rundschau, New York 1884, p. 237.

lich die allerdings mehr der Parfümerie dienenden ausgedehnten Kulturen wohlriechender Blüthen[1]) bei Grasse in der Provence.

Die englische Regierung sorgt durch die umsichtige Verwaltung des grossen botanischen Gartens von Kew, unweit London, für die Verbreitung wichtiger Nutzpflanzen nach Indien und den Colonien. Diesen Bemühungen ist die Ansiedelung der *Cinchonen* in Vorderindien zu verdanken; in letzter Zeit galten dieselben ferner z. B. der *Calumbapflanze*, der *Ipecacuanha*, der *Jalape*, den Bäumen, welche *Kautschuk*, *Gutta-Percha*, *Copaivabalsam*, *Zimmt* liefern[2]). Die Ergebnisse sind noch abzuwarten, ebenso diejenigen der gleichartigen Bestrebungen des State-Department der Vereinigten Staaten.

IV. Einsammlung und Zubereitung.

Der unten folgende Abschnitt über den flüssigen Zellinhalt deutet an, wie gross die Veränderungen sind, welche in den Pflanzen schon durch das Trocknen allein hervorgerufen werden. Offenbar sind dieselben bisher noch lange nicht genug gewürdigt worden[3]). Oft verrathen sie sich durch Geruchsveränderungen, wie z. B. beim *Coriander*, bei den unterirdischen Theilen von *Orchis (Salep)*, *Iris (Veilchenwurzel)*, *Veratrum*, *Aconitum*. Bisweilen nehmen die Drogen beim Trocknen auch andere Farben an.

Von besonderer Wichtigkeit ist die Festsetzung der richtigen **Einsammlungszeit** jeder Pflanze oder ihrer officinellen Theile. Denn nicht in jedem Zeitabschnitte der Lebensdauer einer Pflanze enthält sie die wirksamen Stoffe in gleicher Menge, ja bei manchen fehlen gewisse Bestandtheile periodisch ganz. Die Einsammlungszeit ist so zu wählen, dass das Maximum der gesuchten Stoffe erlangt werde. Aber ganz abgesehen von der Unmöglichkeit, die Durchführung dieses Grundsatzes zu überwachen, muss man auch zugestehen, dass die wissenschaftliche Einsicht in diese Verhältnisse noch allzu wenig vorgerückt ist. Bei *Folia Digitalis, F. Hyoscyami, Fructus Conii, Tuber Colchici, Rhizoma Filicis*, und einigen wenigen andern pflanzlichen Rohstoffen sind wir jedoch gut darüber unterrichtet.

---

[1] FLÜCKIGER, Archiv der Pharm. 222 (1884) 468.

[2]) Vergl. FLÜCKIGER, Archiv der Pharm. 220 (1882) 835, über den chinesischen Zimmt. — Ferner BROCKMEIER, Ueber den Einfluss der englischen Weltherrschaft auf die Verbreitung wichtiger Culturgewächse, namentlich in Indien. Dissertation, Marburg 1884. 56 S.

[3]) Bemerkenswerthe bezügliche Versuche hat bereits SCHOONBRODT ausgeführt, siehe Jahresbericht der Pharm. 1869, 20.

Digitalisblätter sind vor der Blüthezeit ärmer an wirksamen Bestandtheilen als nachher, die Blätter des ersten Jahres daher ganz verwerflich. Ebenso zieht man, wenigstens in England, bei *Hyoscyamus* die Blätter des zweiten Jahres vor. Schroff hat (1870) gezeigt, dass *Fructus Conii* unmittelbar vor der Reife die grösste Menge Coniin enthält. Ebenso verdanken wir demselben den Nachweis, dass *Tuber Colchici* blos zur Blüthezeit der Pflanze kräftig wirkt. *Rhizoma Filicis* darf nach allen Erfahrungen nur im Spätsommer gesammelt werden. Auch das absolute Alter der betreffenden Theile kommt oft in Betracht. So ist zweijährige oder dreijährige *Radix Belladonnae* reicher an Atropin als siebenjährige oder noch ältere, was wohl hauptsächlich dadurch bedingt ist, dass dieses Alkaloïd vorzüglich der Rinde angehört, welche bei älterer Wurzel weniger in das Gewicht fällt als bei jüngerer; nicht so schwankend ist der Gehalt· der *Belladonnablätter*[1]). Dass manche Früchte und Samen vor der Reife Amylum, später mehr Zucker, Oel und andere Stoffe enthalten, gelangt unten, bei der Besprechung des Amylums, zur Erörterung. Im Safte des *Ecballium Elaterium* Richard kommt im Juli reichlich Elaterin vor, aber im September fehlt dieser stark drastische, krystallisirbare Körper darin[2]). *Pfeffer, Cubeben, Gewürznelken* sind vor der Reife reicher an ätherischem Oele, *Chinarinden* können bisweilen arm an Chinin sein oder sogar keines enthalten.

Es versteht sich, dass auch die Bodenbeschaffenheit von Einfluss auf die chemische Thätigkeit der Pflanze sein muss. Die *Baldrianwurzel* ist an trockenen Standorten reicher an ätherischem Oele als in feuchtem Grunde und bei *Taraxacum* zeigt die Wurzel in chemischer Hinsicht grosse Unterschiede je nach ihrem Standorte und der Jahreszeit. Die rothen *Flores Malvae* werden blau, die innen rein weisse *Enzianwurzel* färbt sich gelblich braun, sofern man ihr nicht mit äusserster Sorgfalt das Wasser entzieht. *Flores Rhoeados* behalten auch dann ihre Farbe nicht, während sich die ·auffallende Braunfärbung der *Flores Verbasci* wohl vermeiden lässt. Auch die *Chinarinden* nehmen während des Trocknens eine andere Farbe an[3]).

---

[1]) Lefort, Journ. de Pharm. et de Chim. XV (1872) 268. 421; Gerrard, Pharm. Journ. XV (1884) 153. — Ferner zu vergl. Dragendorff, Chemische Werthbestimmung stark wirkender Droguen. Petersburg 1874.

[2]) Köhler in Buchner's Repertorium der Pharm. XVIII (1869) 590.

[3]) Die Veränderungen die der grüne Farbstoff der Pflanzen beim Trocknen erleidet und die Mittel und Wege die man einzuschlagen hat, um diese Veränderungen auf das geringste Mass herabzudrücken, sind ausführlich er-

Noch andere Veränderungen treten ein, wenn die Drogen gebrüht oder am offenen Feuer getrocknet werden, wie beim *Salep,* bei der *Jalape,* der *Curcuma,* bei manchen indischen *Aconitknollen.* Diese Behandlung zeigt sich namentlich in der Verkleisterung des Stärkemehls. Die einer leichten Röstung ausgesetzten Blätter des *Thees* und der *Mate* erleiden noch bedeutendere, chemische Aenderungen.

Eibischwurzel, Rhabarber, Kalmus, Ingwer, (weisser) *Pfeffer* werden geschält, um diesen Drogen ein besseres Aussehen zu geben, was in den drei letzten Fällen jedoch zum Theil auf Kosten des ätherischen Oeles geschieht. Als zweckmässige Behandlungsart ist dagegen das sogenannte Rotten des *Kakaos* zu bezeichnen; die dadurch hervorgerufene leichte Gärung zerstört einen bittern Stoff.

V. Handelsverhältnisse.

Eine sehr beschränkte Zahl der hier in Frage stehenden Arzneistoffe beansprucht eine Stelle im Welthandel und spielt darin eine bemerkenswerthe Rolle. Dahin gehört in erster Linie das *Opium,* aber allerdings fast nur derjenige Theil desselben, der nicht medicinische Verwendung findet, nämlich der ostindische, ferner die *Chinarinden.* *Pfeffer, Thee, Kakao, Tabak, Zucker, Mate,* als Genussmittel zu den wichtigsten Waren zählend, sind kaum als Drogen zu betrachten, mehr noch der *Ingwer.* Solche Drogen, deren sich auch die Technik bedient, pflegen in letzterer Hinsicht weit wichtiger zu sein. *Catechu, Kolophonium, Dammar, Farbholz (Blauholz, Fernambuk* u. s. w.), *Galläpfel, Gummi, Gutta-Percha, Terpenthin* werden z. B. von der Industrie in unendlich viel grösseren Mengen verbraucht als von der Pharmacie. Auch die Küche bedarf weit mehr Gewürze als die Apotheke, so sehr auch der Geschmack der Neuzeit sich von der früheren Gewohnheit, die Speisen stark zu würzen, entfernt.

Die werthvollsten Aufschlüsse auf diesem Gebiete, namentlich auch statistische Nachweise, sind besonders in den äusserst zahlreichen Veröffentlichungen, Bluebooks, der englischen Behörden zu finden, neuerdings auch mehr und mehr in denjenigen der Vereinigten Staaten. Ferner in dem Deutschen Handelsarchiv und in amtlichen Tabellen über den Handel Frankreichs und anderer Länder.

VI. Beschreibung der Droge selbst und ihrer Sorten nach äusseren Merkmalen; Geruch und Geschmack, bei Flüssigkeiten auch

---

örtert in Tschirch, Einige practische Ergebnisse meiner Untersuchungen über das Chlorophyll der Pflanzen. Arch. d. Pharm. 222 (1884).

das spec. Gewicht. Mit organischer Structur versehene Drogen bieten weit mehr Angriffspunkte für die Untersuchung und Schilderung.

VII. Feststellung der in Betracht kommenden Theile nach ihrer **organologischen Bedeutung.** Die bezüglichen allgemeinen Verhältnisse sind in dem weiter unten folgenden morphologischen Abschnitte erörtert.

VIII. Microscopischer Bau der mit organischer Structur versehenen Drogen.

Demselben sind besondere Abschnitte des vorliegenden Buches gewidmet. Unter den Drogen, deren Aufbau nicht durch die zellenbildende Thätigkeit des Organismus, nicht nach morphologischen Gesetzen vor sich geht, fordern gleichwohl, z. B. *Aloë, Balsamum tolutanum, Benzoë, Catechu, Chrysarobin, Elemi, Opium, Styrax, Terebinthina communis,* mit Rücksicht auf krystallisirte Bestandtheile ebenfalls zu microscopischer Prüfung auf, wobei namentlich das polarisirte Licht wesentliche Dienste leistet. Die hier in Frage kommenden Krystalle treten nämlich vermöge ihrer Doppelbrechung unter dem Polarisationsmicroscop weit deutlicher hervor, als bei Betrachtung im gewöhnlichen Lichte.

IX. Chemische Bestandtheile.

Die Aufzählung und kurze Characterisirung derselben gehört wesentlich in den Kreis der pharmacognostischen Aufgaben. Diese Erörterung hat sowohl die eigenthümlichen Stoffe der Drogen als auch die allgemeiner verbreiteten Pflanzenbestandtheile zu berücksichtigen. Ihre Ausmittelung und quantitative Bestimmung ist zwar Aufgabe der Analyse[1]), aber mit Hülfe der microchemischen Reagentien (s. das Capitel am Schlusse dieses Buches) gelingt es, in dieser Hinsicht in kürzerer Zeit eine Reihe werthvoller Aufschlüsse über einzelne Stoffe zu erlangen. Namentlich belehrt dieses Verfahren in manchen Fällen über den Sitz wichtiger Bestandtheile im Gewebe.

X. Verwechslungen und Verfälschungen.

Eine auf die vorhergehenden Erörterungen gestützte Bekanntschaft mit den Drogen, denen eine organische Struktur zukommt, gibt die Mittel zur Prüfung derselben ohne weiteres an die Hand. Wenn der Bau der betreffenden Stoffe durch sehr weit getriebene Pulverisirung unkenntlich geworden ist, so wird die Aufgabe schwieriger; hier ganz besonders muss alsdann die chemische Analyse zu Hülfe kommen.

---

[1]) G. DRAGENDORFF, Die qualitative und quantitative Analyse von Pflanzen und Pflanzentheilen. Göttingen 1882.

Dieses wird noch mehr nöthig sein, wenn es sich um flüssige Drogen von wechselnder Zusammensetzung handelt, wie z. B. *Copaivabalsam, Perubalsam, Styrax, Terpenthin.*

XI. Geschichte.

Die Kenntnis der Arzneistoffe bleibt unvollständig, wenn nicht auch ihre Geschichte Berücksichtigung findet. Es ist zu untersuchen, wann und wo die erste Bekanntschaft mit der Stammpflanze auftauchte, festzustellen, wann die Verwendung jedes einzelnen Stoffes als Heilmittel begann, und seine Bedeutung im Welthandel zu verfolgen. Ausserhalb des engsten Gebietes der Pharmacie dürfen auch wohl Beziehungen zur Landwirthschaft, zum Haushalte und zur Industrie angedeutet werden, um die Rolle der Drogen im Güterleben zu beleuchten.

Eine eingehende historische Darstellung der Pharmacognosie in diesem Sinne fehlt noch; die bis jetzt zu Tage geförderten Vorarbeiten gewähren folgenden vorläufigen Ueberblick[1]).

1. Die früheste Verwerthung von Producten der organischen Natur zu Heilzwecken, sowie zu Rauchwerk weist auf jene Länder hin, wo sich zuerst ein höheres geistiges Leben entfaltete. In Aegypten haben sich zahlreiche Denkmale frühester Zeit erhalten, welche die Bekanntschaft einer sehr weit zurückliegenden Vergangenheit mit einer Anzahl von Drogen beweisen. Bildliche Darstellungen an Tempelwänden, welche aus dem XVII. vorchristlichen Jahrhundert stammen, berichten von ägyptischen Seefahrten nach den Landschaften Nordost-Afrikas und Arabiens, welche zum Theil unternommen wurden, um *Gummi, Weihrauch, Myrrhe* herbeizuschaffen. Es ist wohl möglich, dass durch diese uralten Handelsbeziehungen auch sogar Gewürze und Heilstoffe aus dem Süden und Osten Asiens nach Aegypten gelangten[2]). In Tempelinschriften[3]) und in den Papyrusrollen ist vielfach von solchen Dingen die Rede, deren Deutung zum Theil noch unsicher ist; nur wenige derselben sind wirklich aus Grabgewölben zu Tage gefördert

---

[1]) Ansprechende Schilderungen verdanken wir auch SCHÄR: Die ältesten Heilmittel aus dem Orient, Schaffhausen 1877, 24 S. und: Aus der Geschichte der Gifte. Basel 1883. 48 S.

[2]) DÜMICHEN, Die Flotte einer ägyptischen Königin, 1868, und Historische Inschriften, 1869. — MARIETTE-BEY, Deir-el-Bahari, 1877. — FLÜCKIGER, Pharmakognosie, 2. Auflage, 6, 35, 41, 560, 935. — SCHUMANN, Zimmtländer, Gotha 1884 (Ergänzungsheft No. 73 der PETERMANN'schen Mittheilungen).

[3]) DÜMICHEN, Das Salbölrecept aus dem Laboratorium des Edfu-Tempels. Zeitschr. für ägypt. Sprache und Alterthumskunde, Decbr. 1879.

worden[1]). Besonders in den oft wiederkehrenden, aber nicht überein-
stimmenden Vorschriften zu Kyphi, einer manigfaltigen Zwecken
dienenden Arzneimischung, kommt eine grössere Anzahl von Drogen
vor, wie z. B. *Mastix, Cardamomen, Curcuma, Ladanum* (Harz von
Cistus ladaniferus), *Faenugraecum*[2]).

Einer noch weiter fortgeschrittenen Erforschung ägyptischer Alter-
thümer wird es erst gelingen, den Umfang der fraglichen Kenntnisse
der alten Aegypter festzusetzen. Auch ihre sehr entwickelte Landwirthschaft befasste sich mit dem Anbaue mehrerer hier in Betracht kom-
mender Pflanzen, wie z. B. *Koriander, Faenum graecum, Lein, Mohn,
Ricinus, Sesam*[3]).

2. So gut wie die Aegypter war auch das rührige Handelsvolk
der Phöniker[4]) und durch diese wohl die Israëliten mit den oben
genannten Drogen bekannt, denen sich aus den alttestamentlichen
Schriften noch *Aloë, Cinnamomum, Koriander, Krokus, Ingwer, Olivenöl,
Zucker, Pfeffer* anreihen lassen[5]). Zu gottesdienstlichen Zwecken ver-
brauchten jene Völker aromatische Stoffe offenbar in grosser Menge.
Damals ganz ausserordentlich hoch gepriesene Drogen, welche seit

---

[1]) BRAUN (ASCHERSON und MAGNUS) Ueber die im Museum zu Berlin
aufbewahrten Pflanzenreste aus altägyptischen Gräbern. Zeitschrift für Ethnot
logie IX, Berlin 1877, 289—310 und SCHWEINFURTH, Ueber Pflanzenreste
aus altägyptischen Gräbern. Ber. d. deutsch. botan. Ges. II. (1884) p. 351.

[2]) LEPSIUS, in der Zeitschr. für ägypt. Sprache und Alterthumsk., Octo-
ber 1874, p. 106: Kyphirecept aus dem Papyrus EBERS.

[3]) Vgl. weiter THAER, Die altägyptische Landwirthschaft. Berlin, PAREY
1881. 36 Seiten 4°, mit 6 Tafeln. — UNGER, Botanische Streifzüge auf dem
Gebiete der Culturgeschichte. Sitzungsberichte der Wiener Akademie 1857
bis 1859, besonders in Bd. 45, Inhalt eines ägyptischen Ziegels an organischen
Körpern und Band 54 (1866): Ein Ziegel der Dashurpyramide in Aegypten
nach seinem Inhalte an organischen Einschlüssen. — SCHWEINFURTH, Blumen-
schmuck ägyptischer Mumien. Gartenlaube, Leipzig 1884. 628 und l. c. (Anm.1.)

[4]) FLÜCKIGER, Pharmakognosie 119. 120. 560.

[5]) Die in der Bibel erwähnten Pflanzen haben zu umfangreichen Erörterungen geführt; es genüge hier, folgende bezügliche Schriften aus der letzten
Zeit zu nennen: CULTRERA, Flora biblica ovvero spiegazione delle piane-
menzionate nella S. Scrittura. Palermo 1861. — URSINUS, Arboretum bibl. c.
contin. hist. plant. bibl. Norimb. 1865. — DUSCHAK, Zur Botanik des Tal-
mud. Pest 1871. — HAMILTON, Botanique de la Bible, Nice 1872. — SMITH,
Bible Plants, their history, a review of the opinions of various writers regar-
ding their identifications, London 1878. — WILSON, The Botany of three
historical records (Genesis, New Testament, Assise of weight and measure)
Edinburgh 1879. — FILLION, Atlas d'Histoire naturelle de la Bible, Paris 1885,
4°, 116 p., 112 Taf.

langem bei uns vollständig verschollen sind, waren *Radix Costi*[1]) und
das *Aloëholz* von *Aquilaria Agallocha* Roxburgh[2]). Das hohe Ansehen, in welchem diese beiden aromatischen Substanzen zu jener Zeit
bis in das XVIII. Jahrhundert standen, ist für uns kaum mehr verständlich; in Indien und China dauert dasselbe noch jetzt unge-
schwächt fort.

3. Ohne Zweifel waren auch die Chinesen in sehr früher Zeit
mit dort einheimischen Arzneistoffen vertraut, wie z. B. mit *Kampher,
Sternanis,* mit Heilmitteln ihrer Thierwelt und solchen aus dem Mineralreiche. Da namentlich der Zimmt gewiss schon in ältester Zeit zur
Ausfuhr kam, so darf man vermuthen, dass anderseits damals auch
wohl ausländische Drogen nach China gelangten. Aber die bezügliche
alte Literatur dieses Landes ist noch zu wenig gesichtet, um über diese
Verhältnisse zuverlässige Auskunft zu gewähren. So viel ist sicher,
dass z. B. das allerdings viel jüngere einschlagende Hauptwerk der
Chinesen, das Kräuterbuch Pen t'sao kang mu, zum Theil auf sehr
viel älteren Quellen ruht[3]). Die hochentwickelte Volksmedicin jenes
Volkes[4]), welches an uralten Gebräuchen so zähe fest hält, weist auf
ein weit zurückliegendes Alterthum hin. — Nachrichten über manche
pharmaceutisch wichtige Pflanzen Chinas verdankt die Pharmacognosie
dem vielgereisten Venetianer Marco Polo (gegen Ende des XIII. Jahr-
huuderts), sowie im XVIII. Jahrhundert den Missionen der Jesuiten[5])
in China.

Für Japan ist eine alte Bekanntschaft mit Heilpflanzen und
Drogen noch nicht nachgewiesen, aber sicher anzunehmen, z. B. für
Menthol, „Hakka".

---

[1]) Flückiger, Pharmakognosie 444. 906. — Dymock, Materia medica
of Western India 1884. 372.

[2]) Flückiger, l. c. 195.

[3]) Ebenda 1012.

[4]) Hanbury, Science Papers 1876. 211—272. — Flückiger, Archiv
der Pharmacie 214 (1879) 9.

[5]) Die Thätigkeit dieses Ordens verdient ferner Erwähnung bei der Geschichte einiger anderer Drogen, z. B. der *Chinarinde,* der *Ginsengwurzel,* des
Mate-Thees, der *Ignatiussamen.* Der *Sassafrasbaum* scheint durch Jesuiten
aus Canada nach Frankreich gebracht worden zu sein; die früheste Nachricht
über das Bandwurmmittel *Koso* stammt wahrscheinlich ebenfalls von einem
Mitgliede jenes Ordens her. In Rom, in Manila, in Paris, in Südamerika
unterhielt derselbe Apotheken, welche wohl immer durch Ordensbrüder geführt wurden.

4. Wie weit jenes in Betreff Indiens der Fall ist, steht ebenfalls nicht fest. Die Sanskritliteratur besitzt in Susruta und Charaka
Nachrichten über Heilmittel, welche wohl zum Theil älteren Ursprungs
sind, aber die heutige Forschung spricht jenen Schriften der Hauptsache
nach ein viel geringeres Alter zu[1]). Der Bestand der pharmacognostischen Kenntnisse des indischen Alterthums bedarf daher noch
genauerer Erforschung[2]); gewiss geht die Verwendung vieler Heilstoffe
und der zu Rauchwerk geeigneten Producte der Pflanzenwelt, wie z. B.
des weissen *Sandelholzes*, des *Kamphers*, des *Zimmts*, der *Cardamomen*,
in Indien sehr weit zurück. Vermuthlich steht auch der *Moschus* dort
schon sehr lange im Gebrauche.

5. Die Jahrhunderte der Blüthezeit griechischer und römischer
Gesittung vermehrten die Zahl der Arzneistoffe beträchtlich, sowohl
mit solchen aus dem Mittelmeergebiete als auch mit noch einigen
orientalischen. Darunter besonders: *Amygdalae dulces, Bulbus Scillae,
Cantharides, Caricae, Castoreum, Cortex Granati*[3]), *Euphorbium, Fructus
Anisi, Fr. Cardamomi*[3]), *Fr. Foeniculi, Fungus Laricis, Gallae, Herba
Sabinae, Indigo, Mastiche, Opium*[3]), *Piper longum, Radix Liquiritiae,
Radix Rhei* (?), *Rhizoma Filicis, Rh. Iridis, Sandaraca, Scammonium,
Semen Faeni graeci*[3]), *Sem. Lini, S. Sinapis, Sucinum, Siliqua dulcis,
Succus Liquiritiae, Terebinthina, Tragacantha.*

Wie sehr beträchtlich die Zahl der im classischen Alterthum benutzten Pflanzen war, zeigt sich namentlich in den Schriften von
Dioscorides und Plinius[4]), auf welche sich die folgenden Jahrhunderte
bis zu Ausgang des europäischen Mittelalters fortwährend bezogen und
zwar fast ohne eigene Förderung der bezüglichen Kenntnisse. Viele
medicinisch benutzte Pflanzen der italienischen Flora finden sich ausserdem bei den römischen Schriftstellern über Ackerbau oft sehr ausführlich besprochen, nämlich bei Cato, Columella, Palladius und Varro;
Columella[5]) (in den Jahren 35 bis 65 nach Chr.), hatte sich auch in
Spanien und Syrien umgesehen. Der wesentliche Inhalt ihrer Schriften

---

[1]) Vgl. Flückiger, Pharmakognosie 1020.

[2]) Nur erst wenige Anhaltspuncte bietet Lassen, Indische Altherthums-
kunde. Bonn 1847—1852.

[3]) Mit einigem Rechte auch schon unter 2) zu rechnen.

[4]) Den in Flückiger, Pharmakognosie, 997 und 1014 erwähnten Ausgaben von Plinius mag noch die neue Wittstein'sche Uebersetzung beigefügt werden.

[5]) Flückiger, l. c. 991 u. s. w. Vergl. auch Meyer, Geschichte der
Botanik, Bd. I. und II., Königsberg 1854. 1855.

findet sich, soweit er hier in Betracht kommt, sehr vollständig und systematisch geordnet in MAGERSTEDT'S „Bildern aus der römischen Landwirthschaft" zusammengestellt[1]). Allerdings berührt HEHN mit viel mehr Geist und Geschmack gelegentlich auch dieses Capitel in seiner Schrift: „Kulturpflanzen und Hausthiere in ihrem Uebergang aus Asien nach Europa", Berlin, 4. Auflage, 1882.

Auf den Verkehr des Abendlandes mit dem Orient wird durch den Periplus des Erythräischen (Rothen) Meeres ein sehr merkwürdiges Licht geworfen. Diese im ersten Jahrhundert nach CHRISTUS aufgenommene Küstenbeschreibung der ostasiatisch-indischen Meere nennt eine Anzahl in den dortigen Häfen anzutreffender Waren[2]), darunter manche von pharmaceutischem Interesse, z. B. *Myrrhe, Sanguis Draconis, Styrax liquidus, Sandelholz, Pfeffer, Weihrauch, Safran.*

Von den fortdauernden Bezügen der unter 2 erwähnten indischen Gewürze gibt eine Liste aus den Jahren 176 bis 180 nach CHR. Kunde, worin die dem römischen Zoll in Alexandria unterworfenen Waren aufgeführt sind, welche vom rothen Meere her anlangten[3]).

Es lässt sich denken, dass auch damals schon betrügerische Kunst sich den Drogen zuwandte. Ein einziger Satz von PLINIUS genügt vollauf zur Bestätigung dieser Thatsache; bei Gelegenheit des *Safrans* äussert der viel bewanderte römische Encyclopaedist: „adulteratur nihil aeque"[4]).

Sogar über die Preisverhältnisse einiger weniger Drogen in jener früheren Zeit hat PLINIUS uns einige Andeutungen überliefert. So z. B. galt ein Pfund schwarzen *Pfeffers* 4, *weissen Pfeffers* 7, *langen Pfeffers* 15, *Indigo*[5]) (auch als Medicament genannt)

----

[1]) Heft IV., Sondershausen 1861: Die Obstbaumzucht der Römer, Heft V. (1862): Der Feld-, Garten- und Gemüsebau der Römer, VI. (1863): Die Bienenzucht und die Bienenpflanzen der Römer. — Auf die Deutung der Pflanzennamen geht der Verf. nicht ein.

[2]) Aufgezählt in MEYER, Geschichte der Botanik II. (1855) 85. — Vergl. auch FLÜCKIGER, l. c. 1013.

[3]) Ebenda, p. 985.

[4]) Ebenda 740.

[5]) PLINIUS, in solchen Dingen sicherlich ganz unerfahren, muss an dieser Stelle (Nat. Hist. XXXV. 27; p. 470 der Ausgabe von LITTRÉ) einen aufmerksamen Beobachter zur Hand gehabt haben. Nach einer guten Schilderung des *Indigos* (*Indicum*) wird die Erhitzung desselben empfohlen, um den Dampf und den eigenthümlichen Geruch zu prüfen: „probatur carbone: reddit enim, quod sincer est, flammam excellentis purpurae et, dum fumat, odorem maris".

20 Denare. Eine grössere Anzahl von Preisen gibt Diocletian's „Edictum de pretiis rerum venalium" vom Jahre 301 nach Chr., welches zwar mehr den Nahrungsmitteln und andern unentbehrlichen Lebensbedürfnissen galt als den Gewürzen und Heilstoffen und auch nur für den Osten des römischen Reiches, nicht für Europa, erlassen wurde[1]). Das Edict nennt z. B. *Amygdalae, Semen Cannabis, Feigen, Faenum graecum, Leinsamen, Oliven, Senf, Sesamsamen, Weinbeeren.*

6. Während des Verfalles der antiken Cultur ging die Pflege der Wissenschaften an die Araber über, welche sich namentlich auch der medicinischen Ueberlieferungen des Alterthums bemächtigten und durch ihre Weltstellung in der Lage waren, die letztern weithin, von Hochasien und Indien bis Spanien und Nordafrica, zu verbreiten, sowie dieselben, zumal auch durch häufigere Beziehungen zu Indien, aufzufrischen und zu erweitern. Die angesehensten Vertreter der arabischen Medicin im X. und XI. Jahrhundert, Alhervi, Avicenna, Mesue, Serapion und andere bereicherten ihren Arzneischatz mit einzelnen asiatischen Drogen, z. B. *Tamarinden, Nux vomica, Cubeben, Sennesblättern, Rhabarber, Kampher, Flores Cinae* (?), und übten durch Vorschriften zu Arzneimischungen einen äusserst nachhaltigen Einfluss auf die Pharmacie auch des Abendlandes aus. Ueber manche aus der Ferne kommende Drogen gaben Reisende oder historische und geographische Schriftsteller[2]) der Araber frühzeitig Auskunft, so z. B. Khurdadbah, Istachri, Masudi, Idrisi, Ibn Batuta. Ibn Alawam berichtete im XII. Jahrhundert über die blühende Landwirthschaft seines Volkes in Spanien, auf welche der dort heute noch fortdauernde Anbau des *Safrans* zurückzuführen ist. Die ausgiebigste Belehrung, grösstentheils aus frühern, oft viel älteren Quellen der arabischen Literatur hat aber Ibn Baitar zusammengestellt in seiner grossen Encyclopaedie der einfachen Heilmittel und Nahrungsmittel[3]). Die genaue Sichtung und die oft recht schwierige Deutung vieler hierher gehöriger Angaben der

---

Auch bei Gelegenheit des Grünspans beruft sich Plinius (XXXIV. 26) auf eine chemische Reaction, um in demselben die Beimischung von Eisen zu erkennen; man soll ein mit Galläpfeln gebeiztes Papier dazu benutzen, — also wohl das früheste Reagenspapier!

[1]) Flückiger, l. c. 997. — Vergl. ferner: Burckhardt, Die Zeit Konstantins des Grossen. Leipzig 1880. 62.

[2]) Flückiger, l. c. 107, Note 10.

[3]) Ebenda 1003.

arabischen Literatur, welche stetig vorwärts schreitet, lässt noch auf sehr merkwürdige Aufklärungen von dieser Seite hoffen.

Ein pharmaceutisches Handbuch des ABOUL MENA, genannt COHEN el ATTHAR (Priester und Apotheker), der im XIII. Jahrhundert in Cairo lebte, ist noch nicht gedruckt[1]).

7. Im fernen Westen wurde um dieselbe Zeit von weltlicher und geistlicher Seite ebenfalls an die antiken Erinnerungen angeknüpft. So veranlasste KARL der Grosse durch besondere Verordnungen vom Jahre 812 den Anbau einer Reihe altbekannter Nutz- und Arznei-pflanzen diesseits der Alpen, woraus hervorgehoben werden mögen[2]): *Althaea, Amygdalus, Anisum, Coriandrum, Cydonia, Foeniculum, Iris* (Gladiolus) *Levisticum, Mentha, Petroselinum, Rosmarinus, Ruta, Sabina, Salvia, Sinapis.* Beachtenswerth ist dabei auch wohl, dass die folgenden, in Italien einheimischen oder dort allgemein angebauten Nutzpflanzen in dem „Capitulare", der hauptsächlichsten jener kaiserlichen Verord-nungen, fehlen, nämlich *Inula Helenium, Lavandula, Liquiritia, Punica Granatum, Thymus vulgaris.* — In dem Baurisse des Klosters St. Gallen, welcher im Jahre 820 entworfen wurde, jedoch nicht zur Ausführung kam, war den Arzneigewächsen, vielleicht im Hinblicke auf das Capi-tulare, ihre Stelle im Garten zugedacht[3]).

Vielleicht ein Jahrhundert älter ist ein in der Universitätsbibliothek zu Würzburg aufbewahrtes Recept zu einer Pulvermischung „contra omnes Febres et contra omnia venena et omnium Serpentium morsus et contra omnes angustias cordis et corporis". In dieser merkwürdigen Handschrift darf man wahrscheinlich eines der ältesten Denkmale deutscher Volksmedicin erblicken; in demselben werden *Pimpinella* und *Galanga* erwähnt, unseres Wissens zum ersten Male.

8. Der bestimmende Einfluss auf die Medicin und Pharmacie des Mittelalters kommt der medicinischen Schule in Salerno zu; ihre Wirk-samkeit erstreckte sich vom IX. Jahrhundert bis zum Ausgange des Mittel-alters. Die Schule selbst dauerte zwar dem Namen nach noch bis zum 29. November 1811 fort. Den dort und in dem nicht allzuweit entlegenen

---

[1]) Nach LECLERC, Histoire de la médecine arabe, II. (Paris 1876) 215 scheint es sehr beachtenswerth zu sein. — Vergl. auch PHILLIPPE LUDWIG, Geschichte der Apotheker, 1855, p. 390.

[2]) Das vollständige Verzeichnis bei PERTZ, Monumenta Germaniae histo-rica, legum Tom. 1. (1835) 186, und daraus auch in MEYER, Geschichte der Botanik, III. 401. — Vergl. ferner FLÜCKIGER, l. c. 1005.

[3]) Ebenda 688.

Benedictiner-Kloster Monte Cassino lehrenden Medicinern ist die Ueber-
lieferung der arabischen Heilkunde zu danken. So brachte dieses Zeitalter dem abendländischen Arzneischatze eine Anzahl neuer oder doch
früher wenig zugänglicher Arzneistoffe zu. Dahin gehören: *Ammoniacum*[1]), *Asa foetida*[1]), *Benzoë, Campher, Caryophylli, Cinnamomum zeylanicum,
Cortex Aurantiorum, Cortex Limonum, Cubebae* (als Gewürz; erst seit
1813 als Heilstoff), *Folia* (oder wohl zuerst nur *Siliquae*) *Sennae,
Fructus Cocculi, Fructus Colocynthidis, Galbanum*[1]), *Herba Cannabis,
Lignum Sandali, Macis, Moschus, Radix Rhei, Resina Draconis, Rhizoma
Curcumae, Rh. Galangae, Rh. Zedoariae, Semen Myristicae, Semen Strychni,
Styrax liquidus, Tamarindi, Salep.*

Die Schriften der hervorragendsten Salernitaner, namentlich des
Constantinus Africanus, Macer Floridus, Nicolaus Praepositus,
Platearius, Arnaldus de Villanova und besonders das Regimen
sanitatis Salernitanum wollen berücksichtigt sein, wenn es sich
um das Verständnis der mittelalterlichen Heilmittellehre handelt. Eine
sehr reichhaltige Aufzählung der Simplicia und Composita jener Zeit
gibt eine von Renzi unter dem Namen Alphita veröffentlichte Liste,
welche vermuthlich dem XIII. Jahrhundert angehört[2]).

9. So wie die süditalienische Gelehrsamkeit sich die Erhaltung
und Vermehrung der Wissenschaft des Orients angelegen sein liess, so
vermittelten die italienischen Handelsrepubliken Venedig, Amalfi,
Pisa, Florenz, Genua durch ihre Flotten den Bezug der Waren aus
dem fernen Osten und Süden, welche für die Medicin wie für den
verfeinerten Lebensgenuss und die aufstrebenden Gewerbe erforderlich
waren. Der weitaus mächtigste dieser Handelsstaaten, Venedig, begann schon im IX. Jahrhundert die Grundlagen seines unvergleich-
lichen Glanzes zu entwickeln und sich zum Mittelpuncte des Drogen-
handels herauszubilden. Bis zu Ende des XVI. Jahrhunderts strömten
hier in grösster Fülle jene so ausserordentlich begehrten Gewürze zusammen, deren Werthschätzung in unserer Zeit sehr stark abgeschwächt
ist. Die grösste Bedeutung kam dem *Pfeffer* zu, in dessen Handels-
geschichte sich dieser ganze, höchst merkwürdige Verkehr lebhaft ab-

---

[1]) Doch vermuthlich schon früher bekannt.

[2]) Die noch nicht genügend aufgeklärte Geschichte der Schule von Salerno ist in Kürze sehr ansprechend geschildert von Handerson, in der bei
Flückiger, Pharmakognosie 1018, genannten Schrift.

spiegelt, wie denn überhaupt der *Pfeffer* im Mittelalter das Symbol alles Gewürzhandels darstellte [1]).

Der für jene Zeiten unvergleichlich grossartige Levantehandel Venedigs gab dort auch den Anstoss zu den Anfängen chemischer Industrie, die sich z. B. mit der Darstellung von Salmiak, Sublimat, Zinnober, Seife, Glas, mit Wachsbleicherei befasste und Borax (Tinkal, aus Tibet), sowie *Kampher* zu raffiniren verstand.

Durch die kluge Betheiligung der Venetianer an den Kreuzzügen des XII. und XIII. Jahrhunderts gedieh ihr Handel und Einfluss zur höchsten Blüthe. Sogar der andauernde kriegerische Zusammenstoss des Abendlandes mit dem Orient musste nothwendig zur Kenntnis und Verbreitung einzelner Arzneistoffe auch in unsern Gegenden beitragen. Viele Chronisten jener Zeit, welche Palästina besuchten, schilderten z. B. das *Zuckerrohr* und den *Zucker* mit grosser Anschaulichkeit, andere machten Bekanntschaft mit den *Agrumi* (Früchte der *Citrus*-Arten), mit *Süssholz, Datteln, Baumwolle, Schwarzkümmel* (*Cuminum Cyminum* [2])).

Der *Zucker* wurde seit jenen Fahrten erst regelmässiger Gegenstand zunächst hauptsächlich des venezianischen Handels. Der schwunghafte Anbau von *Safran* in England und Frankreich im Mittelalter, die *Rosen*zucht in der Champagne sind von Kreuzfahrern angeregt oder doch wohl neu belebt worden.

In Deutschland bildeten die mächtigen Benediktinerklöster, wie z. B. St. Gallen und Fulda, Mittelpunkte geistiger Kultur, welche ebenfalls botanisch-medicinische Kenntnisse wenigstens erhalten und verbreitet, wenn auch nicht gerade vermehrt haben. Schon das erste, im Jahre 528 vom heiligen BENEDICT selbst, auf dem Monte Cassino, nordwestlich von Neapel, gegründete, nachmals so hoch berühmte Kloster dieses vielfach verdienten Ordens stand im XI. Jahrhundert in naher Beziehung zu der medicinischen Schule von Salerno. Diese war auch von

---

[1]) Piperarii hiessen in verschiedenen Ländern geradezu die Gewürzhändler, eine solche „Gild of Pepperers" gab es schon 1345 in London und die heute noch dort bestehende „Society of Apothecaries", welche 1617 von JAMES I. ihre Verfassung erhielt, lässt sich eigentlich auf jene Pfefferhändler zurückführen. Vergl. Pharm. Journ. XV. (1884) 367, auch FLÜCKIGER, Pharmakognosie, p. 867.

[2]) Vergl. die betreffenden Stellen in der Pharmacographia und in FLÜCKIGER, Pharmakognosie; auch MEYER, Geschichte der Botanik IV. 110; HEYD, Levantehandel II. 670.

Einfluss auf die Geistesrichtung der heiligen HILDEGARD, seit 1148 Aebtissin eines auf ihren Antrieb bei Bingen gegründeten Frauen-Klosters des Benedictiner-Ordens. Man schreibt derselben, wenn auch nicht mit voller Sicherheit, das in pharmakognostischer Hinsicht merkwürdige Werk: „Subtilitatum diversarum naturarum creaturarum libri novem" zu, welches vermuthlich um das Jahr 1178 verfasst worden ist. Durch Aufzählung einer Menge einheimischer Pflanzen, denen bisweilen irgend ein bezeichnender Zug, oft auch der deutsche Name[1] beigefügt ist, erweist sich HILDEGARD's, häufig als Physica bezeichnetes Buch als echt deutsches Product.

Unvergleichlich viel bedeutender ist aber der als ALBERTUS MAGNUS bekannte Dominikaner, 1260—1280 Bischof von Regensburg. In seinen Büchern „De Vegetabilibus" fanden zahlreiche Heilpflanzen und Drogen meist sehr verständige Besprechung, allerdings zum grössten Theile auf Grund anderweitiger, z. B. auch arabischer Berichte.

Die Geschichte einheimischer und auch wohl ausländischer Arzneipflanzen lässt sich ferner mit Hilfe der Wörterbücher und Glossarien des Mittelalters verfolgen. Dergleichen Zusammenstellungen[2] dienten besonders auch dem echt mittelalterlichen Bestreben, in der einheimischen Flora die Pflanzen des klassischen Alterthums nachzuweisen. In kaufmännischer Hinsicht gewähren Verordnungen und Listen des damaligen Zollwesens[3], auch besondere Handelsbücher der Venetianer und Florentiner[4] sehr werthvolle Aufschlüsse. Die ausserordentliche Bedeutung des mittelalterlichen Handelsverkehrs mit dem Osten ist endlich in erschöpfender und fesselnder Weise von HEYD[5] geschildert worden, welcher nicht nur die politische und wirthschaftliche Seite desselben darstellt, sondern auch den wichtigsten Gegenständen jenes merkwürdigen Güterlebens eingehende Beleuchtung widmet. Dieses ist der Fall für folgende Drogen und technische Stoffe: *Aloë, Aloëholz* (oben, Seite 17), *Ambra, Balsam* von Gilead, *Benzoë, Brasilholz, Edelsteine* (als Arzneimittel dienten eine ganze Reihe dergleichen), *Galanga, Gallen, Gewürznelken, Indigo, Ingwer, Kampher, Kermes* (später durch *Cochenille*

---

[1] Vergl. auch PRITZEL und JESSEN, Die deutschen Volksnamen der Pflanzen. Aus allen Mundarten und Zeiten zusammengestellt. Hannover 1882.

[2] FLÜCKIGER, Pharmakognosie, 107. 330. 642. 688. 713. 892. 898.

[3] Ebenda 781. 983.

[4] Ebenda 1011. 1012.

[5] Geschichte des Levantehandels im Mittelalter. 2 Bde. Stuttgart 1879.

verdrängtes Farbinsect), *Lacca, Macis, Mastiche, Moschus, Muscatnuss,*
Perlen (Medicament und Schmuck), *Pfeffer, Rhabarber, Safran, Sandel,*
Traganth, Weihrauch. Was die weltlichen und geistlichen Reisenden und
Chronisten jener Jahrhunderte von solchen Waren zu berichten wussten
findet sich in HEYD's sorgfältigen Untersuchungen an geeigneter Stelle
verwerthet.

Die kostbaren indischen Waren mussten in der Regel den Weg
durch das Rothe Meer und durch das Gebiet der ägyptischen Sultane
einschlagen, daher die italienischen Kaufherren des Mittelalters genö-
thigt waren, den Beziehungen zu jenen Herrschern die grösste Aufmerksamkeit zu schenken. Gesantschaften der letztern an die Dogen von
Venedig, an eine venezianische Königin von Cypern, an LORENZO DE' ME-
DICI in Florenz, brachten auserlesene Drogen des Orients nach Europa, wie
z. B. *Aloëholz* [1]), *Mecca-Balsam* [2]), *Myrobalanen* [3]), *Opium, Zibet, Zucker,*
welcher damals in der zweiten Hälfte des XV. Jahrhunderts noch
selten war. So kam 1461 zum ersten Male die *Benzoë* nach Venedig [4]).

Nur im Nothfalle liessen die Italiener ihre Waren aus dem Orient
auf den viel weitern Wegen durch den Persischen Busen oder gar
durch Mittelasien nach dem Schwarzen Meere gehen statt durch
Aegypten.

Der Verkehr mit der Levante bestand ganz vorzugsweise aus der
Einfuhr zahlreicher asiatischer Producte; es gab nur wenige Waren,
welche die Italiener, Südfranzosen und Catalanen z. B. nach Alexan-
drien zu verschiffen hatten. Der venezianische Staatsmann MARINO
SANUDO [5]) führte z. B. 1307 *Honig, Haselnüsse, Mandeln, Mastiche,*
Safran als solche an.

Auch die hervorragenden Florentiner Häuser betrieben den Levantehandel mit vollendeter ʼMeisterschaft. So z. B. in der ersten
Hälfte des XIV. Jahrhunderts jene grosse Handelsgesellschaft, welche
den Namen des leitenden Hauses, BARDI in Florenz, führte. In ihrem
Dienste verfasste PEGOLOTTI gegen das Jahr 1340 das äusserst merkwürdige Handelsbuch: „Pratica della mercatura" [6]), welches über

---

[1]) FLÜCKIGER, Pharmakognosie 195 und oben, S. 17.
[2]) Ebenda 130.
[3]) Ebenda 244.
[4]) Ebenda 113.
[5]) Ebenda 1018.
[6]) Vergl. weiter HEYD, l. c. I. p. XIII.

die damaligen Verkehrsverhältnisse, über Münze, Mass, Gewicht, Handelsproducte die lehrreichste Auskunft gibt und spätere derartige Handbücher überrägt.

Von weit geringerem Gehalte ist z. B. das immerhin merkwürdige Buch des Venezianers PASI oder PAXI, „Taripha"[1]), aus dem Jahre 1503.

10. Es fehlt nicht an Anhaltspuncten zur Beurtheilung des Warenvorrathes und auch der Präparate, welche sich im XV. Jahrhundert in deutschen Apotheken vorfanden. Die „Frankfurter Liste" und das „Nördlinger Register" führen eine ganze Reihe von Drogen vor[2]), welche damals wirklich gehalten wurden. Aus dem Jahre 1439 ist der Bestand einer Apotheke in Dijon bekannt[3]).

Die Eroberung Constantinopels durch die Türken, am 29. Mai 1453, so wie die Auffindung des Seeweges nach Indien im Mai 1498 sind Ereignisse, deren Ursachen und Folgen den allmäligen, aber fast völligen Niedergang jenes Levantehandels, besonders die Erschöpfung Venedigs herbeiführten. Die Entdeckung Americas vollendete den ungeheuren Umschwung. Das Zeitalter der grossen Entdeckungen konnte der schon so lange ausgebeuteten Pflanzenwelt Asiens vorerst keine grössere Zahl von neuen wichtigen Drogen abgewinnen; die Auffindung des Seeweges um das Cap hatte aber eine weit reichlichere Zufuhr altbekannter derartiger Waren zur Folge. Ferner erhielt jetzt die wissenschaftliche Welt endlich auch genauere Nachrichten über diese berühmten Producte Indiens. Diese Belehrung ist in erster Linie einem 30 Jahre lang in Goa, in Vorderindien ansässigen portugiesischen Arzte, GARCIA DE ORTA (GARCIAS AB HORTO), zu verdanken. Seine 1563 zu Goa erschienenen Gespräche über indische Drogen bilden einen höchst wohlthuenden Gegensatz zu den meist verworrenen und allzu kurzen Andeutungen der Araber und MARCO POLO's, des grossen Reisenden, dessen Berichte sonst so werthvoll sind.

Die gediegenste Förderung pharmacognostischer Kenntnisse ging in Europa damals aus von CLUSIUS, welcher nach vielseitiger Vorbildung hauptsächlich in Wien, zuletzt bis 1609 in Leiden, als Botaniker thätig war. Schon 1567 veröffentlichte dieser ausgezeichnete Mann eine lateinische Uebersetzung von GARCIA's „Coloquios", unter dem

---

[1]) FLÜCKIGER, Pharmakognosie, 1011.
[2]) S. oben, S. 2, Note 1).
[3]) Schweizerische Wochenschrift für Pharmacie 1873. No. 6, 7, 8.

Titel: **Aromatum** et simplicium aliquot medicamentorum apud Indos nascentium **historia.** Clusius befreite das Werk des Portugiesen von der schleppenden Gesprächsform, liess mancherlei unnütze und gewagte Zuthaten des Verfassers weg und fügte dagegen werthvolle eigene Erfahrungen und Beobachtungen bei. Clusius war schon bekannt mit der *Colanuss*, dem *Sternanis*, dem *Gutti*, der *Wintersrinde*, der *Sabadilla* und der *Vanille*.

Die anschaulichste und reichhaltigste Belehrung über die indische Flora, besonders auch Abbildungen altberühmter Heilpflanzen, bieten, allerdings in viel späterer Zeit, die 12 Folianten von Rheede's **Hortus indicus malabaricus,** 1678—1703 in Amsterdam erschienen, so wie das **Herbarium amboinense** von Rumphius (Rumpf), sechs Bände, Amsterdam 1741—1755. Diesen grossartigen Leistungen der Holländer folgten in der Neuzeit die Prachtwerke der englischen Botaniker[1]). —

Weniger rühmlich, wenn auch im Lichte jener Zeiten begreiflich, erscheint die **Handelspolitik der Holländer** im XVII. und XVIII. Jahrhundert, durch welche sie sich im ausschliesslichen Besitze der indischen Gewürze, besonders der *Muscatnüsse*, der *Nelken*, des *Pfeffers* und *Zimmts* erhielten und gelegentlich sogar die Preise durch Vernichtung allzu sehr angewachsener Bestände dieser Waren in die Höhe trieben.

In der ersten Hälfte des XVI. Jahrhunderts hatte inzwischen die Kenntnis der arzneilichen Rohstoffe in Deutschland einen höchst begabten Förderer und Lehrer gefunden in Valerius Cordus (1515 bis 1544), nach dessen allzu frühem Hinscheiden seine wichtigsten Schriften erst 1561 durch seinen Freund und Altersgenossen Conrad Gesner veröffentlicht wurden. Cordus hatte in seinen Anmerkungen zu Dioscorides und in den Historiae Stirpium (s. Plantarum), im Gegensatze zu den im Studium des Alterthums befangenen Vorgängern, gute eigene Beobachtungen niedergelegt und beschrieb die Drogen weit sorgfältiger und namentlich nach eigener Anschauung. So z. B. *Nux vomica, Cocculi indici* und *Lignum Guaiaci*[2]). Um die practische Pharmacie ist

---

[1]) Siehe Archiv der Pharm. 222 (1884) 249.

[2]) Eine für jene Zeiten sehr bemerkenswerthe, noch frühere monographische Schrift über *Lignum Guaiaci*, in ausgezeichnetem Latein verfasst, stammt ebenfalls aus der Feder eines hervorragenden Deutschen, des Ritters Ulrich von Hutten: Vlrichi de Hutten Eq. de Gvaiaci medicina et morbo gallico liber vnus. 4°. 26 cap., ohne Seitenzahlen. — Die erste der

Cordus hoch verdient durch ein im Auftrage der Stadt Nürnberg 1542 und 1543 zusammengestelltes Dispensatorium[1]).

Horti Germaniae betitelte Gesner (1560) interessante Angaben über Heilpflanzen und Nutzpflanzen oder sonst bemerkenswerthe Arten, welche er oder seine Freunde, meist Apotheker[2]), in Deutschland, cultivirten. Gesner liess diese Schrift als Anhang zu derjenigen seines Freundes Cordus erscheinen.

Noch früher hatte man ohne viel Kritik in die Flora der Umgebung gegriffen, wie es in dem viel verbreiteten Volksbuche Hortus Sanitatis der Fall gewesen war. Ebenso angesehen war das wunderliche Destillirbuch des Chirurgen Hieronymus Brunschwig zu Strassburg, welches im Jahr 1500 zuerst daselbst erschien und die roheste Anleitung zur Darstellung von destillirten Wässern gab, wozu alle erdenklichen Kräuter und noch ganz andere Dinge sinnlos herbeigezogen wurden. Hier und da lässt Brunschwig eine beachtenswerthe Notiz über eine Pflanze einfliessen, wie z. B. aus einer solchen zu schliessen ist, dass zu Ende des XV. Jahrhunderts *Lavendel* in Deutschland, *Anis* bei Strassburg angebaut wurden. Brunschwig's Machwerk entsprach übrigens den damaligen Anschauungen doch so sehr, dass der Augsburger Arzt Adolf Occo 1597 in die Pharmacopoea Augustana 140 verschiedene Aquae destillatae aufnahm.

Otto Brunfels liess seit 1531 in Strassburg zahlreiche, zum Theil recht gute Pflanzenbilder anfertigen, welche als frühestes gutes Beispiel der Anwendung des Holzschnittes zu botanischen Zwecken bemerkenswerth bleiben. Seine Beschreibungen freilich stehen unvergleichlich viel tiefer als diejenigen, welche die Kräuterbücher seiner unmittelbaren Nachfolger Cordus (oben, Seite 27), Bock (Tragus), Fuchs, Gesner darbieten. Diese deutschen Väter der Botanik des XVI. Jahrhunderts, sämtlich, obgleich nicht ausschliesslich Mediciner, vermitteln durch ihre Schriften auch für die Pharmacie die genauere

---

zahlreichen Ausgaben, 1519 in Scheffer's Hause zu Mainz gedruckt, trägt am Schlusse des Verf. Bild in Holzschnitt. — Diese Schrift überragt durch Genauigkeit und Anschaulichkeit die meisten gleichzeitigen Schilderungen neuer Arzneistoffe; Hutten beschreibt den Habitus des Baumes, das Holz, die Rinde, das Harz, hierauf erst die Anwendungen.

[1]) Flückiger, Pharmakognosie 994.

[2]) Von auswärtigen Apothekern nennt Gesner auch den verdienten Antwerpener Peter Coudenberg (Flückiger, l. c. 458), sowie den Savoiarden Follietus in Vevey am Genfersee.

Kenntnis der einheimischen Heilpflanzen, welche damals in grosser
Zahl in den Apotheken gehalten wurden. In jener Zeit allgemeiner
Reformation stellte auch Brunfels (1536) in einer „Reformation der
Apotheken", freilich ohne allzuviel Einsicht, ein Verzeichnis der empfeh-
lenswerthen Drogen, „Ein gemeyne besetzung einer Apotheken, von
Simplicibus", auf.

11. Der Entdeckung und Besiedelung Amerikas ist eine Anzahl
von Stoffen zu verdanken, welche bei den dortigen Kulturvölkern
schon in Gebrauch standen und nun bald ihren Weg nach Spanien,
Portugal und dem übrigen Europa fanden. Die Schriftsteller jener beiden Länder, welche sich am frühesten mit den Naturproducten der
Neuen Welt befassten, Gonzalo Fernandez (Oviedo), Monardes, Her-
nandez, widmeten jetzt auch den medicinisch nutzbaren Pflanzen eingehendere Schilderungen als je zuvor der Fall gewesen.

So lieferte America nach und nach: *Balsamum Copaivae, Bals.
peruvianum, Bals. tolutanum, Cascarilla, China, Elemi, Folia Nicotianae,
Fructus Capsici, Fr. Pimentae (Amomi), Fr. Sabadillae, Lignum cam-
pechianum, Lign. Fernambuci, L. Guaiaci, L. Quassiae, L. Sassafras,
Radix Ipecacuanhae, Rad. Sarsaparillae, R. Senegae, R. Serpentariae,
Resina Guaiaci, Semen Cacao, S. Sabadillae, Tuber Jalapae, Vanille.*

In niederländischem Auftrage förderte später der deutsche Geo-
graph und Astronom Marcgraf, (1636—1641) im Vereine mit dem
holländischen Mediciner Piso die Kenntnis brasilianischer Heilpflanzen;
Copaiva, Elemi, Jaborandi, Ipecacuanha, Matico und *Tapiocca* wurden
bereits von denselben beschrieben.

12. Das Wiedererwachen der Wissenschaften im Beginne der
Neuzeit führte auch die allmälige Begründung der wissenschaftlichen Botanik und im XVII. und XVIII. Jahrhundert die medicinische Verwendung einer Menge mitteleuropäischer Pflanzen herbei, denen sich einige wenige Drogen anderer Erdtheile anschliessen lassen,
welche jetzt erst nach Europa gelangten. Aus der langen Reihe der
hier eigentlich aufzuzählenden Pflanzen und Stoffe mögen genannt
werden: *Catechu, Cortex Frangulae, Flores Arnicae, Flores Chamomillae,
Folia Aconiti, Fol. Digitalis, F. Laurocerasi, F. Menthae piperitae, F.
Toxicodendri, F. Uvae ursi, Herba Chenopodii ambrosioidis, Herba Coch-
leariae, H. Conii, H. Hyoscyami, H. Lobeliae, Fructus Anisi stellati,
Gummi-resina Gutti, Kino, Lactucarium, Lichen islandicus, Lycopodium,
Oleum Cajuput, Ol. Rosae* und andere destillirte Öle mehr, *Radix Ca-*

lumbae, Rhizoma Caricis, Rhiz. Filicis, Saccharum lactis, Secale cornutum, Tuber Chinae, T. Colchici.

13. In den deutschen Städten wurden der Bestand und namentlich die Preise der Drogen in den Apotheken durch amtliche Verordnungen geregelt, auch geradezu Apotheken von Seite der Obrigkeit geführt oder verpachtet. In keinem andern Lande war das Apothekenwesen damals Gegenstand so eingehender amtlicher Aufmerksamkeit. Die bezüglichen Schriftstücke gewähren vollen Einblick in die Vorrathsräume und Laboratorien der Apotheken seit dem Anfange des XVI. Jahrhunderts. So z. B. Inventare der Rathsapotheke zu Braunschweig aus den Jahren 1518 bis 1658[1]), Cataloge mehrerer anderer Apotheken und eine grosse Anzahl von Taxen, welche im Laufe des XVI. XVII. und XVIII. Jahrhunderts in allen deutschen Landen für die Apotheker erlassen wurden. Selten werden diese selbst als mitwirkend genannt, gewöhnlich nur Mediciner und Beamte.

An der Hand dieser übrigens noch lange nicht vollständig ans Tageslicht gezogenen Schriftstücke lässt sich die Einführung und allmälige Verbreitung mancher Drogen, wie z. B. einige der aus America stammenden verfolgen. Jene Documente geben auch beredte Kunde von umfangreichen, jetzt längst nicht mehr bestehenden Culturen einzelner Arzneipflanzen, wie der *Angelica* bei Freiburg im Breisgau, des *Süssholzes* bei Bamberg, des *Safrans* in England, Deutschland, Oesterreich, der *Cassia obovata* in Toscana.

Es fehlt auch nicht an Einblicken in das dunkle Gebiet der Fälschungen, welchen Drogen sowohl als Lebensmittel und Genussmittel im Mittelalter, wie zu allen Zeiten (oben, Seite 19) ausgesetzt waren. Die Magistrate deutscher und italienischer Städte ergriffen die härtesten Polizeimassregeln, sogar Todesstrafe[2]), gegen solche Vergehen und beauftragten die Aerzte mit der Ueberwachung der Apotheker, wovon in den die oben genannten Taxen begleitenden Verordnungen und in eigenen Schriftstücken weitschweifig genug die Rede ist.

Der unglückliche Apotheker ZANONI DE' ROSSI in Venedig, liess sich 1402 ertappen, als er dem hoch berühmten Theriak *Rhabarber, Amomum, Opopanax* (Pharmacographia 327) und *Safran* nicht zusetzte,

---

[1]) Abschrift desselben verdankt der eine von uns (F.) Herrn Apotheker DR. GROTE in Braunschweig. — Vergl. auch des letzteren Notiz im Archiv der Pharm. 221 (1883) 417.

[2]) FLÜCKIGER, Pharmakognosie 740. — Vergl. ferner die eingehende Arbeit von ELBEN, Zur Lehre von der Waarenfälschung, Tübinger Dissertation 1881.

ja sogar, statt des letztern, *Färbersaflor* (*Carthamus tinctorius*) nahm,
auch den *Moschus* und die *Syrupe* verfälschte. Die zuständige Be-
hörde, Avogaria di comun, liess seine Präparate über die Rialtobrücke
in den Canal werfen, den *Moschus* verbrennen, den Sünder aus dem
Berufe stossen, gefangen setzen und mit einer Busse von 400 Gold-
ducaten belegen — glücklicherweise in contumaciam[1]).

14. Von der Beherrscherin des mittelalterlichen Drogenmarktes[2])
ging der Anstoss zu einem eigentlichen Studium der Drogen aus. Die
Signoria von Venedig gründete 1533 an ihrer Universität zu Padua
einen pharmacognostischen Lehrstuhl, „Lecturam Simplicium“, den
sie mit dem Mediciner FRANCESCO BUONAFEDE besetzte. Auch die
Universität Bologna erhielt schon 1534 ebenfalls einen solchen „Sposi-
tore o lettore dei Semplici“ in LUCA GHINI, der 1544 an die Universität Pisa übersiedelte. BUONAFEDE, „primus Simplicium explicator“,
— der erste Professor der Pharmacognosie, machte sich verdient durch
die Gründung des ersten botanischen Gartens, welche auf seinen
Antrag 1545 durch Beschluss des venezianischen Senates herbeigeführt
wurde. Das dazu erforderliche Grundstück gab, in richtiger Würdi-
gung des nützlichen Zweckes, das Benedictiner-Kloster S. Giustina ab;
heute noch steht der Garten an derselben Stelle, Angesichts des herr-
lichen Domes von S. Antonio in Padua. Das Dekret des Senates hebt
sehr schön und zutreffend den Werth des Gartens für das Studium
der Heilpflanzen hervor und sorgt umsichtig für den Betrieb desselben.
Aus den Besitzungen der Republik auf Candia und Cypern sollten die
werthvollen Pflanzen, sowie auch Minerale, herbeigeschafft werden.

Wie aus GESNER's Horti Germaniae (oben S. 28) hervorgeht, stand
er in eifrigem Verkehr mit Apothekern und anderen Freunden, welche
sich mit der Pflege officineller Pflanzen befassten. Auch aus einem
Garten in Venedig führte er bei jener Gelegenheit *Zimmt*, *Gewürz-*
nelken, *Wurmsamen*, *Koloquinten*, *Faenum graecum* an, deren Stammpflanzen dort, im Viertel S. Gervasio, cultivirt wurden[3]). Der erste

---

[1]) CECCHETTI, La Medicina in Venezia nel 1300, Archivio Veneto XXV.
(1883) 376. — Ebendaselbst, XXVIII (1884) 29, auch die Notiz, dass 1320
auf der Rialtobrücke Aufseher über die levantischen Waren, „Signori
sopra le merci del Levante“, bestellt waren.

[2]) Es fehlt noch an einer Darstellung desselben; wie in FLÜCKIGER,
·l. c. p. 634 erwähnt, gab es in Venedig 1506 eine Handelskammer, „Cinque
savii alla mercanzia“, deren Acten in dem grossen venezianischen Central-
archiv noch vorhanden sind.

[3]) FLÜCKIGER, l. c. 781. — Schon 1330 war die Rede von einem

öffentliche Garten zu wissenschaftlichen Zwecken ist aber derjenige von Padua.

BUONAFEDE richtete ferner in dem botanischen Garten zu Padua auch die erste Drogensammlung, „Spezieria", zu Lehrzwecken ein, in welcher die getrockneten Rohstoffe der Levante aufbewahrt wurden, um sie gleichsam als Prüfstein zur Unterscheidung echter und gefälschter Ware zu benutzen. Der Garten und die Sammlung werden zwei überreiche Quellen genannt, aus welchen man die gediegenste Kenntnis der zum Heile des Menschen dienlichen Stoffe zur Genüge schöpfen könne. Trotzdem verlor BUONAFEDE, 76 Jahre alt (1549), seine Stelle und starb erblindet im Elend am 15. Februar 1558. Den Lehrstuhl, „lettura de' semplici" übernahm 1551 GABRIEL FALLOPPIO[1]).

Dem Universitätsgarten zu Padua folgte 1547 derjenige von Pisa, 1567 Bologna, 1577 Leiden, 1593 Montpellier. In Deutschland wurde der erste botanische Universitätsgarten 1593 durch die medicinische Fakultät zu Heidelberg ins Leben gerufen; 1624 und 1625 gründete LUDWIG JUNGERMANN[2]) die Gärten von Giessen und Altdorf (bei Nürnberg). Erst 1628 erhielt auch Paris einen solchen. 1658 gab es einen medicinischen Garten in Westminster (London), welcher vermuthlich der „Society of Apothecaries" gehörte. Vor 1674, wie es scheint, wurde der Garten dieser Corporation nach Chelsea verlegt, wo er noch jetzt fortbesteht[3]).

15. In der zweiten Hälfte des XVI. und im Laufe des XVII. und XVIII. Jahrhunderts gelangte pharmacognostisches Wissen und Können zum Ausdrucke in den allzu zahlreichen Pharmacopöen der verschiedenen Städte und Länder Europas, am üppigsten wohl in Deutschland, gerade wie sich hier auch in den Taxen und sonstigen Verordnungen (oben, S. 30), ein hoch entwickeltes Apothekenwesen abspiegelt. Allerdings gehört die erste amtliche Pharmacopöe, „Ricettario fiorentino" von 1498 der Stadt Florenz an. — Die hergebrachte Anzahl der Drogen war in jenen Pharmacopöen des XVI. bis XVIII. Jahrhunderts so be-

---

Garten in Venedig, welchen der berühmte Arzt Maestro GUALTIERI anlegen wollte „pro herbis necessariis arti sue". CECCHETTI, Archivio Veneto, XXV (1883) 375.

[1]) R. DE VISIANI, Origine ed anzianità dell' orto botanico di Padova. Venezia 1839. 43 Seiten und: Della vita e degli scritti di FRANCESCO BONAFEDE. Padova 1845. 24 S.

[2]) REESS, Prorectoratsrede. Erlangen 1884, 19.

[3]) FLÜCKIGER, Pharmakognosie 544, Note 6.

deutend, dass in dieser langen Zeit von neuem Zuwachse nicht viel die Rede war; neben dem allerwichtigsten, den *Chinarinden* (in Spanien um 1640, England 1655, Deutschland gegen 1669), sind beispielsweise zu nennen *Ipecacuanha* (um 1682), *Catechu* (1640), *Senega* (1735).

Man bemühte sich nun um die chemische Erforschung der Drogen, welche zu Ende des XVII. und Anfangs des XVIII. Jahrhunderts von zahlreichen Medicinern und Chemikern in Angriff genommen wurde, in Deutschland z. B. von FRIEDRICH HOFFMANN in Halle (1660—1742) und dem ausgezeichneten Hofapotheker CASPAR NEUMANN zu Berlin (1683 bis 1737), in Paris von (den oben, S. 4, bereits genannten) GEOFFROY und LÉMERY, in England von ROBERT BOYLE (1627—1691).

Unter den zahlreichen und wichtigen Entdeckungen SCHEELE'S (1742—1786) beziehen sich nur wenige auf Drogen, aber für diese war doch die Auffindung und Untersuchung der am häufigsten in Pflanzen vorkommenden Säuren von grosser Bedeutung. SCHEELE entdeckte 1769 die Weinsäure, erkannte 1776 die Verbreitung der von SAVARY 1773 schon wahrgenommenen Oxalsäure, stellte 1784 die Citronsäure zuerst rein dar und schied 1785 die Aepfelsäure ab. Die 1783 ebenfalls von SCHEELE entdeckte Cyanwasserstoffsäure auch aus Pflanzen darzustellen, war dem grossen Forscher nicht beschieden.

Der um die Pharmacie hochverdiente JOHANN BARTHOLOMÄUS TROMMSDORFF (1790—1837), welcher 1795 in Erfurt eine Pharmaceutische Schule (Institut) errichtete, widmete einen Theil seiner vielseitigen Thätigkeit der chemischen Erforschung pflanzlicher Arzneistoffe. Dennoch kann in seinem Handbuch der pharmaceutischen Waarenkunde, Erfurt 1799 (624 Seiten; 3. Auflage 1822) nicht gerade eine wesentliche Förderung der Pharmacognosie erkannt werden.

Der grösste Fortschritt auf diesem Gebiete wurde 1816 von Seiten des Apothekers SERTÜRNER durch die Auffindung des ersten Alkaloïdes, des Morphins, angebahnt. Die chemische Forschung des XIX. Jahrhunderts spricht seit dieser glänzenden Entdeckung fortan das gewichtigste Wort und aus dem oben (pag. 1) angedeuteten Grunde gelingt es in der Gegenwart seltener mehr einer Pflanze, sich eine dauernde und ansehnliche Bedeutung im Arzneischatze zu erringen. Als Bereicherungen aus den letzten 8 Jahrzehnten sind etwa zu nennen: *Carrageen, Cortex adstringens brasiliensis, Cort. Granati, Cort. Monesiae, Flores Koso, Folia Coca, Gallae chinenses, Guaraná, Gutta Percha, Helminthochorton, Herba Lobeliae, H. Matico, Kamala, Laminaria, Lupulin, Pengawar Djambi, Rad. Ratanhiae, Rad. Scammoniae, Secale cornutum, Semen Calabar,*

S. Colchici, Tuber Aconiti. Die sehr ungleiche, zum Theil sehr fragliche Bedeutung dieser Drogen springt in die Augen. Als Beispiele in neuester Zeit aufgetauchter und von der Wissenschaft alsbald verurtheilter Drogen mögen erwähnt werden *Lignum Anacahuite* (von *Cordia Boissieri* DC, einem mexicanischen Strauche), *Cortex Condurango,* die Blätter der *Sarrazinia purpurea,* des *Peumus Boldo,* des *Eucalyptus globulus,* der *Grindelia robusta,* ferner *Cortex Coto, Cortex Quebracho, Radix Gelsemii.* Als bleibender und erheblicher Gewinn dürfen hingegen seit 1873 die *Jaborandiblätter* von der brasilianischen Rutacee *Pilocarpus pennatifolius* und die Blätter des *Erythroxylon Coca* aus Peru und Bolivia gelten.

Auch die eifrigen Bemühungen der eclectischen Schule der nordamerikanischen Medicin zur Einführung neuer vegetabilischer Stoffe aus ihrer Flora sind arm an Erfolg geblieben.

Nachdem im Jahre 1818 das Strychnin und Veratrin, 1819 das Brucin, 1820 Chinin, Cinchonin und Coffein, 1827 (1831) das Coniin, 1833 Aconitin und Atropin entdeckt worden waren, wurde 1837 durch Liebig und Wöhler in dem Amygdalin der erste Vertreter einer ebenfalls zahlreichen Classe von Pflanzenbestandtheilen erkannt, worunter manche Träger energischer physiologischer Eigenschaften. Die chemische Erforschung der Drogen rückte demgemäss, der veralteten, fast nur äusserlichen Betrachtung weit überlegen, in den Vordergrund.

16. Inzwischen hatte sich nicht nur die systematische Erforschung der Pflanzenwelt, sondern auch das anatomische und physiologische Studium derselben mehr und mehr auf wahrhaft wissenschaftliche Grundlagen gestellt, von welchen die Pharmacognosie nicht unberührt bleiben konnte. Schon Guibourt (1790—1867) erhob sich in seinen Vorlesungen an der Pariser Schule und in seinen Schriften (S. 4) einigermassen auf diesen Standpunct, vielleicht noch mehr Pereira (1804—1853) in seinem grossen Handbuche (S. 4), 1842 in einer Eröffnungsrede und weiterhin in Vorträgen. Schleiden beleuchtete 1844 mit vollem Verständnisse die Bedeutung der microscopischen Untersuchung der Drogen und erläuterte seine Auffassung 1847 in glänzender Weise durch eine auch von mikroskopischen Bildern begleitete Abhandlung über den Bau der *Sarsaparilla.* Als Schleiden's in diesem Geiste verfasste Botanische Pharmacognosie 1857 erschien, stand der Verfasser schon nicht mehr allein da. Weddell, welcher 1845 und 1848 die *Cinchonen* in Bolivia und Peru kennen gelernt, hatte 1849 in seinem Prachtwerke über dieselben das Microscop eben-

falls zur Unterscheidung ihrer Rinden in gediegener Weise herbeigezogen. SCHLEIDEN dehnte diese Untersuchung auf alle damals im Handel vorkommenden *Chinarinden* aus. OTTO BERG (1815—1866) kommt das Verdienst zu, die grosse Mehrzahl der in Deutschland gebräuchlichen arzneilichen Rohstoffe, wenigstens alle wichtigeren, mikroskopischer Betrachtung unterworfen zu haben. In der bildlichen Darstellung des anatomischen Baues der organisirten pflanzlichen Stoffe kam ihm allerdings der nicht minder verdiente holländische Botaniker OUDEMANS, 1854—1856 zuvor, doch folgten 1865 BERG's 50, grösstentheils sehr naturgetreue Tafeln des „Anatomischen Atlas zur pharmaceutischen Warenkunde".

In dieser Richtung wird nunmehr die heutige Pharmacognosie weiter ausgebaut, einerseits im practischen Zusammenhange mit der botanischen Wissenschaft, anderseits gestützt auf die stetigen Fortschritte der organischen Chemie. Je mehr der wirksamen Stoffe des Pflanzenreiches diese abscheidet oder gar künstlich aufbaut, desto mehr verschiebt sich die pharmaceutische Bedeutung der betreffenden Drogen, denen allerdings wieder vorzüglich durch eine vertiefte botanische Untersuchung neues Interesse abgewonnen werden kann.

XII. Pharmacognostische Systeme.

Die Mehrzahl der Arzneistoffe wird selbst bei eingehendster Behandlung nur von einigen der eben aufgezählten Gesichtspunkten aus bedeutsam erscheinen, in Betreff anderer gar nichts bemerkenswerthes aufzuweisen haben. Weniger wichtig als die zweckmässige Ausfüllung dieses Rahmens im einzelnen erscheint die Reihenfolge, in welcher die Stoffe abgehandelt werden. Man hat dieselben in mehr oder weniger kunstvoller Weise in eigene pharmacognostische Systeme gruppirt, indem man entweder die organologische Bedeutung oder mehr die Arzneiwirkung und die hervorragendsten chemischen Bestandtheile, oder aber allen diesen Richtungen zugleich entnommene Eintheilungsgründe verwerthete. Im Gegensatze hierzu empfiehlt sich die Anlehnung an die von den Botanikern aufgestellten natürlichen Pflanzenfamilien. Die Benutzung eines auf diese gegründeten Systems eignet sich schon deshalb, weil die Kenntnis der Pflanzenfamilien vorausgesetzt werden darf, kaum noch im Zweifel lässt über die jeder Droge gebührende Stelle und nicht die Trennung der Theile oder Producte gestattet, welche eine und dieselbe Pflanze liefert. Diese Vorzüge sind grösser als der Nachtheil, welcher darin erblickt werden mag, dass sich bei dieser Anordnung Dinge nahe gerückt finden, welche weder morpho-

logisch noch in Betreff der Heilwirkung irgend zusammengehören.
Die hiernach, S. 43, genannte Pharmacographia führt die Drogen des
Pflanzenreiches nach den natürlichen Pflanzenfamilien geordnet vor,
ebenso der „Grundriss der Pharmacognosie" des einen von uns[1]),
während die „Pharmacognosie des Pflanzenreiches" des letztern (F.)
ihre Eintheilung mehr auf die äussere Beschaffenheit der Drogen selbst
stützt. Ein hübsches Beispiel chemischer Eintheilung bietet FALCK's
„Übersicht der speciellen Drogenkunde", Berlin 1883. 57 S.

------

[1]) Der „Grundriss" hält sich an das wohldurchdachte System des
„Syllabus der Vorlesungen über specielle und medicinisch‑pharmaceutische
Botanik" von EICHLER, 3. Aufl., Berlin 1883. 54 S.

Hilfsmittel des Studiums.

Die angedeutete vielseitige Betrachtung der Arzneistoffe setzt den Besitz entsprechender Hilfsmittel voraus. Zunächst die erforderlichen Vorkenntnisse aus der Botanik, Zoologie, der Chemie, sowie Vertrautheit mit der Handhabung des Mikroskops. An diese allgemeinen Kenntnisse und die entsprechenden Fertigkeiten knüpft die pharmacognostische Darstellung überall an, so gut wie an die Praxis der Pharmacie selbst. Die vorliegende Schrift hat in ihren Plan weder die Pflanzenchemie noch eine eigentliche Anleitung zur mikroskopischen Beobachtung aufgenommen und verweist in dieser Hinsicht auf die unter B. aufgezählten literarischen Hilfsmittel. Neben diesen letztern möge ausdrücklich die mündliche, practische Einführung in die Methoden mikroskopischer Untersuchung empfohlen werden. Dazu gibt es leicht Gelegenheit und wie in andern Fächern angewandter Naturwissenschaft erweist sich practische Anleitung auch hier höchst erspriesslich. Wer hier frisch angreift, wird sich bald zu eifriger Arbeit angespornt fühlen.

Als fachwissenschaftliche Hilfsmittel kommen ferner in Betracht:

I. Sammlungen

A. von Drogen selbst. Die Apotheken stellen schon bis zu einem gewissen Grade solche Sammlungen dar; vollständigere, dem wissenschaftlichen Gebrauche dienende finden sich an manchen höhern Lehranstalten, besonders den eigens der Pharmacie dienenden. Die lehrreichste und weitaus grossartigste Sammlung von arzneilichen Rohstoffen aus dem Pflanzenreiche enthält jedoch das Museum of economic Botany im botanischen Garten von Kew bei London. Weniger umfangreich, da erst im Entstehen begriffen, ist das botanische

Museum in Berlin. Ausschliesslich der Pharmacie im weitesten Sinne gewidmet sind die Sammlungen der Pharmaceutical Society of Great Britain in ihrem eigenen Gebäude zu London. In ähnlicher Weise verfolgen die rasch zunehmenden Sammlungen des Allgemeinen österreichischen Apotheker-Vereins in Wien und diejenigen der Ecole de Pharmacie in Paris die gleichen Zwecke. Von dem beachtenswerthen Museum des Hauses Gehe & Cie. in Dresden abgesehen, fehlt es auf deutschem Boden in bedauerlicher Weise an einem grossen pharmaceutischen Mittelpunkte. Den idealen Anforderungen, welche an eine zeitgemäss ausgestattete pharmacognostische Anstalt zu stellen wären, entsprechen die pharmaceutischen Institute an den Universitäten Deutschlands sehr wenig.

Die grossen Weltausstellungen der neuern Zeit haben vorübergehend höchst lehrreiche, umfangreiche Sammlungen der arzneilichen Rohstoffe verschiedener Länder vorgeführt, worüber Berichte[1] vorliegen, in welchen z. B. auch der Arzneischatz der asiatischen Völker eingehend beleuchtet ist.

B. Sammlungen von Pflanzen, welche entweder selbst officinell sind, arzneiliche und technische Rohstoffe liefern oder nur das Material zu Präparaten abgeben. Die botanischen Gärten bieten solche Pflanzen lebend dar, in höchst ausgezeichneter Auswahl und Anordnung z. B. diejenigen von Kew (S. 11 und 37) und Edinburgh, die Gärten der Ecole de Pharmacie und der Faculté de Médecine in Paris, die Gärten von Berlin, Amsterdam, Wien und Palermo; auch in demjenigen des Herrn Thomas Hanbury in Mortola bei Mentone wird manche pharmaceutisch bemerkenswerthe Pflanze gezogen[2].

Aehnliche, sehr schöne Erfolge im Garten der Universität Breslau sind den einsichtigen und rastlosen Bemühungen Göppert's zu ver-

----

[1] Z. B. die vorzüglichen amtlichen Berichte der österreichischen Fachmänner, welche an jene Ausstellungen abgeordnet waren. — Vgl. ferner: Flückiger, Schweizerische Wochenschrift für Pharmacie 1867. 325, so wie Archiv der Pharmacie 214 (1879) 1—43 und 97—136. — Paul, Holmes and Passmore, Universal international Exhibition, Paris 1878. London 1878. 198 S. — Schaer, Botanischer Congress und Ausstellung pharmaceutisch wichtiger Pflanzenproducte zu Amsterdam. April 1877. Archiv der Pharm. 212 (1878) 9—28. — Wittmack, Die Nutzpflanzen aller Zonen auf der Pariser Weltausstellung 1878. Berlin 1879. 112 S.

[2] Siehe Flückiger, Osterferien in Ligurien. Buchner's Repertorium für Pharmacie XXV. (1876) 449—505.

danken[1]). Die grossen Umbelliferen Hochasiens, welche *Asa foetida*, *Galbanum*, *Sumbul*, *Ammoniak-Gummiharz* liefern, werden von Herrn MAX LEICHTLIN in Baden-Baden gepflegt.

Manche pharmaceutisch wichtige Pflanzen sind bis jetzt noch schwer oder gar nicht zu erlangen oder doch nicht leicht lebend zu erhalten, so dass ihre Kenntnis nur aus den Herbarien oder aus beschreibenden und bildlichen Darstellungen geschöpft werden muss. Dergleichen haben die genannten Anstalten in Kew, London und Paris in grösster Vollständigkeit aufzuweisen; das botanische Museum (Abtheilung: Herbarium) in Berlin beginnt sich denselben, wenn auch nicht eigens in pharmaceutischer Richtung, würdig anzureihen.

C. Bei der hervorragenden Wichtigkeit, welche der Kenntnis des inneren Baues vieler Arzneistoffe eingeräumt werden muss, tritt der zur Herstellung der microscopischen Präparate erforderliche Zeitaufwand störend in den Weg. Es ist aber so lehrreich, denselben zu betreten (siehe S. 41), dass nur für den Nothfall oder zur Ergänzung eigener Arbeit die Anschaffung käuflicher microscopischer Präparate wahren Nutzen bringen wird. Freilich werden dieselben jetzt, namentlich in Deutschland, in ungemein einladender Vollendung geboten.

II. Hilfsmittel der Literatur.

Das nachstehende Verzeichnis enthält eine Auswahl von Werken, welche schon bedeutenden Anforderungen entspricht, strebt aber keine Vollständigkeit an.

A. Medicinisch - pharmaceutische Botanik. Von beschreibenden Werken vorzüglich:

KOSTELETZKY. Allgemeine medicinisch-pharmaceutische Flora. 3 Bde.
Prag 1831 bis 1834 (jetzt Verlag von HOFF, Mannheim).

GEIGER, NEES VON ESENBECK und DIERBACH. Pharmaceutische Botanik.
3 Bde., Heidelberg 1839 bis 1843.

BISCHOFF. Medicinisch - pharmaceutische Botanik. Erlangen 1843,
zweite Aufl. 1847.

SCHLEIDEN. Handbuch der medicinisch - pharmceut. Botanik. Leipzig
1852.

---

[1]) Vergl. dessen Schriften: Unsere officinellen Pflanzen. Görlitz 1883. 12 S. und Catalog der botanischen Museen der Universität Breslau. Görlitz 1884. 54 S.

Rosenthal. Synopsis plantarum diaphoricarum. Systematische Uebersicht der Heil-, Nutz- und Giftpflanzen aller Länder. Erlangen, Enke, 1872.

Diese in ihrer Art ausgezeichneten Werke mögen wohl bisweilen heute noch mit Nutzen zu Rathe gezogen werden, sind aber mehr als ersetzt durch die folgenden.

Luerssen. Medicinisch-pharmaceutische Botanik, auch unter dem mehr zutreffenden Titel: Handbuch der systematischen Botanik mit besonderer· Berücksichtigung der Arzneipflanzen. Band I. Kryptogamen, 657 S. 181 Holzschnitte. Leipzig 1879. Bd. II., Phanerogamen, 1229 S. 231 Holzschnitte. Leipzig 1882.

Luerssen. Die Pflanzen der Pharmacopoea Germanica. Leipz. 1883. 664 S. 341 Holzschn. — Hauptsächlich aus dem vorigen zusammengestellt.

Herz, Synopsis der pharmaceutischen Botanik. Ellwangen 1883.

Baillon. Traité de Botanique médicale phanérogamique. Paris 1883 bis 1884. 1499 S., zahlreiche Holzschnitte.

Targioni-Tozzetti. Corso di botanica medico-farmaceutica. 2. Aufl. Firenze 1847. — Von uns nicht gesehen.

Ferner auch Leunis, Synopsis der drei Naturreiche, II. Theil, Botanik, III. Auflage, herausgegeben von A. B. Frank. Hannover 1883.

B. Die folgenden Werke geben (neben meist wenig befriedigenden Beschreibungen) Abbildungen von officinellen Pflanzen:

Nees von Esenbeck. Plantae medicinales. Düsseldorf 1828—1833. 4 Bde. Folio, 545 colorirte Tafeln (295 mm breit, 475 mm hoch).

Hayne. Getreue Darstellung und Beschreibung der in der Arzneikunde gebräuchlichen Gewächse und solcher, die mit ihnen verwechselt werden können. Berlin 1805—1846. 14 Bde. Quart. 648 col. Tafeln.

Berg und Schmidt. Darstellung und Beschreibung sämmtlicher in der Pharm. borussica aufgeführten officinellen Gewächse. Leipzig 1854—1863. 208 colorirte Taf. Quart. Von künstlerisch vorzüglichster Ausführung.

Köhler's Medicinalpflanzen. Gera-Untermhaus, 1883 begonnen, noch nicht vollendet.

H. Gross. Die wichtigeren Handelspflanzen in Bild und Wort. Esslingen 1880.

Bentley and Trimen. Medicinal Plants. 4 Bde., London 1875—1880. Klein Quart, 306 col. Tafeln.

Artus. Handatlas sämmtlicher medicinisch-pharmaceutischer Gewächse etc., 6. Auflage, herausgegeben von G. von Hayek. Jena 1882.

Cassone F. Flora medico-farmaceutica. 6 Bde., mit 600 col. Tafeln. 8°. Torino 1847—52. — Von uns nicht gesehen.

In America sind Bilderwerke, z. B. von Lloyd und von Mills-paugh[1]) im Erscheinen begriffen, welche besonders die dortigen Heilpflanzen vorführen. Diese Werke sind uns noch nicht zu Gesichte gekommen.

C. Medicinisch-pharmaceutische Zoologie.

Brandt und Ratzeburg. Medicinische Zoologie. Berlin 1829 bis 1833. 3 Bde., Quart, mit 60 vorzüglich ausgeführten Kupfertafeln.

Martiny. Naturgeschichte der für die Heilkunde wichtigen Thiere. Giessen 1854. 30 Tafeln.

Moquin-Tandon. Eléments de zoologie médicale. Paris 1860; zweite Aufl. 1882, mit zahlreichen Holzschnitten.

D. Gebrauch des Microscops.

Nägeli und Schwendener. Das Mikroskop. Leipzig 1867. II. Aufl. 1877.

Dippel. Das Mikroskop und seine Anwendung. 2 Bde. Braunschweig 1867—1872; 2. Aufl. 1883 und von demselben: Grundzüge der allgemeinen Mikroskopie. Braunschweig 1885.

Hager. Das Mikroskop und seine Anwendung. 6. Aufl. Mit 231 Holzschnitten. Berlin 1879.

Behrens. Hilfsbuch zur Ausführung mikroskopischer Untersuchungen im botanischen Laboratorium. Braunschweig 1883. 398 S. Mit Abbildungen.

Stein. Das Mikroskop und die mikrographische Technik. Halle 1884. Mit Abbildungen.

Poulsen. Botanische Mikrochemie. Cassel 1881. 83 S.

E. Chemie.

Husemann und Hilger. Die Pflanzenstoffe. 2 Bde., 2. Auflage. Berlin 1882—1884. Dieses in chemischer Hinsicht sehr vollständige Buch erörtert auch die Wirkungen der Pflanzenbestandtheile.

Dragendorff. Die qualitative und quantitative Analyse von Pflanzen und Pflanzentheilen. Göttingen 1882. 285 S.

Ebermayer. Physiologische Chemie der Pflanzen. Berlin 1882.

---

[1]) American Medicinal Plants. An illustrated and descriptive Guide to the American Plants used as Homoeopathic Remedies. Their History, Preparation, Chemistry and Physiological Effects. (6 Fascic.) Fasc. I. New York 1884. roy. 8. 30 plates w. descript. text.

F. Abbildungen von Drogen. Bildliche Darstellungen von Drogen in gewöhnlichem Sinne werden besser durch Sammlungen ersetzt, höchstens mit Ausnahme der *Chinarinden*, bei denen gelegentlich die Vergleichung mit Abbildungen erwünscht sein kann. Dergleichen gemalte Abbildungen der *Chinarinden* in vorzüglicher Schönheit bieten dar:

BERGEN (H. VON). Monographie der China. Hamburg 1826. 4°. 7 Tafeln.

WEDDELL. Histoire naturelle des Quinquinas. Paris 1849. Folio. Die Tafeln 28. 29. 30.

DELONDRE et BOUCHARDAT. Quinologie. Paris 1854. Quart. 23 Tafeln.

Eine grössere Anzahl von Drogen sind abgebildet und durch werthvolle Abhandlungen erläutert in:

HANBURY. Science Papers. London 1876.

In Betreff einiger veralteter Drogen kann man zurückgreifen auf:

GÖBEL und KUNZE. Pharmaceutische Waarenkunde. Eisenach 1827 bis 1834. 2 Bde., 4°, 240 und 300 S. Zahlreiche colorirte Tafeln, Rinden und Wurzeln darstellend.

G. Bildliche Darstellung des innern Baues.

OUDEMANS. Aanteekeningen op het systematisch - en pharmacognostisch-botanische gedeelte der Pharmacopoea Neerlandica. Rotterdam 1854—1856, 661 S., mit 37 Tafeln. — Längst vergriffen.

BERG, Anatomischer Atlas zur pharm. Waarenkunde. Berlin 1864. 50 Tafeln. Quart[1]).

VOGL. Nahrungs- und Genussmittel aus dem Pflanzenreiche. Anleitung zum Erkennen der Nahrungsmittel, Genussmittel und Gewürze mit Hilfe des Mikroskops. Wien 1872. 138 Seiten und 116 Holzschnitte.

T. F. HANAUSEK. Die Nahrungs- und Genussmittel aus dem Pflanzenreiche. Kassel 1884.

BELL. Die Analyse und Verfälschung der Nahrungsmittel I. u. II. Berlin 1882 und 1884.

In den verschiedenen Commentaren zu Pharmacopöen, in dem Seite 40 genannten grossen LUERSSEN'schen Werke, so wie in monographischen Schriften kommen ferner viele hierher gehörige Abbildungen vor. So z. B. bei RAUTER, Denkschriften der Wiener Akademie 31 (1872) 23, Haargebilde; MARTINET, Organes de sécrétion des végétaux,

---

[1]) Dieses treffliche Werk wird im Folgenden von uns unter der Bezeichnung: BERG, Atlas citirt.

Annales des sciences naturelles XIV (1872) 91 und vielen anderen im Capitel Anatomie erwähnten Schriften. Den Bau der Blätter stellt dar: Lemaire, Détermination histologique des feuilles médicinales, Paris 1882; Rinden in Möller, Anatomie der Baumrinden. Berlin 1882; die vorzüglichen Abbildungen in Arthur Meyer's Beiträgen zur Kenntnis pharmaceutisch wichtiger Gewächse, im Archiv der Pharm. Bd. 218. 210. 220. 221. (1881 bis 1883), beziehen sich auf die officinellen Smilaceen, Zingiberaceen, auf *Aconitum, Veratrum, Gentiana* und *Ipecacuanha*.

H. Eigentliche pharmacognostische Lehrbücher und Handbücher.

Berg. Pharmaceutische Waarenkunde. Fünfte Auflage, Berlin 1879. 696 S. — Zuerst erschienen 1850 als zweiter Band der zweiten Auflage der Pharmaceutischen Botanik (erste Auflage 1845).

Flückiger. Lehrbuch der Pharmacognosie des Pflanzenreiches. Berlin 1867, 748 S. — Zweite Auflage 1883, 1049 S. Derselbe: Grundriss der Pharmacognosie 1883.

Flückiger and Hanbury. Pharmacographia, a history of the principal drugs met with in Great Britain and British India. London 1874, zweite Auflage 1879.

Flückiger et Hanbury. Histoire des Drogues d'origine végétale. Traduction de l'ouvrage anglais „Pharmacographia", par J. L. de Lanessan. 2 Bde., mit Holzschn. Paris 1878.

Fristedt. Larobok i organisk Pharmacologi. Upsala 1873.

Guibourt. Histoire abrégée des Drogues simples. Paris 1820. — 6. Auflage, durch G. Planchon: Histoire naturelle des Drogues simples. 4 Bde., Paris 1869—1870. Mit Holzschnitten.

Marmé. Lehrbuch der Pharmacognosie des Pflanzen- und Thierreichs. Leipzig 1885.

Oudemans. Handleiding tot de Pharmacognosie van het Planten-en Dierenrijk. Haarlem 1865; zweite Auflage, Amsterdam 1880.

Planchon. Traité pratique de la Détermination des Drogues simples d'origine végétale. 2 Bde., Paris 1875. Mit Abbildungen.

Vogl. Commentar zur österreichischen Pharmacopöe. Bd. I. Arzneikörper aus den drei Naturreichen. Wien 1869. — Dritte Auflage 1880. 516 S., 164 Holzschnitte.

Wigand. Lehrbuch der Pharmacognosie. Berlin 1863. Mit 141 Holzschnitten. — Dritte Auflage 1879. 447 S., 181 Holzschn.

Wiggers. Grundriss der Pharmacognosie 1840, Göttingen. 429 S. 5. Aufl.: Handbuch der Pharmacognosie. 1864. 800 S.

Wittstein. Handwörterbuch der Pharmacognosie des Pflanzenreichs. Breslau 1883. 994 S.

Die in Indien, besonders im westlichen Theile der Halbinsel gebräuchlichen zahlreichen Drogen sind eingehend besprochen von

Dymock, The vegetable Materia medica of Western India. Bombay (London) 1883—1884. 786 S. (Vergl. Recension im Archiv der Pharm. 222 (1884) 249 und Pharm. Zeit. 23. Febr. 1884, Beilage zu No. 16.)

Alles was über indische Nutzpflanzen im weitesten Sinne, mit Einschluss der Drogen, geleistet worden ist, wird demnächst zusammengestellt in dem grossartigen, in Calcutta erscheinenden Werke von Watt, A Dictionary of the economic Products of India. 1884 ist davon der erste Band, den Buchstaben A umfassend, 353 Seiten, gross 8°, veröffentlicht worden.

Die in den Vereinigten Staaten Nordamericas üblichen Drogen haben Bearbeiter gefunden in:

Maisch. A Manual of organic Materia medica. Philadelphia 1882. 459 S., mit Abbildungen.

Lloyd (J. U. and C. G.). Drugs and Medicines of North America. Vierteljahrsschrift, New York (seit 1884).

Von dem Reichthum Brasiliens gibt einen Begriff:

Peckolt. Catalog der pharmacognostischen, pharmaceutischen und chemischen Sammlung aus der Brasilianischen Flora. Zeitschrift des Allg. österreichischen Apotheker-Vereines VI (1868) 518. — Umfangreiche pharmacognostische Abhandlungen des gleichen Verfassers in der genannten Zeitschrift.

Ausserdem finden sich meist freilich sehr mangelhafte Darstellungen und Beschreibungen von Drogen in den verschiedenen compilatorischen Commentaren zu den Pharmacopöen und in den Handbüchern der pharmaceutischen Praxis.

J. Ein die Geschichte der Pharmacognosie erschöpfendes, auf ausreichendem Quellenstudium ruhendes Buch fehlt noch. Aus dem Kreise der deutschen Literatur sind jedoch in dieser Hinsicht beachtenswerth:

Meyer. Geschichte der Botanik. 4 Bände. Königsberg 1854 bis 1857. — Dieses Werk ist zwar unvollendet geblieben, indem es nur bis zum letzten Viertel des XVI. Jahrhunderts reicht, umfasst aber doch die für die Geschichte der Pharmacognosie in mancher Hinsicht interessantesten Zeitalter.

Jessen. Botanik der Gegenwart und Vorzeit in culturhistorischer Hinsicht, Leipzig 1864, ergänzt das zuletzt genannte Werk und enthält trotz seiner Kürze (495 Seiten) eine reiche Fülle gediegener Belehrung, obwohl die Pharmacognosie nicht eigentlich in den Rahmen dieses Buches fällt.

Hehn. Kulturpflanzen und Hausthiere in ihrem Uebergang aus Asien nach Griechenland und Italien, sowie in das übrige Europa. 4. Auflage, 1882.

Sigismund. Die Aromata in ihrer Bedeutung für Religion, Sitten, Gebräuche, Handel und Geographie des Alterthums bis zu den ersten Jahrhunderten unserer Zeitrechnung. Leipzig 1884. — (Besprochen in der Beilage zur Pharm. Zeitung. Bunzlau, 31. Mai 1884. p. 377.)

A. de Candolle. Origine des plantes cultivées, Bibliothèque scientifique internationale. Paris, Germer Baillière & Co. 1883.

K. Eine Bibliographie der Pharmacognosie fehlt ebenfalls noch. Einen Anfang zu einer solchen bietet Pereira, Elements of Materia medica II. (1857) 833—869. Einige Nachweise finden sich ferner in der oben (p. 43, sub H) genannten Pharmacognosie von Flückiger (vorzüglich Seite 983—1022) und in der Pharmacographia. Eine handschriftliche Bibliographie der Pharmacie von Piper verwahrt die Pharmaceutical Society of Great Britain in London seit 1883.

L. Dass in den verschiedenen Fachzeitschriften und in Monographien werthvolle Hilfsmittel zum Studium der Pharmacognosie enthalten sind, bedarf kaum der Erwähnung. In Deutschland eröffnete schon vor 1825 das „Archiv des Apotheker-Vereins im nördlichen Teutschland" die stattliche Reihe der Bände des heutigen „Archiv der Pharmacie", neben welchem andere deutsche Fachzeitschriften eingegangen sind. In Paris erscheint ebenfalls seit jener Zeit das Journal de Pharmacie et de Chimie ununterbrochen. In London gab der um die englische Pharmacie hoch verdiente Jacob Bell (1810—1859) im Juli 1841 die erste Nummer der „Transactions of the Pharmaceutical Meetings" heraus, welche jetzt als „Pharmaceutical Journal and Transactions" fortlaufend eine reiche Fülle pharmacognostischer Belehrung darbieten, wie sie der Weltstellung Englands entspricht. „American Journal of Pharmacy", in Philadelphia, steht ebenfalls bereits in seinem 56. Jahrgange.

Die Jahresberichte endlich fassen die Leistungen der Tagesliteratur zusammen. So in Deutschland der schon 1841 von Theodor Martius (1795—1863) begonnene, 1844 bis 1865 von Wiggers fortgesetzte Jahresbericht der Pharmacie. 1866 übernahm Th. Husemann neben WIGGERS die Bearbeitung desselben, 1867—1873 gesellte sich ihnen AUGUST HUSEMANN bei, 1874 trat DRAGENDORFF an THEODOR HUSEMANN's Stelle und führte den Jahresbericht bis 1878 fort, 1879 vereinigten sich MARMÉ und WULFSBERG mit ihm. Der Bericht von 1880 wurde durch den letztern, die zwei folgenden durch BECKURTS verfasst. — Aehnliches leistet in England das von der British Pharmaceutical Conference von 1870 an herausgegebene, aber sehr viel pünktlicher erscheinende Yearbook of Pharmacy und in America der in den Verhandlungen des nordamericanischen Apothekervereins alljährlich seit 1857 niedergelegte Report on the Progress of Pharmacy, in welchem auch die Handelsverhältnisse Berücksichtigung finden.

Auch die seit 1880 unter Redaction von BEHRENS und UHLWORM erscheinende referirende Zeitschrift, das Botanische Centralblatt, (Cassel bei FISCHER), und (seit 1873) der Botanische Jahresbericht von JUST (seit 1883 unter Redaction von GEYLER und KÖHNE), berücksichtigen die pharmacognostische Literatur, wenn schon natürlich erst in zweiter Linie.

Morphologie.[1]

Die wenigen officinellen Algen, Flechten und Pilze bieten im
Carrageen, in *Lichen islandicus*, im *Fungus Laricis* und dem *Secale
cornutum* Beispiele von ganzen Pflanzen[2]), welche zum Arzneigebrauche dienen; die übrigen Drogen bestehen aus Theilen ihrer Stammpflanzen.

Unter den unterirdischen oder doch halbunterirdischen Organen, welche in das Bereich der Pharmacie fallen, sind nachfolgende zu
unterscheiden.

Wurzeln, Radices. Wir beschränken diesen Ausdruck auf die   Wurzeln.
endogen entstehenden Axen, denen das Vermögen der Blatterzeugung
und meist auch der Chlorophyllgehalt abgeht, die aber eine Wurzelhaube besitzen. Diese letztere ist ein zartes, wenig umfangreiches Gewebe am fortwachsenden Ende (Scheitel) der Wurzel. Die Zellen der
Wurzelhaube vermehren sich durch Theilung, bleiben aber gleichförmig;
erst weiter rückwärts, innerhalb der Haube, erreicht man die Stelle,
wo die Anlage der verschiedenen Gewebesysteme beginnt. (Siehe
Anatomie, unter Bildungsgewebe.)

Die Wurzeln werden als Hauptwurzeln (Pfahlwurzeln) bezeichnet,
wenn sie die unmittelbare (unterirdische) Fortsetzung der Stengelbasis
nach unten darstellen. Häufig theilt sich die Hauptwurzel in Wurzeläste
oder Wurzelzweige, auch Wurzelzasern genannt, wenn sie sehr dünn

---

[1]) Eine eingehende, auf modernen Anschauungen fussende Behandlung
hat die Morphologie erhalten in Leunis Synopsis, Bd. I. (1882), herausgegeb. von
B. Frank, vergl. auch Th. Liebe, die Elemente der Morphologie. Berlin 1881.

[2]) Die Sclerotien von *Claviceps purpurea*, die das *Secale cornutum* bilden,
sind der Dauerzustand eines Pilzes. *Fungus Laricis* ist der Fruchtträger
von *Polyporus officinalis* Fr., also streng genommen auch nur ein Theil einer
Pflanze, wenn schon quantitativ der bei Weitem überwiegende.

sind. Beispiele von Hauptwurzeln geben *Radix Pyrethri, R. Scammoniae,* und *R. Taraxaci* ab; ausgezeichnete Wurzeläste besitzt z. B. *R. Ratanhiae,* Wurzelzasern *R. Angelicae.*

Nebenwurzeln heissen die seitlich aus der Hauptwurzel oder aus Stengeltheilen entspringenden Wurzeln, welche im ganzen, da die Pfahlwurzel oftmals unterdrückt ist, weit häufiger vorkommen, als die Hauptwurzeln, daher in denjenigen Fällen einfach als Wurzeln bezeichnet werden mögen, wo der Gegensatz zwischen Haupt- und Nebenwurzeln nicht scharf ausgeprägt ist, wie etwa bei *Rad. Angelicae* und *Levistici.*

Bisweilen werden nur die Nebenwurzeln gesammelt. Meist sind Haupt- und Nebenwurzel zusammen officinell.

Oberhalb der Wurzelspitze, meist auf geringe Strecken beschränkt und mit dem Längenwachsthum fortschreitend, befinden sich die Wurzelhaarhöschen, deren einzelne Haare (siehe Anatomie) mit den Bodentheilchen fest verwachsen und die gelösten Nährstoffe des Bodens der Wurzel zuführen.

Die Aufgabe der Wurzel ist Befestigung der Pflanze im Boden (daher centraler Gefässbündelcylinder, siehe Anatomie) und Aufnahme der anorganischen Nährstoffe und des Wassers aus dem Boden.

Bekleidet sind die Wurzeln, ebenso wie viele Rhizomata, mit einer Rinde, die in einigen Fällen vor der Verwendung der Droge abgeschält (*Althaea, Glycyrrhiza, Iris*), in anderen, wo sie reich an wirksamen Bestandtheilen ist, belassen wird (*Calamus*). Auch von der Wurzel abgelöste Rinden sind officinell, so z. B. *Cortex radicis Granati.* Früher war auch die Wurzelrinde der *Ratanhia* im Gebrauche.

Neben den echten Wurzeln gibt es noch eine Reihe von unterirdischen Gebilden, die jedoch morphologisch zu den Stammorganen gehören, wenn sie auch physiologisch die Function der Wurzeln erfüllen. Es sind dies die Ausläufer (stolones), die Rhizomata und Tubera.

Ausläufer.   Die **Ausläufer, Stolones,** gehen an der Bodenoberfläche oder doch in geringer Tiefe von der Wurzel oder der Stengelbasis ab und entwickeln sich horizontal oft zu beträchtlicher Länge. Sie besitzen, wenigstens der Anlage nach, Niederblätter, führen oft Chlorophyll und enthalten deutlich abgegrenztes Mark. In einiger Entfernung von der Ursprungsstelle sind die Ausläufer im Stande, Wurzeln und Laubsprosse zu treiben; wird hierauf ihr Zusammenhang mit der Mutterpflanze gelöst, so entwickeln sie neue Individuen. *Radix Glycyrrhizae* und *R. Saponariae* bestehen zum guten Theil aus Ausläufern.

Sehr schön zeigt das s. g. *Rhizoma Caricis* die typische Stolonenform. Scheidenartige Niederblätter umgeben hier die mit Wurzelbündeln besetzten Knoten. Auch *Rhizoma Graminis* gehört zu den Stolonen.

Die Ausläufer schliessen sich an den kriechenden (repens) und niederliegenden (decumbens) Stengel an.

Von den unterirdischen, Niederblätter tragenden Stammgebilden sind ferner zu erwähnen:

Wurzelstöcke, Rhizomata[1]). Halb oder ganz unter der Oberfläche wachsende, ausdauernde Stengel oder Zweige von Gefässcryptogamen und Phanerogamen, welche mit Blattansätzen, Ueberbleibseln von Blattscheiden oder Blattnarben versehen sind und Wurzeln (Nebenwurzeln) aussenden. Wir behalten den Namen Rhizoma auch für diejenigen Fälle bei, wo die Wurzeln (Nebenwurzeln) mitgesammelt werden, ja sogar vorwiegen, wie bei *Valeriana*. Nur *Radix Sarsaparillae* macht eine Ausnahme; wenn auch ihr Rhizom zum Theil in den Handel kommt, so ist dieses doch zur Verwendung unzulässig.

Das Rhizom ist an seiner Spitze mit einer Knospe versehen und treibt jährlich neue krautige Stengel (Blätter) nach oben.

Die in der Natur so bestimmt ausgesprochene Eigenthümlichkeit des Wurzelstockes und der Zwiebel im Gegensatze zur Wurzel ist schon von dem griechischen Naturforscher Theophrastos (371 bis 286 vor Christus) hervorgehoben worden[2]).

Meist wird der Wurzelstock allein gesammelt (*Iris*, *Galanga*). Wenn ausser einem Centralwurzelstock noch ein Nebenwurzelstock vorhanden ist, so kommen beide (*Zingiber*) — selten als zwei getrennte Handelssorten (*Curcuma rotunda* und *longa*, letztere der Neben-, erstere der Hauptwurzelstock) — in den Handel. Von *Zedoaria* ist nur der Hauptwurzelstock im Gebrauche.

Die Wurzeln eines Rhizoms (entweder allein oder mit diesem verbunden) bilden die *Sarsaparille* des Handels[3]).

Verzweigte Wurzelstöcke (vielköpfige) sind nicht selten und besitzen alsdann mehrere Knospen (*Galanga*)[4]).

Die Rhizome dienen auch als Reservebehälter und sind meist dicht mit Reservenährstoffen (Stärke etc.) gefüllt.

---

[1]) ῥίζωμα Wurzel, Stamm.

[2]) Vergl. Jessen, Botanik der Gegenwart und Vorzeit. 1864. 26.

[3]) Vergl. A. Meyer, Archiv der Pharm. 218 (1881) 280, mit Abbildungen.

[4]) Derselbe, ebenda 425, mit Abbildungen.

Noch ausgesprochenere Reservestoffbehälter sind die

Knollen.　　.**Knollen, Tubera**[1]). Unterirdische Stengeltheile oder Verzweigungen der Wurzel von Phanerogamen (*Orchis*), welche so verdickt sind, dass ihr Durchmesser der Längenentwickelung nahe kommt oder sie übertrifft. Dieses Dickenwachsthum steht im Zusammenhange mit der periodischen Anhäufung von Baustoffen, besonders Amylum. Sie bieten ein fleischiges, nach dem Trocknen mehliges oder hornartiges, nicht holziges Gefüge dar, so z. B. *Tuber Aconiti, T. Jalapae, T. Salep. T. Chinae* weicht durch oft sehr beträchtliche Länge und stark entwickelte Gefässbündel von dem gewöhnlichen Typus der Knollen etwas ab[2]).

Aber nicht nur der Stamm nimmt an der Bildung unterirdischer Organe theil, bisweilen sind es auch Blätter (Niederblätter), die diese vorwiegend bilden, so z. B. bei den Zwiebeln.

Zwiebeln.　　**Zwiebeln, Bulbi,** sind fleischig verdickte, zur vorübergehenden Aufspeicherung von Amylum und andern Vorrathsstoffen dienende Niederblätter oder Blattheile, welche, nach Art der Knospen, schalig um eine sehr verkürzte, bewurzelte Axe zusammenschliessend, über dem Boden stehen oder halb oder ganz darin eingesenkt sind. Das Axengebilde der Zwiebel ist meist flach, kuchenartig. (Fig. 1 l.) Die einzige noch officinelle Zwiebel ist *Bulbus Scillae.*

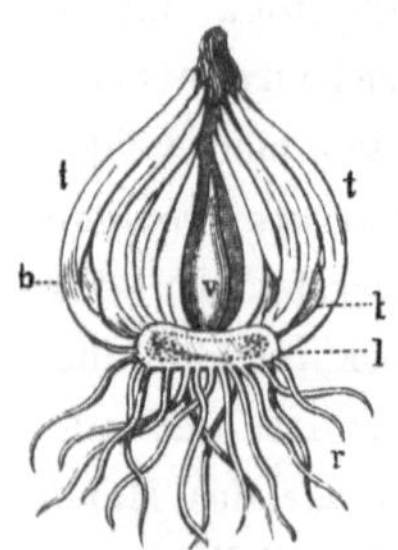

Fig. 1.

---

[1]) Es heisst d e r Knolle nicht, wie meist gesagt wird, d i e Knolle. GRIMM, Deutsches Wörterbuch, V. (1873) 1465: Kn o l l e M(asculin), ungenau: Knollen. (Vom Femininum keine Rede!) — KLUGE, Etymologisches Wörterbuch der deutschen Sprache 1883: Knollen M. aus mittelhochdeutsch, Knolle M.

[2]) Vergl. A. MEYER, Archiv der Pharm. 218 (1881) 272.

---

1) Medianer Längsschnitt durch eine Zwiebel.

l . die scheibenförmig verbreiterte Axe, *v* Knospe, *t* Zwiebelhäute (Niederblätter), *r* Wurzeln.

In der Anhäufung von Reservestoffen ist den betreffenden Pflanzen ein den klimatischen Bedingungen entsprechendes Hilfsmittel gegeben, welches sie befähigt, ihre volle Entwickelung in der kürzesten Zeit während der günstigen Periode des Jahres zu erreichen.

Ein Mittelding zwischen Knolle und Zwiebel ist die **Knollzwiebel**, der Bulbotuber oder das Bulbodium tunicatum ein echter Knolle, der mit Niederblättern besetzt und von diesen umgeben ist (*Colchicum*). [Knollzwiebel.]

Die verdickten, meist unterirdischen Stammorgane, die man wohl auch als Cormus bezeichnete, leiten uns zu den eigentlichen, oberirdischen Stammorganen hinüber.

Stammgebilde entstehen entweder durch Entwickelung des Stammtheiles der Plumula der Keimpflanze (siehe weiter unten) oder als Seitensprosse an anderen Stammorganen, in der Achsel von Blättern. [Stammgebilde.]

Den Theil des Stengels, der zwischen der Anheftungsstelle der Cotyledonen und der Ansatzstelle der Wurzel liegt, heisst hypocotyles Glied[1]). Derselbe bleibt meist kurz (bei den Hypogaeen[2]), d. h. den Pflanzen, deren Cotyledonen bei der Keimung nicht über den Boden hervortreten), kann sich aber auch strecken und dann die Cotyledonen weit über den Boden heben (bei den Epigaeen[3]), z. B. *Linum*, *Vicia faba*).

Die Querschnittsform der Stammgebilde ist rund oder kantig. In letzterem Falle steht die Blattstellung mit der Zahl der Seiten in direkter Beziehung (Labiaten, mit vierkantigem Stengel und kreuzweiser Blattstellung). Am runden Stengel stehen die Blätter in Spiralen.

Sind die Stengel blattartig entwickelt, so nennt man sie Phyllodien oder Phyllocladien[4]) (*Ruscus*, australische *Acacien*, *Phyllocactus*).

In pharmacognostischer Beziehung kommen von Stengelorganen in Betracht:

Stengel, Stipites. Mit diesem Namen bezeichnet man schwächere, nur zwei- oder dreijährige, oberirdische Axen von Dicotylen, welche mit Epidermis oder Kork bedeckt und chlorophyllhaltig sind. Das einzige hierher gehörige Beispiel bietet *Stipes Dulcamarae* dar. [Stengel.]

---

[1]) ὑπό unter und κοτυληδών (cotyledon) Höhlung.
[2]) ὑπό unter und γαῖα Erde.
[3]) ἐπί auf, über und γαῖα Erde.
[4]) φύλλον Blatt und κλάδος Trieb, Stengel.

　Hölzer, Ligna. Holz nennt man das innerhalb des Cambiumringes liegende meist „verholzte" (siehe unten) Gewebe von oberirdischen Axen (oder auch von dicotylen Wurzeln), welches, mit Ausnahme der Markstrahlen, durch ansehnliche Verdickung der Zellwände beträchtliche Festigkeit erlangt hat. Nur vieljähriges Holz von Gymnospermen sowohl als von Angiospermen dient zu Heilzwecken und zwar mit oder ohne Rinde, mit unter auch wohl ganz oder theilweise befreit von den äussersten jüngsten Schichten, dem sogenannten Splint, Alburnum (siehe Anatomie).

Mit der Rinde häufig noch versehenes Holz finden wir bei beiden Sorten des *Lignum Quassiae* und bei *L. Sassafras*, fast immer davon befreit sind *L. Juniperi* und *L. Guaiaci*.

Die zahlreichen Farbhölzer, wie z. B. *Lignum Campechianum* und *L. Fernambuci*, gelangen von dem ungefärbten Splinte befreit (als Kernholz) in den Handel; auch bei *L. Guaiaci* ist der werthvolle Bestandtheil, das Harz, auf das Kernholz beschränkt, obwohl die Händler den Splint nicht zu beseitigen pflegen.

In botanischer Beziehung unterscheidet man die krautigen Stengel (caulis) von den holzigen Stämmen (trunci), die bei den Dicotylen der Regel nach Aeste (rami) bilden.

Bekleidet sind die Stammorgane, ebenso wie die Wurzeln mit einer **Rinde.** Die Monocotylen besitzen keine echte Rinde, da sie kein secundäres Dickenwachsthum zeigen. Dicotyle Rinden — und solche sind officinell — bestehen im Jugendzustande aus einem vorherrschend parenchymatischen Gewebe, Derma oder primäre Rinde, welches von der Epidermis bedeckt ist. Doch werden nur mehrjährige Rinden in Gebrauch gezogen, wo die Epidermis durch Kork ersetzt ist. Wo derselbe in lebhaftem Wachsthum begriffen eine zusammenhängende Schicht darstellt, heisst er Periderm, Aussenrinde, Exophloeum[1]).

Bei weiterer Entwickelung der hier in Betracht kommenden oberirdischen Axen (oder Wurzeln) tritt aber durch die Thätigkeit des Cambiums sehr bald ein nachträglicher Zuwachs der zuerst angelegten Rinde ein. Innerhalb der primären Rinde entwickelt sich die secundäre Rinde, Innenrinde, Liber[2]) oder Endophloeum, welche sich sehr häufig scharf von der erstern abgrenzt. Die Rinde bietet dann meist auch eine später oft sehr zurücktretende mittlere

---

[1]) *ἐκ ἐξ* aus, von und *φλοῖον* Rinde.
[2]) = Bast.

Schicht, Mittelrinde, Mesophloeum[1]), den Rest der primären Rinde, dar.

Wenn aber die Korkbildung nicht auf die Peripherie beschränkt bleibt, sondern sich im Innern des Rindengewebes wiederholt, so kann die Mittelrinde durch Korkbänder ganz abgeschnitten und abgeworfen werden. Dieser Vorgang, die Bildung von Borke, Rhytidoma[2]), kann sich auch auf die Innenrinde erstrecken. Werden durch Schälung auch die Borkeschuppen selbst beseitigt, so besteht schliesslich eine solche Rinde fast nur noch aus der Innenrinde, wie z. B. die *Calisaya-China* und die *Coto-Rinde*.

Die Innenrinde ist von Markstrahlen (Rindenstrahlen) durchschnitten, die auf dem Querschnitte und Längsschnitte häufig schon ohne Vergrösserung als zarte Linien deutlich wahrnehmbar sind.

Der Bruch der Rinden, ein häufig sehr brauchbares Merkmal, ist dagegen hauptsächlich bedingt durch die Stränge in der secundären Rinde (Bastbündel), durch den Grad der Verdickung der Elemente derselben und durch die Art der Vereinigung ihrer prosenchymatischen Zellen.

Sehr langen, weichen, in einander verschlungenen Baststrängen verdankt *Cortex Mezerei*, ebenso wie die Rinde der *Radix Althaeae* ihre ausgezeichnet faserige Beschaffenheit. Die *Chinarinden* sind mürbe, weil ihre stark verdickten Baströhren nur kurz und gewöhnlich vereinzelt bleiben. Die Oberfläche des *Ceylon-Zimmts* lässt leicht die langen, wellenförmig verlaufenden, sich da und dort kreuzenden Bastbündel erkennen.

Der Kork (die Aussenrinde) wird der Regel nach, da er keine wirksamen Bestandtheile enthält, abgeschält; ist er dünn, so bleibt er an den Rinden oft erhalten und kann gute Unterscheidungsmerkmale bieten. Vom Cambium sind nur selten noch Reste erhalten, da seine Zellen sehr zartwandig sind.

Bisweilen werden ganze einjährige oder wenigjährige Pflanzen (ohne die Wurzeln) verwendet, man spricht in der Pharmacognosie alsdann von Kräutern.

Kräuter, Herbae. Die beblätterten Sprosse der Phanerogamen, welche ausser den Blättern und zarteren Stengeltheilen (die Hauptaxen werden oft beseitigt) auch wohl einzelne Blüthen und Früchte oder die ganzen Blüthenstände und Fruchtstände enthalten. Gründe zur Ausschliessung dieser die Blätter oft begleitenden Gebilde gibt es

Kräuter.

---

[1]) μέσος mitten.

[2]) ῥυτίς, ῥυτίδος Falte, Runzel; δωμάω ich baue.

nicht und oft wäre sie thatsächlich unmöglich, wie z. B. bei *Herba Centaurii, H. Meliloti, H. Serpylli* u. s. w.

Nicht selten ist bei den Kräutern die Art der Verzweigung der Sprosse von diagnostischer Bedeutung. Es sei daher hier mit einigen Worten der verschiedenen Verzweigungssysteme gedacht.

Die Erzeugung gleichartiger Glieder nennt man Verzweigung. Ein Glied samt seinen Auszweigungen ist ein Verzweigungssystem. Die Verzweigungssysteme treten in zwei Hauptformen auf.

Verzweigung.

1. Das Dichotomische System (der eigentliche Scheitel wächst nicht weiter):

    a) Gabelige Dichotomie[1]). Unmittelbar neben dem nicht weiterwachsenden Scheitel entstehen zwei neue Glieder, die sich gleichartig entwickeln und die Basen für weitere Verzweigungen werden können.

    b) Sympodium[2]) (im engeren Sinne). Bei jeder Gabelung entwickelt sich ein Glied nachträglich stärker als das andere. Die basalen Theile der successiven Gabelungen bilden eine Scheinaxe (Sympodium), an der die schwächer entwickelten Glieder wie Seitensprosse sitzen. Ein solches Sympodium kann entweder aus den Gabelästen immer derselben Seite (Schraubel) oder aus Gabelästen abwechselnd der rechten und linken Seite (Wickel) bestehen.

2. Das monopodiale[3]) System kommt dadurch zu Stande, dass der Hauptspross fortwächst und unterhalb des Gipfels seitliche Auszweigungen bildet.

Das Monopodium kann entweder racemös — wenn die Hauptaxe auch in späteren Stadien stets am stärksten entwickelt ist — oder cymös sein, wenn die Hauptaxe durch Seitenaxen übergipfelt wird. Im letzteren Falle kann eine Scheinaxe zu Stande kommen. Vergl. hierzu das bei den Blüthenständen weiter unten Gesagte.

Exogen[4]) seitlich an den Stammorganen in acropetaler[5]) Reihenfolge entstehende Gebilde von anderer Gestalt als der sie erzeugende Stamm, nennt man Blätter.

Blätter.

Die **Blätter** entstehen am Stammscheitel dicht gedrängt. Strecken

---

[1]) *διχοτόμος* in zwei (*δίχα* zweifach) Theile geschnitten (*τέμνω* schneide).
[2]) *σύν* ganz, vereint und *πούς, ποδός* Fuss.
[3]) *μόνος* einzig und *πούς* Fuss.
[4]) *ἐκ, ἐξ* aussen und *γένος* Entstehung.
[5]) *ἀκρός* Spitze, petere erstreben.

sich die zwischen zwei Blättern liegenden Stengelglieder, so entstehen die Internodien[1]). Dort wo die Blätter sitzen liegen alsdann die Nodien oder Knoten. Dieselben sind bisweilen angeschwollen (Polygonaceen, Piperaceen, Gräser). Die Anheftungsstelle des Blattes heist der Insertionspunct[2]). Je nach der Anordnung der Blätter um den Stamm unterscheidet man spiralig gestellte (*Chenopodium*), gekreuzte, decussirte[3]) (Labiaten), quirlständige (*Juniperus*) Blätter.

Die gestielten Blätter lassen den Blattstiel (petiolus) und die Blattspreite (lamina[4])) unterscheiden, an der Grenze beider erscheint oft ein Häutchen (ligula). — Die Basis des Blattstiels ist oft als weite Scheide (vagina) entwickelt und umgiebt den Stengel röhrenartig. Zu der Blattscheide sind auch die Nebenblätter (stipulae[5])) zu rechnen, die meist von anderer, bisweilen aber von gleicher Gestalt und Farbe wie die Hauptblätter (*Asperula*), an der Basis der letzteren auftreten.

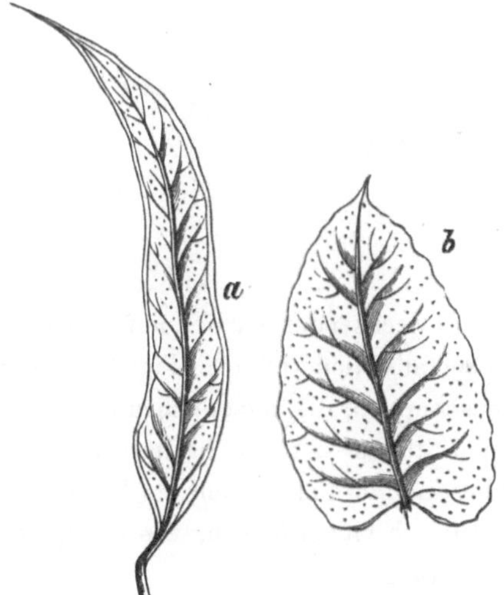

Fig. 2.

[1]) inter, zwischen und nodus, Knoten.

[2]) inserere, einfügen.

[3]) decussare (decussis = die Zahl Zehn) in Gestalt einer X (d. h. kreuzweis) abtheilen.

[4]) = dünne Platte.

[5]) Eigentlich Halm, Stroh, wegen ihrer trockenhäutigen Consistenz.

2) Blätter von *Eucalyptus globulus* LABILL. (Heterophyllie). *a* säbelförmiges Blatt der älteren Sprosse, *b* herzförmiges Blatt der jüngeren Sprosse. Die Oelräume durch Puncte angegeben. (TSCHIRCH, Pharm. Zeit. 1881 No. 88.)

Die Form der Blätter ist eine sehr manigfaltige, doch wiegen die breit flächenartig entwickelten entschieden vor. Besitzt ein und dasselbe Exemplar in verschiedenen Regionen verschieden geformte Blätter, so spricht man von Heterophyllie[1]) (*Eucalyptus*, Fig. 2.) Da die Blätter vorwiegend der Assimilation der Kohlensäure im Licht dienen, bieten sie ihre breiten grünen Flächen der Sonne dar. Dieses gilt jedoch nur von den eigentlichen

Laubblättern (folia), die hauptsächlich in der Region zwischen Wurzel und Blüthe angetroffen werden. Anders die

Niederblätter (squamae)[2]), die dem Stengel vorwiegend in der basalen Region und den Rhizomen, Stolonen etc. mit breiter Fläche eingefügt sind (Fig. 3). Sie sind meist bräunlich oder bleich und als

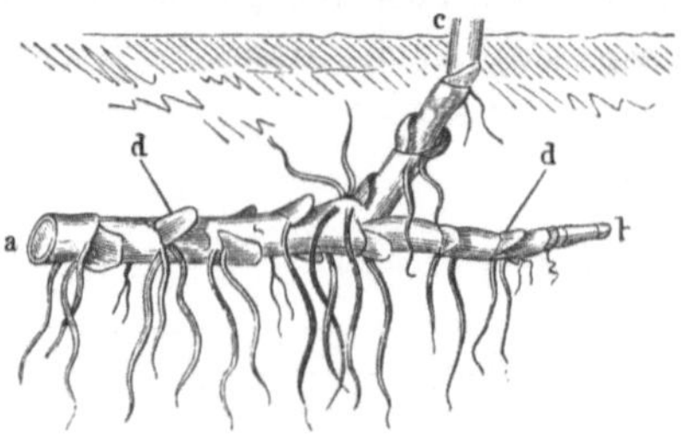

Fig. 3.

Schutzhüllen der zarten wachsenden Partien aufzufassen. Die fleischigen Zwiebelschalen sind ebenfalls Niederblätter. (Fig. 1. *t*.) Dergleichen treten aber auch als Knospenschuppen, die jugendlichen Blattknospen umhüllend und schützend, oben am Stamme auf. Sie besitzen hier dieselbe Function.

Zu den Niederblättern muss man auch die Keimblätter, Cotyledonen[3]), rechnen. Diese besitzen jedoch, wie wir später sehen werden, eine ganz andere Bedeutung.

Die dritte Form der Blätter sind die Hoch- oder Deckblätter (bracteae)[4]). Sie gehören schon zur Blüthenregion, sind gleichfalls

---

[1]) ἕτερος der andere und φύλλον Blatt.

[2]) squama, Schuppe.

[3]) κοτύλη eigentlich Höhlung, Pfanne.

[4]) bractea = dünnes Blättchen von Holz oder Metall.

---

3) Bewurzeltes Rhizom von *Gratiola officinalis*. *a—b* Rhizom, bei *b* die Terminalknospe, *d* Niederblatt, *c* der aus der Achsel eines Niederblattes hervorbrechende Spross ebenfalls mit Niederblättern besetzt.

klein und meist zart und dienen oftmals als Schutzhüllen (Spelzen der Gräser).

Die Blätter (besonders die Laubblätter) sind oft ganz (bei *Smilax* die Nebenblätter) oder zum Theil (viele Papilionaceen) in Ranken umgewandelt, doch sind anderseits nicht alle Ranken metamorphosirte Blätter (*Vitis, Ampelopsis, Passiflora*).

Die manigfachsten Formen und Farben nehmen die Elemente der letzten Blattformation, der **Blüthe,** an. Während die Kelchblätter noch reine Blattnatur besitzen und meist grün sind, erscheinen die Kronenblätter gefärbt und oftmals von eigenartiger Gestalt, die Staubblätter in ganz anders geformte Gebilde (Staubfäden) umgewandelt und die Fruchtblätter zu eigenthümlichen Behältern (Fruchtknoten) zusammengeschlossen. Nichtsdestoweniger muss man die Blüthe als einen mit manigfachen Blattorganen besetzten Sprossgipfel auffassen.

Der blüthentragende Sprossgipfel (receptaculum, hypanthium, Blüthenboden), ist der Regel nach conisch oder flach — er kann jedoch auch scheiben- oder polsterartig vergrössert sein und zum Discus[1]) werden (Rutaceen). Liegt derselbe innerhalb der Staubfadenkreise, so nennt man ihn einen intrastaminalen[2]) Discus. Es kommen jedoch auch extrastaminale Disci vor (Aesculinae). Der Discus trägt meist Honigdrüsen (Nectarien)[3]; die letzteren treten aber auch als Anhängsel des Perigons auf (*Ranunculus*) oder als umgebildete Perigontheile selbst (Sporn) ja selbst als Anhängsel der Stamina (Cruciferen, Lauraceen). Auch die Form der Nectarien ist höchst manigfaltig. Bei *Euphorbia Cyparissias* sind sie z. B. halbmondförmig.

Auf dem Blüthenstiel (pedunculus) wiegt sich die Blüthe (flos) und lockt durch die Farbenpracht ihrer Corolle die Insecten zur Befruchtung herbei. Dies ist die physiologische Bedeutung der Farbe und des Duftes der Blüthe. Besonders lockt das Labellum der Orchideenblüthe (das hintere Blatt des inneren Perigonkreises) und der Zingiberaceenblüthe (das metamorphosirte unterste Staubgefäss des äusseren Staminalkreises), sowie das vexillum der Papillionaceenblüthe (das oberste Petalum) die Insecten an.

---

[1]) *δίσκος* Scheibe.
[2]) intra innen.
[3]) nectar, Göttertrank, Honig, das Süsse.

Unterscheidet man an einer Blüthe **Kelch** (calyx) und **Krone** (corolla), so besitzen die Kelchblätter (sepala)[1] meist grüne, die Kronenblätter (petala)[2] eine andere Farbe. Sind beide nicht unterschieden oder fehlt eines, so spricht man von einem Perigon[3]. Sind die einzelnen Blätter verwachsen, so spricht man von sympetalen[4], gamopetalen[5] (sepalen), sind sie getrennt von choripetalen[6] (sepalen) Blüthenhüllen oder auch allgemein von Gamophyllie und Choriphyllie.

Je nachdem die Blätter in der Knospe angeordnet sind, spricht man von einer

   klappigen (*Malva, Vitis*), Fig. 4a,
   dachziegeligen, dachigen (*Geranium, Veronica, Rosa*), Fig. 4b u. 6,
   gedrehten (*Gentiana, Phlox*), Fig. 5,
   gefalteten (*Campanula*), Fig. 7,

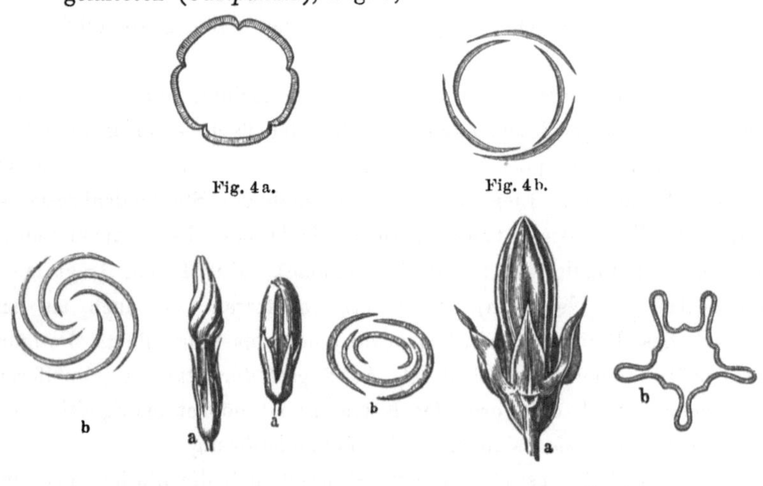

Fig. 4a.   Fig. 4b.

Fig. 5.   Fig. 6.   Fig. 7.

[1] separ getrennt(?)
[2] πέταλον Blatt.
[3] περί ringsum und γόνος Brut, Samen.
[4] σύν zusammen und πέταλον.
[5] γάμος Ehe, πέταλον Blatt.
[6] χωρίζω trennen (χωρίς gesondert) und πέταλον Blatt.

4a) Klappige Blüthen-Knospenlage (*Vitis*).
4b) Fünfschichtige ziegeldachartige Knospenlage (*Rosa*).
5) Gedrehte Knospenlage (*Phlox*). *a* Aufriss, *b* Grundriss.
6) Ziegeldachartige Knospenlage (*Veronica*). *a* und *b* wie in 5.
7) Gefaltete Knospenlage (*Campanula*). *a* und *b* wie in 5.

Deckung (foliatio) und von einer

flachen, gefalteten, eingerollten, zurückgerollten, zusammenge-
rollten, zerknitterten

Knospenlage (vernatio). Vergl. auch die Diagramme auf pag. 64
und 66.

Nach dem Verblühen fällt der Regel nach das Perigon ab.
In einigen Fällen betheiligt es sich jedoch an der Bildung der Frucht.
Es bleibt entweder krautig (Chenopodiaceen, Polygonaceen) oder wird
beerenartig weich *(Morus)* oder wächst haarartig aus *(Eriophorum)*.
Der Kelch wird oftmals unter nachträglicher Vergrösserung zum
Fruchtkelche *(Hyoscyamus, Borragineen, Physalis)* und dient dann
zum Schutze der Frucht, bisweilen treten aber auch an seiner Stelle
Anhangsgebilde auf, die man unter dem Namen Pappus[1]) zusammen-
fasst (Compositen, *Baldrian*). Letztere sind entweder borstig oder
haarartig und dienen sowohl als Verbreitungs- wie als Haftorgane der
Früchte.

Bei den *Malven*gewächsen tritt ausserhalb des eigentlichen Kelches
sogar noch ein Hochblattinvolucrum, ein aus Hochblättern gebildeter
Aussenkelch (calyculus) auf. Bei *Fragaria* wird der Aussenkelch
von den Nebenblättern der Kelchblätter gebildet.

Bisweilen ist das Perigon zu kleinen Schüppchen (lodiculae) re-
ducirt. So bei vielen Gräsern (vergl. Fig. 11, *l*), bei *Aconitum*arten
u. and.

Das **Androeceum**[2]) der Blüthe besteht aus den Staubblättern oder Androeceum.
Staubfäden (stamen)[3]). Sie bilden die männlichen Befruchtungsorgane und
tragen auf einem langen, bisweilen verzweigten oder an der Basis blattartig
verbreitertenStiel (filamentum) die Behälter der Pollenkörner, die Pollensäcke in den Staubbeuteln, Antheren[4]), deren meist in der Zweizahl
vorhandene Theile, Antherenhälften (thecae)[5]), von dem Connectiv[6])
zusammengehalten werden und der Regel nach je 2 über einander
liegende Pollensäcke enthalten. Es gibt aber auch sogenannte mono-
thecische Antheren (*Ricinus*, Malvaceen). Selten ist die eine Hälfte

---

[1]) πάππος Haarkrone an den Früchten des Löwenzahns und des Lattichs.
[2]) ἀνήρ Mann und οἶκος Haus.
[3]) stamen, Aufzug am Webstuhl, Faden.
[4]) ἀνθηρός blühend.
[5]) θήκη Behältnis.
[6]) connectere, verknüpfen.

fruchtbar, die andere nicht (*Salvia*). Das Connectiv, meist kurz und wenig entwickelt, wird bisweilen lang und fadenförmig (*Salvia*) und hält die Antheren dann weit auseinander. In anderen Fällen (*Tilia*) bildet es eine weite Brücke. — Selten sind die Antheren filamentfrei (sitzend).

Um den Pollen zu entlassen, springen die Antheren meist mit einem Längsrisse (Ritze, rima), seltener mit Klappen (Lauraceen) auf. Springen sie nach innen auf, so heissen sie **intrors**[1]), wenn dagegen nach aussen **extrors**[2]). Meist ist der Pollen körnig und verstäubt leicht, bei den Orchideen und Asclepiaceen bildet er jedoch verklebte Massen (Pollinarien, Pollinien). Die Pollenkörner besitzen, ebenso wie die Sporen der Cryptogamen, eine manigfach gezeichnete, mit Borsten oder Stacheln versehene Aussenhaut (Exine); bei der Entwicklung des Pollenschlauches tritt die Intine sackartig durch die Exine hervor.

Sind alle Staubfäden zu einem Bündel verwachsen, so spricht man von **Monadelphie**[3]) (Geraniaceen, Linaceen, Oxalideen), sind sie zu zwei oder mehreren verwachsen (Papilionaceen) von **Polyadelphie**[4]). Die Staubfäden können aber auch mit dem **Perigon** (*Symphytum*) oder dem **Gynaeceum** (Orchideen, Aristolochien) verwachsen sein (Gynandrae)[5]). In letzterem Falle bildet Narbe, Griffel und Antheren die Befruchtungssäule (**gynostemium**)[6]).

Bisweilen entwickeln die Staubfäden blatt-, horn- und taschenartige Anhängsel, die bei *Asclepias* und *Vincetoxicum* die Gestalt einer inneren Krone annehmen (corona staminea, Nebenkrone).

Unfruchtbare Staubfäden nennt man **Staminodien** (Lauraceen, *Linum*, Zingiberaceen).

Gynaeceum.   Das **Gynaeceum**[7]) (Pistill[8]) Stempel) der Blüthe, das weibliche Geschlechtsorgan der Pflanze, wird von dem meist zu einem Gehäuse, dem Fruchtknoten, zusammengeschlossenen Fruchtblättern (Carpellen)[9]) gebildet, der im Innern die Samen enthält. Betheiligt

---

[1]) introrsus (introversus), nach innen zu.
[2]) extrorsus, nach aussen zu.
[3]) μόνος eins, ἀδελφός Bruder.
[4]) πολύς viel, ἀδελφός.
[5]) γυνή und ἀνήρ.
[6]) γυνή Weib und στήμων = stamen.
[7]) γυνή Weib, γυναικεῖον Weiberhaus.
[8]) pistillum Mörserkeule.
[9]) καρπός Frucht.

sich an der Bildung des Fruchtknotens nur ein Fruchtblatt, so heisst der Fruchtknoten monomer[1]); die Seite an der die Mittelrippe des Fruchtblattes verläuft, ist dann die Rückenseite, die Zusammenschlusslinie der Blattränder die Bauchnaht. Durch Entstehung falscher Scheidewände kann der meist einfächerige, monomere Fruchtknoten mehrfächerig werden. Treten mehrere Fruchtblätter zusammen, so ist der Fruchtknoten polymer[2]).

Ist der Fruchtknoten oberständig, d. h. nimmt er den obersten Theil der Blüthe ein und sind Stamina und Perigon unter ihm eingefügt, so heisst die Blüthe hypogyn[3]) (Potentilleae), (Fig. 8, *a*), wird jedoch Androeceum und Perigon durch einen unterhalb des Fruchtknotens liegenden Axenring des Hypanthiums auf einem becherförmigen Ringwall über den Fruchtknoten, welcher alsdann auf dem Boden des Bechers zurückbleibt, emporgehoben, so heisst die Blüthe perigyn[4]) (Roseae) (Fig. 8, *b*), schliesst nun gar der Becher oben fest zusammen, so entsteht die epigyne[5]) Blüthe (Pomeae) (Fig. 8, *c*). In den beiden letzten Fällen ist der Fruchtknoten unterständig.

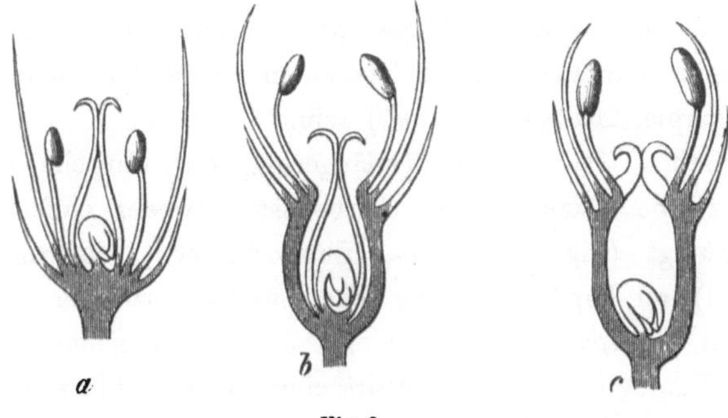

Fig. 8.

Derselbe ist einfächerig (Fig. 21) wenn die Carpelle mit ihren Rändern aneinanderstossen, mehrfächerig, wenn sich die Carpelle nach Innen einschlagen und mit den Flächen berühren (Fig. 20). Durch Entstehung falscher

---

[1]) μόνος eins, μέρος Theil.
[2]) πολύς viel und μέρος Theil.
[3]) ὑπό unter, γυνή Weib (Pistill).
[4]) περί um, γυνή.
[5]) ἐπί auf, γυνή.

---

8) *a* Hypogyne, *b* perigyne, *c* epigyne Blüthe im Längsschnitt. (PRANTL.)

Scheidewände kann auch ein polymerer Fruchtknoten noch weiter getheilt (Labiaten: 2 Carpelle und 4 Fächer oder Klausen [Nüsschen], *Linum*), oder ein einfächeriger mehrfächerig werden (Cruciferen, *Papaver*). Die falschen Scheidewände, die übrigens oftmals nur eine unvollständige Fächerung erzeugen (*Papaver*), sind meist Wucherungen der Samenleiste (Placenta).

Enthält eine Blüthe Staubfäden und Fruchtknoten, so nennt man sie hermaphrodit[1]) (☿, die meisten höheren Pflanzen), sind beide auf verschiedene Blüthen vertheilt, diclin[2]) (Urticinae). Befinden sich die diclinen Blüthen, sowohl die männlichen (♂) als die weiblichen (♀) an ein und derselben Pflanze, so spricht man von Monoecie[3]) (Juglandeen), sind männliche und weibliche auf verschiedene Exemplare vertheilt, von Dioecie[4]) (Salicineen, *Cannabis*, *Humulus*), befinden sich auf demselben Individuum sowohl eingeschlechtige als hermaphrodite Blüthen, so nennt man die Pflanze polygam[5]) (viele Compositen).

Wo mehrere Carpelle vorkommen, sind diese meist sowohl im Fruchtknoten-, als im Griffeltheile mit einander verwachsen (syncarpes Gynaeceum, *Malva*). Dieselben können aber auch unter einander frei (apocarpes G., *Rubus*, wie überhaupt bei allen polycarpen Blüthen) oder nur an einzelnen Stellen mit einander verwachsen (partielle Apocarpie, *Asclepias Cornuti*) sein.

Der Griffel (stylus), die Verlängerung der Carpelle nach oben, trägt die Narbe (stigma). Die Narbe ist entweder einfach (Fig. 10) oder verzweigt (Fig. 9) (*Crocus*, Euphorbiaceen), federig, büschelig (Gramineen), oft kopfig, ja sogar scheibenartig verbreitert wie bei *Asclepias* und *Vincetoxicum*[6]). Sie ist der Regel nach mit Papillen versehen (Fig. 9 in 3) und secernirt eine klebrige Flüssigkeit. Fallen die Pollenkörner der Antheren auf die Narbe, so entwickeln dieselben lange Schläuche (Pollenschläuche, Fig. 10, *u*), die in dem leitenden Gewebe des Griffels (*g*) abwärts bis zu den Samenknospen dringen und hier die Befruchtung bewirken. Die befruchteten Samenknospen (ovula) entwickeln sich alsdann zum Samen.

---

[1]) *ἑρμαφρόδιτος* Zwitter.
[2]) *δίς* doppelt, *κλίνη* Bett.
[3]) *μόνος* ein und *οἶκος* Haus.
[4]) *δίς* doppelt, zwei, *οἶκος* Haus.
[5]) *πολύς* viel und *γάμος* Ehe.
[6]) Bei letzteren Pflanzen trägt sie auch die sog. Klemmkörper, an denen die Pollinien befestigt sind.

Bestäubung mit Pollen von anderen Individuen derselben Art liefert selbst bei hermaphroditen Blüthen ein höheres Samenerträgnis. Befruchtung mit dem Pollen von Pflanzen anderer Arten erzeugt (wenn von Erfolg) sog. Bastarde. Die Uebertragung des Pollens findet entweder durch Wind (anemophile Pflanzen) oder (häufiger) durch Insecten (Zoidiophile¹)) statt.

Projicirt man die Blüthe auf die Ebene, d. h. stellt man sie in Diagramm.

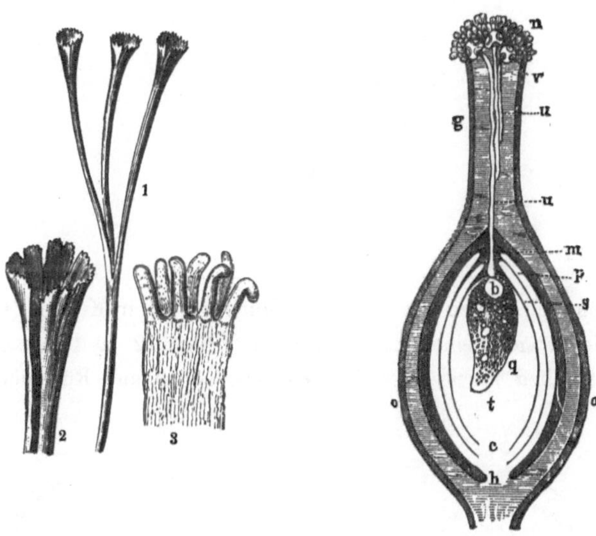

Fig. 9.   Fig. 10.

der Weise von oben gesehen dar, dass man nur die Anheftungsstellen der einzelnen Blüthentheile durch entsprechende Grundrissfiguren darstellt, so erhält man das Diagramm²) der Blüthe. In demselben werden die Stamina durch kleine Kreise, Staminodien oder abortirte Stamina durch Kreuze (Fig. 11), die Perigonblätter durch Kreissegmente dar-

---

¹) ἄνεμος Wind, ζῶον Thier und φίλος befreundet, liebend.

²) Von διά durch und γράφειν schreiben.

---

9) *Crocus sativus.* 1 die dreischenklige Narbe, 2 Spitze eines Narbenschenkels, stärker vergrössert, 3 ein Stück des Narbenrandes mit den Narben-Papillen. (HAGER.)

10) Schematische Figur zur Erläuterung des Befruchtungsvorganges. *n* Narbe mit den Papillen (*u*) und 3 bereits mit ausgetriebenen Pollenschläuchen (*n*) versehenen Pollenkörnern. Von denselben ist einer bereits durch die Micropyle (*m*) gedrungen und befruchtet die in dem Embryosack (*q*) liegende Eizelle (*b*). *p* äusseres, *s* inneres Integument; *c* innerer, *h* äusserer Nabel (Funiculus), *t* Kern, nucleus, später bisweilen in Perisperm übergehend (das Endosperm entsteht aus dem Embryosack) *o* Fruchthülle.

gestellt (Fig. 12 u. 13). Abortirte[1] d. h. fehlgeschlagene, unterdrückte Blüthentheile bezeichnet man auch durch Punctirung.

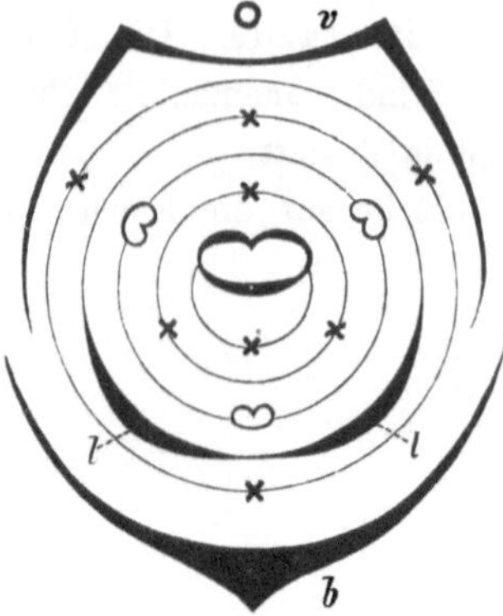

Fig. 11.

Gewöhnlich stehen die einzelnen Blüthentheile in Kreisen (Cyclen)[2] deren Glieder mit einander abwechseln (Fig. 12 u. 13), so zwar, dass jedes Glied eines folgenden Kreises, schon aus Rücksichten des

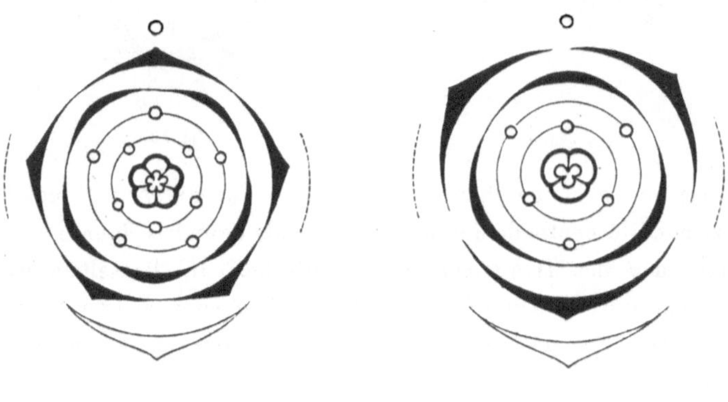

Fig. 12.　　　　　　　　　　　Fig. 13.

[1] abortus die Fehlgeburt.
[2] $\varkappa\acute{v}\varkappa\lambda o\varsigma$ Kreis.

11) Diagramm einer Gramineen-Blüthe. *b* palea inferior, *v* palea superior, *l* lodiculae, als Schüppchen entwickelte Perigonblätter. (TSCHIRCH.)

12) Typisches Diagramm einer Dikotylenblüthe.

13) Typisches Diagramm einer Monocotylenblüthe (Liliaceen). (TSCHIRCH.)

Raumes, stets zwischen zwei Gliedern des vorhergehenden Kreises zu liegen kommt. Bei der typischen Dicotylenblüthe (Fig. 12) z. B. liegen die 5 Kronenblätter zwischen den 5 Kelchblättern, der erste Staubfadenkreis liegt zwischen den Kronen- also vor den Kelchblättern (Sepalen), der zweite vor den Kronenblättern (Petalen) u. s. f. Eine solche Blüthe nennt man diplostemonisch[1]) (die meisten Phanerogamen). Liegt jedoch der erste Staubfadenkreis über den Kronenblättern (also epipetal) und der zweite über den Kelchblättern (also episepal), so nennt man die Blüthe obdiplostemonisch[2]) (Gruinales, Crassulaceen, Saxifragaceen).

Je nach der Anzahl der Kreise der Blüthentheile spricht man von tri-tetra-pentacyclischen[3]) Blüthen, je nach der Anzahl der Glieder der Kreise von tri-tetra-pentameren[4]) Kreisen. Die typische Dicotylenblüthe ist pentacyclisch-pentamer (Fig. 12), die typische Monocotylenblüthe (Fig. 13) pentacyclisch-trimer.

Ausser durch Zeichnung, (Projection der Blüthe auf die Ebene) also durch ein Diagramm, kann man den Bau der Blüthe auch durch Formeln ausdrücken[5]), so z. B. die typische Dicotylenblüthe:

$$K \text{ (Kelch) } 5$$
$$C \text{ (Corolle) } 5$$
$$A \text{ (Androeceum) } 5 + 5$$
$$G \text{ (Gynaeceum) } \underline{(5)}$$

d. h. das Androeceum besteht aus 2 fünfzähligen Kreisen, das Gynaeceum aus einem aus 5 Carpellen verwachsenen oberständigen ($(\underline{5})$) Fruchtknoten (Fig. 12). Ist ein Kreis ausgefallen, bezeichnet man ihn mit 0. So z. B. bei der Blüthe der Gräser (Fig. 11):

$$K \; 0$$
$$C \; 2$$
$$A \; 3 + 0$$
$$G \; (2)$$

oder, da bei den Monocotylen[6]) gewöhnlich keine Differenzirung von Kelch und Corolle stattfindet: P (Perigon) 0 + 2 A 3 + 0 etc.

Ist der Fruchtknoten unterständig, so schreibt man z. B. G $(\overline{3})$.

---

[1]) διπλόος doppelt, στήμων stamen, Faden.
[2]) ob entgegen, gegenüber.
[3]) τρίς, τέτρα, πέντε (drei, vier, fünf) κύκλος Kreis.
[4]) τρίς, τέτρα, πέντε (drei, vier, fünf) μέρος Theil.
[5]) Siehe unter and. in EICHLER, Syllabus.
[6]) μόνος einzig, allein und κοτύλη.

Verwachsung wird durch eine Klammer — (2) = zwei verwachsene Blätter — Dédoublement[1]) oder Chorise[2]) d. h. Spaltung eines Organs in zwei oder mehrere, durch einen dazugesetzten Exponenten, der die Zahl der Theile angibt — z. B. 2^3 — bezeichnet.

Kann eine Blüthe durch viele durch ihren Mittelpunct gezogene Theilungslinien in einander gleiche Hälften (Spiegelbilder), getheilt werden, so nennt man die Blüthe regelmässig oder actinomorph[3]) (⊕) (Fig. 12 u. 13). Solche Blüthen jedoch, die nur durch einen Schnitt symmetrisch getheilt werden können, nennt man monosymme-

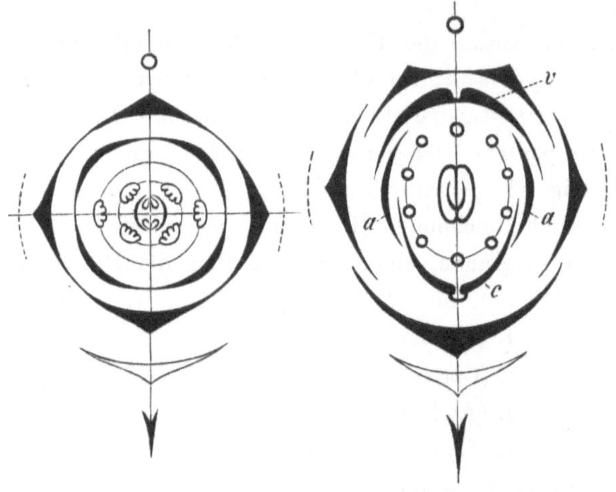

Fig. 14 Fig. 15.

trisch, zygomorph[4]) (↑) (Fig. 11, 14, 15). Liegt dieser einzig mögliche Schnitt in der Mediane (|), so nennt man die Blüthe medianzygomorph (↑) — Labiaten, Papilionaceen, sonst schräg - zygomorph (↗) — *Hyoscyamus*, oder quer - zygomorph (→) — *Fumaria*. Können Blüthen in gar keiner Weise symmetrisch getheilt werden, so heissen sie asymmetrisch[5]) (Zingiberaceen).

---

[1]) dédoublement, Verdoppelung.

[2]) χωρίζω trennen.

[3]) ἀκτίς Strahl und μορφή Gestalt.

[4]) ζυγόν Joch und μορφή Gestalt.

[5]) α privativum und σύμμετρος gleichmässig.

---

14) Diagramm einer Cruciferenblüthe mit diagonaler Corolle.

15) Diagramm einer Papilionaceenblüthe (absteigende Knospenlage in der Corolle, aufsteigende im Kelch). *v* vexillum, *a, a* alae, *c* carina. (TSCHIRCH.)

Die Stelle, wo das die Blüthe begleitende Deckblatt sitzt, wird im Diagramm nach unten oder vorn gesetzt. Das erste Blatt der Blüthe liegt dann meist jenem gegenüber oben oder hinten.

Durch nachträgliche Umkehrung (Resupination) wird die Stellung der Blüthe zu dem Deckblatte bisweilen umgekehrt. So liegt das Labellum der Orchideenblüthe bei der Anlage der Blüthe hinten und oben und wird erst nachträglich durch Drehung des Fruchtknotens oder des Blüthenstiels nach vorn und unten gebracht.

Oftmals treten die Einzelblüthen zu **Blüthenständen** zusammen. Nach der Art der Verzweigung unterscheidet man: Blüthen-
stände.

I. Racemöse Blüthenstände: der Hauptspross (Spindel, rhachis) wird von keinem der in acropetaler Weise an ihm entstehenden Seitensprosse übergipfelt.

Lange Spindel
1. Aehre (spica), die Blüthen sitzend an der Spindel (Fig. 16 *a*) (*Carex*), hierher: Kätzchen (amentum) wenn hängend und als ganzes abfallend (*Juglans*).
2. Kolben (spadix) Blüthen sitzend, Spindel fleischig, von einer Scheide (spatha) behüllt (Aroideen).
3. Traube (racemus), Einzelblüthen langgestielt (Cruciferen) (Fig. 16 *b*).

Verkürzte Spindel
4. Köpfchen (capitulum), Blüthen an der kuchen- oder kopfförmigen Spindel sitzend (Compositen) (Fig. 16 *d* u. *e*).
5. Dolde (umbella) an der auf 0 verkürzten Spindel entspringen zahlreiche gleichlang gestielte Blüthen (Umbelliferen). Die Dolde ist oft zusammengesetzt, so dass an den Enden der Doldenstrahlen wiederum Dolden (Döldchen) stehen. Alsdann sind die Dolden und die Döldchen meist von einem Kranze von Nebenblättern umgeben (involucrum, involucellum) (Fig. 16 *c*).

II. Cymöse Blüthenstände. Der Hauptspross von einem oder mehreren sich stärker entwickelnden Seitensprossen übergipfelt.

Ohne Scheinaxe
1. Trugdolde (cyma)[1], unterhalb der Endblüthe entspringen zahlreiche, meist gleichstarke Seitensprosse (*Euphorbien*) (Fig. 16 *g*).
2. Dichasium[2] unterhalb der Endblüthe entspringen 2 gleichartige Seitensprosse (falsche Dichotomie) *Valerianella* (Fig. 16 *m*).

----

[1] κῦμα der junge Spross am Kohl.

[2] Von δίς zweifach, χάσις Spalt, Trennung.

<table>
<tr><td>Mit
Schein-
axe</td><td>{</td><td>3. **Schraubel** (bostryx)[1], die übergipfelnden Seitensprosse der aufeinanderfolgenden Glieder fallen auf die gleiche (Fig. 16 *l*), beim
4. **Wickel** (cincinnus)[2] auf verschiedene Seiten (Asperifoliaceen) (Fig. 16 *h* u. *i*).</td></tr>
</table>

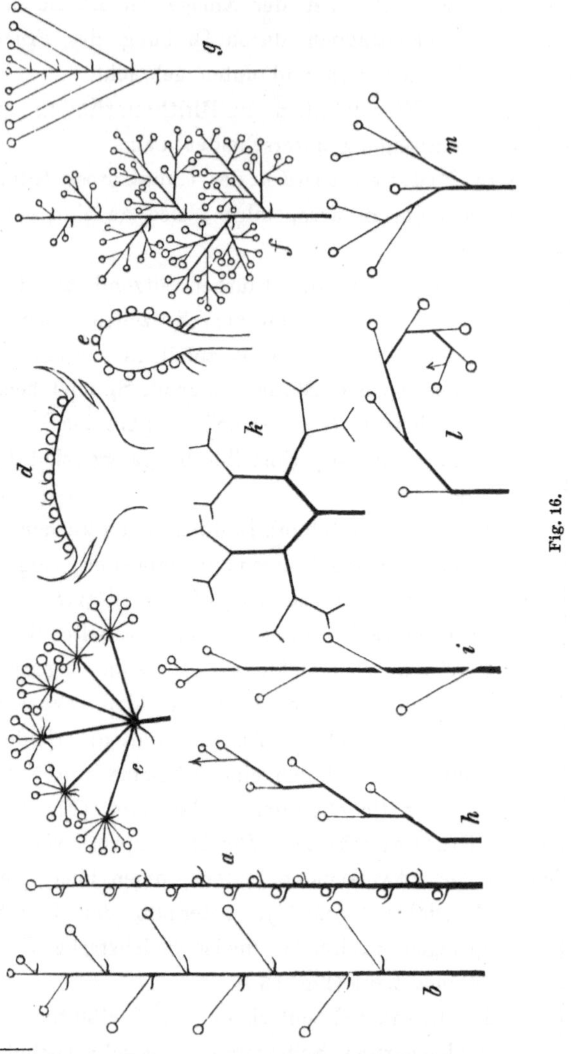

[1]) βόστρυξ Locke, Ranke.   [2]) = Haarlocke.

16) Schemata von Blüthenständen. *a* Aehre, *b* Traube, *c* zusammengesetzte Dolde, *d* und *e* Köpfchen, *f* zusammengesetzte Traube, *g* Doldentraube, Trugdolde, *h* und *i* Wickel, *k* echte Dichotomie, *l* Schraubel, *m* falsche Dichotomie.

Durch Combination mehrerer Blüthenstände mit einander entstehen zusammengesetzte Blüthenstände; zu diesen gehört der Ebenstrauss (corymbus, *Sambucus*) und die Spirre (anthela).

Schliesslich ist auch noch der eigenartige Blüthenstand der *Euphorbien* zu erwähnen, den man als Cyathium bezeichnet. Das krugartige Hypanthium trägt hier zahlreiche männliche Blüthen (mit je einem Stamen) und eine langgestielte weibliche.

Pharmacognostisch gehören zu den Blüthen und Blüthenständen zunächst die entwickelten vollständigen officinellen Einzelblüthen der Phanerogamen, auch Knospen einzelner Blüthen, z. B. *Caryophylli*. Ferner unentwickelte Blüthenstände, *Flores Cinae*, sowohl als aufgeblühte Blüthenstände, wie *Flores Arnicae*, *Flores Chamomillae*. *Flores Koso* bestehen aus verblühten Blüthenständen. Bei den Compositen-Blüthen sind auch die Hüllblättchen in der Droge noch vorhanden, höchstens bei *Flores Arnicae* beseitigt. Endlich bieten *Flores Rhoeados*, *Flores Verbasci*, *Flores Rosae* nur Blumenblätter oder Blumenkronen, *Crocus* nur Narben dar.

Aus dem Fruchtknoten mit den Samenknospen entsteht nach erfolgter Befruchtung die samenhaltige **Frucht**.
Frucht.

Officinell sind Früchte, Fruchtstände oder Theile von Früchten der Angiospermen und Gymnospermen, mit oder ohne Samen. Den im frischen Zustande saftigen Schalen (Pericarpien) der Aurantieen möge hier die allgemein übliche, wenn auch unrichtige Bezeichnung Cortex bleiben, um nicht eine Neuerung einzuführen.

Als Frucht fassen wir nur den in Folge der Befruchtung heranreifenden oder ausgereiften Fruchtknoten auf. Seine Aussenwand, seine Scheidewände und Samenträger können hierbei die manigfaltigsten Veränderungen erleiden, von denen auch oft noch andere, nicht zur Blüthe gehörige Theile betroffen werden, wie z. B. bei der *Feige*, bei *Fructus Juniperi*, dem *Apfel*, der *Erdbeere*, welche deshalb als Scheinfrüchte zu bezeichnen sind.

Bei der *Feige* betheiligt sich an der Bildung der (Schein-)Frucht ebenso wie bei der *Erdbeere* und dem *Apfel* der obere Theil der Axe (daher: Blüthenkuchen, Hypanthodium)[1], der in allen drei Fällen eine fleischige Beschaffenheit annimmt. Bei *Juniperus* sind es jedoch die drei Deckblätter der Blüthen, welche fleischig werden.

Die zum Fruchtgehäuse entwickelte Wand des Fruchtknotens

---

[1]) Von ὑπό unter und ἄνθος Blüthe.

heisst Pericarpium[1]), oft lassen sich an demselben von aussen nach innen drei durch ihren Bau oder durch ihre Färbung abweichende Schichten, das Epicarpium[2]), Mesocarpium[3]), Endocarpium[4]) unterscheiden.

Die äussere Fruchthaut nämlich zeigt oft ganz den Bau der Epidermis, d. h. sie ist mit sehr starker Cuticula und Spaltöffnungen versehen, oft aber ist sie vorwiegend aus Steinzellen (Sclerenchym) gebildet. Noch grösser ist die Manigfaltigkeit der Gewebe und ihres Inhaltes in der Mittelschicht (Mesocarpium), welche in vielen Früchten aus fleischigem, saftigem oder doch sehr lockerem Gewebe besteht. Wenn seine Zellen sehr saftreich sind und schliesslich den Zusammenhang verlieren, so bezeichnet man sie als Fruchtbrei, Pulpa, wie z. B. bei der *Tamarinden*hülse. Die innere Fruchtschicht (Endocarpium) geht aus der Oberhaut der Fruchtknotenhöhlung hervor und entwickelt sich oft zu einer harten Steinschale, wie bei den *Mandeln*. — Nicht immer lassen sich übrigens die drei Schichten des ausgereiften Fruchtgehäuses auseinander halten und ihre relative Mächtigkeit wechselt sehr.

Von Fruchtständen und Fruchtformen unterscheidet man:

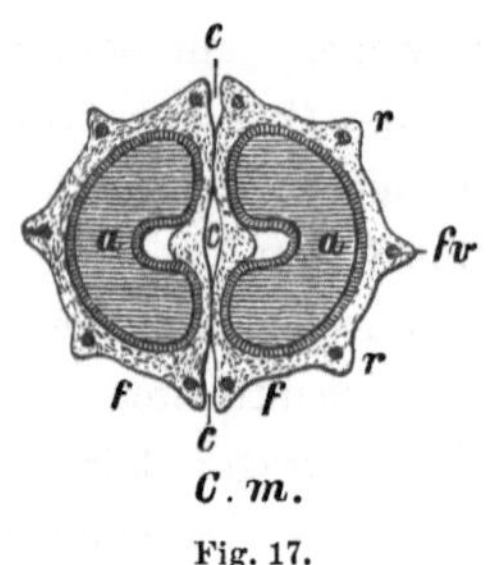

Fig. 17.

Die Sammelfrucht (Syncarpium)[5]); sie entsteht durch Zusammenwachsen mehrerer monomerer Fruchtknoten (*Sternanis*, *Rubus idaeus*).

---

1) περί um καρπός Frucht.
2) ἐπί auf.
3) μέσος in der Mitte.
4) ἔνδον innen.
5) σύν zusammen, καρπός Frucht.

---

17) *Conium maculatum*. *a* Endosperm, *c* Commissuralfläche, *r* Rippen costae mit den Gefässbündeln (*fv*), *f* valleculae, Thälchen. (HAGER.)

Die Theilfrucht, Doppelachäne (Mericarpium)[1] entsteht durch Trennung der Fächer eines mehrfächerigen Fruchtknotens, die so entstehenden Einzelfrüchte heissen Schizocarpien[2] (Umbelliferen, Fig. 17).

Hierher gehört auch die Gliederfrucht (*Raphanus raphanistrum*), deren Theilfrüchte Achaenen sind.

Der Träger an dem die beiden Schizocarpien bei den Umbelliferen hängen, heisst Carpophor[3]. Die Hauptrippen der Umbelliferenfrüchte heissen costae, jugae[4], die Nebenrippen costae secundariae, die dazwischen liegenden Längsthäler valleculae[5] (Fig. 184). In diesen liegen, wo sie vorhanden, die Oelstriemen (vittae)[6].

Ferner unterscheidet man:

I. Trockenfrüchte: Pericarp holzig, lederartig.

    a) Schliessfrüchte, nicht aufspringend.

        1. Nuss (nux), hartes Pericarp (*Cannabis*).

        2. Caryopse[7] und Achaene[8], lederartiges, häutiges Pericarp (Gramineen, die Cerealien).

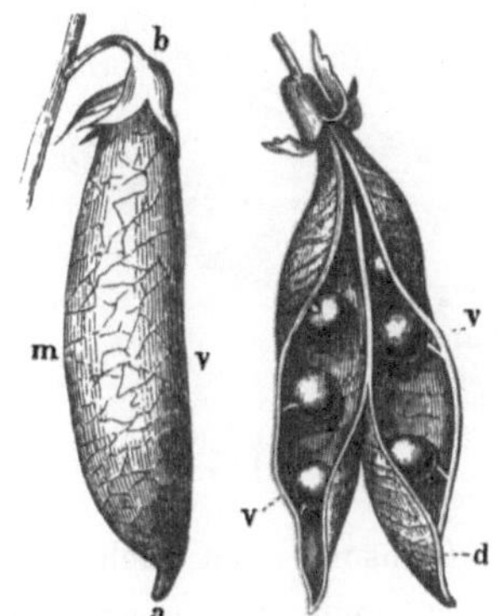

Fig. 18.

[1] μέρος Theil, καρπός Frucht.

[2] σχίζω ich spalte, καρπός Frucht.

[3] καρπός Frucht und φέρειν tragen.

[4] juga, Joch.

[5] Diminutiv von vallis, Thal.

[6] vitta, Binde.

[7] κάρυον Nuss, ὄψις Aussehen.

[8] ἀχαίνιον (aus α privativum, χαίνω ich öffne), eine Fr cht, die sich nicht öffnet.

---

18) *Pisum sativum.* Legumen. *a* Spitze, *b* Basis, *v* Bauchnaht, *d* Rückennaht.

Hierher gehört auch die sog. Flügelfrucht, eine Achaene, die durch nachträgliche Wucherung der Fruchthülle geflügelt erscheint (*Ulmus, Betula*).

3. Mericarpien (siehe oben).

b) Springfrüchte: aufspringend, mehrsamig.

1. Balgfrucht (folliculus)[1]), aus einem Carpell gebildet, an der Bauchnaht aufspringend (*Illicium anisatum*).

2. Hülse (legumen), aus einem Carpell gebildet, aber auch an der Rückennaht aufspringend (Fig. 18), oft falsche Scheidewände (Leguminosen).

3. Schote (siliqua) aus zwei Carpellen. Dieselben lösen sich von der Basis aus von einander; an der Scheidewand, welche stehen bleibt, sitzen die Samen (Cruciferen) (Fig. 19).

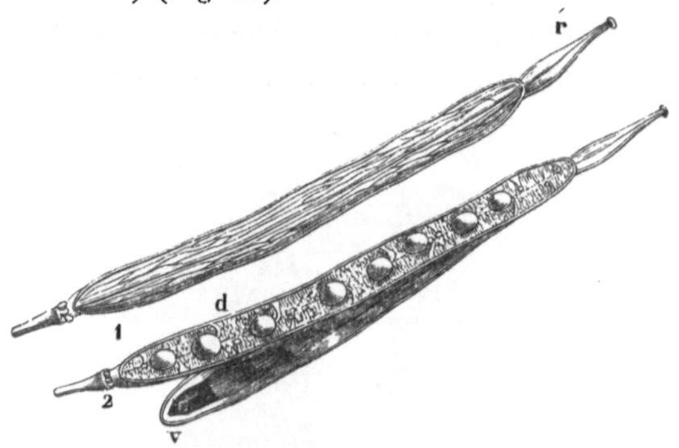

Fig. 19.

4. Kapsel (capsula) aus mehreren Carpellen, entweder der Länge nach von oben (Fig. 20) oder (seltener) von unten aufspringend, oder durch einen Deckel (Pyxidium, Fig. 21: *Hyoscyamus, Anagallis*) oder Löcher (Porenkapsel, *Papaver somniferum*) nachträglich sich öffnend.

Das Aufspringen (dehiscentia) der Kapsel ist wandspaltig (septicid[2]), bei Früchten mit Nahttheilung; Melanthieen, Fig. 22 *a*), wenn bei

[1]) Diminutiv von follis, Sack, Schlauch.
[2]) septum, Scheidewand und caedere, hauen, brechen.

---

19) *Brassica oleracea* Schote (siliqua). 1 unaufgesprungen, 2 aufgesprungen, eine Klappe entfernt, *v* die andere Klappe, *d* Scheidewand mit dem Samen.

mehrfächerigen Fruchtknoten die verwachsenen Scheidewände von einander getrennt werden (*Colchicum, Sabadilla*), **fachspaltig** (loculicid[1]) bei Früchten mit Mitteltheilung; Lilieen), wenn jedes Carpell in der Mitte gespalten wird (*Lilium, Scilla, Aloë*). Bleibt in letzterem Falle die Scheidewandsäule mit den Samen von der Kapselwand getrennt in der

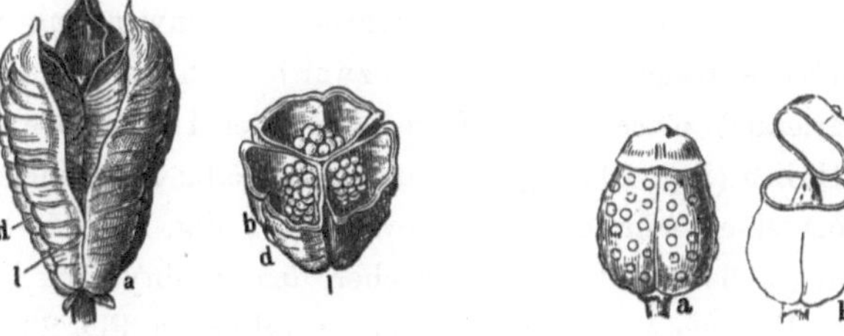

Fig. 20.

Fig. 21.

Mitte stehen, so nennt man die Dehiscenz: septifrag[2]) (Fig. 22c). Bei der septifragen Dehiscenz kann das Aufspringen von unten (*Geranium*) oder von oben her (Balsamineen, *Epilobium*) erfolgen.

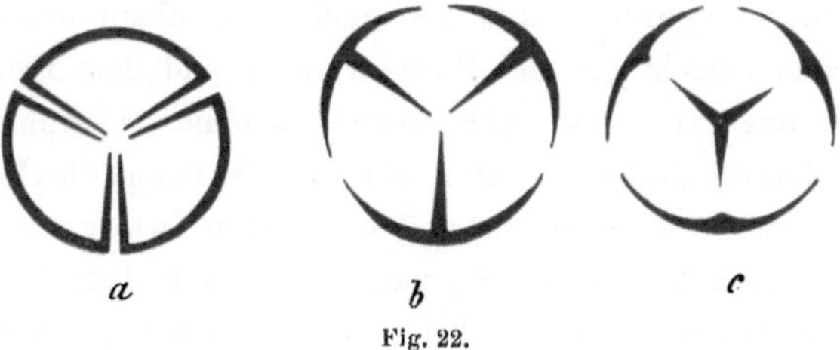

Fig. 22.

II. **Saftige Früchte:** Pericarp vorwiegend fleischig.

    1. Steinfrucht (drupa)[3]), Endocarp sehr hart, nicht aufspringend (*Amygdalus, Juglans*).

    2. Beere (bacca), Endocarp und Mesocarp saftig, Epicarp öfters hart (*Weintraube, Johannisbeere, Dattel*).

Samen.

---

[1]) loculus (Diminutiv von locus), Fach und caedere.
[2]) septum und frangere, brechen.
[3]) drupus, zum Abfallen reif.

---

20) *Colchicum autumnale*, Capsel sich (septicid) von oben her öffnend. (HAGER.)
21) *Hyoscyamus niger*, Capsel mit Deckel sich öffnend. a geschlossen, b geöffnet.
22) Oeffnungsformen der Capsel. a septicid, b loculicid, c **septifrag**.

Bisweilen ist die Frucht von einer (meist becherartigen) Cupula umhüllt. Dieselbe wird bei der *Eiche* aus 4 verwachsenen Vorblättern gebildet. Das unter dem Namen *Vallonen* bekannte Gerbematerial besteht aus der Cupula der Früchte von *Quercus Vallonea* Kotschy.

In dem von den Carpellen gebildeten Fruchtgehäuse liegen die Ovula[1] (Samenknospen). Dieselben bestehen aus dem Nabelstrang (funiculus)[2], mit welchem sie an der Fruchtknotenwandung oder einem besonderen Samenträger, Placenta, (und zwar je nach der Stellung, basilar-, central-, parietal[3]-placenta[4])), befestigt sind, den Integumenten[5], ein oder zwei Hüllen (Fig. 10 *p. s.*), die vorn nicht völlig zusammenschliessen, sondern dort eine Oeffnung (die Micropyle, Fig. 10 *m*)[6] lassen und dem Kern (nucleus, Fig. 10 *t*), welcher den Embryosack (Fig. 10 *q*), in dem der Embryo[7]) entsteht, enthält (vergl. auch Fig. 23, 24, 25).

Aus diesen Ovulis entstehen nach erfolgter Befruchtung die Samen.

Samen nennt man den aus dem Ei (der Samenknospe) entstandenen, den ausgebildeten Keim enthaltenden Theil der Frucht der Phanerogamen. Meist werden dieselben, bevor man sie in Gebrauch nimmt, von dem Fruchtgehäuse ganz befreit. Bei einzelnen Samen wird auch die Samenschale und die innere Samenhaut beseitigt.

Der Same besteht aus der Samenhülle und dem Keime, wozu häufig noch das Eiweiss, Albumen[8] kommt. Gewöhnlich bietet erstere eine äussere derbe, mitunter sehr harte Samenschale, Testa[9], dar, welche mit der dünnen, aber oft sehr zähen innern Samenhaut ausgekleidet ist. Diese lässt sich, namentlich nach dem Einweichen in Wasser, z. B. bei den *Mandeln*, beim *Caffee* und bei *Semen Ricini* leicht ablösen, so dass der Samenkern allein übrig bleibt. *Semen Quercus* besteht, in der käuflichen Form, ausschliesslich aus dem Kerne, den beiden Cotyledonen ohne Samenhaut. Bei *Semen Myristicae* (auch beim *Cacao*) hingegen dringt die Samenhaut in den Kern ein und lässt sich z. B. bei dem ersteren nicht zusammenhängend herauslösen.

---

[1]) Diminutiv von ovum.
[2]) Diminutiv von funis, Tau, Strang.
[3]) paries, Wand.
[4]) placenta Kuchen, Mutterkuchen.
[5]) integumentum, Decke, Haut.
[6]) μικρός klein, πύλη Thor, Eingang.
[7]) ἔμβρυον die ungeborene Frucht im Mutterleibe.
[8]) albus, weiss (das Weisse im Ei).
[9]) Eigentlich Geschirr, dann auch Schale.

Die Samenschale entsteht aus den Integumenten der Samenknospe. Zu seiner ersten Entwickelung bedarf der Keim oder Embryo eines eigenen Vorrathes von Nährstoffen, welche im Gewebe des Keimes selbst aufgespeichert sein können. In diesem Falle ist ein besonderes Eiweiss nicht vorhanden, der Same also eiweisslos, z. B. *Semen Quercus*, die *Mandeln*, der *Senf* (wie überhaupt alle Cruciferen).

Entwickelt sich aber gleichzeitig mit dem Keime ein eigenes mit jenen Reservestoffen gefülltes Gewebe, so heisst dieses Eiweiss, Albumen. Gehörte dieses Gewebe seinem Ursprunge nach, wie es gewöhnlicher der Fall ist, dem Embryosacke an, so heisst es Endosperm[1] (Umbelliferen, Fig. 17 *a*) bildete sich aber ein Theil des Nucleus (Knospenkernes) zu Eiweiss um, so unterscheidet man es als Perisperm[2]. Die Samen der *Cardamomen* und der *Pfeffer* bieten in unserem Kreise gleichzeitig beide Formen des Eiweisses, sowohl Perisperm als Endosperm, dar. Fast immer gehört der Hauptinhalt der Eiweisszellen in der That zu der Classe der Proteïnstoffe, häufig zum Theil in krystalloïdischer Form ausgebildet. Denselben gesellt sich gewöhnlich noch Fett, nicht selten auch Amylum, Zucker und Schleim hinzu. Dieser Reichthum an Inhaltsstoffen, welche zudem sehr gewöhnlich in dickwandigen Zellen gelagert sind, verleiht dem Gewebe des Eiweisses meistens eine derbe, hornartige Beschaffenheit. Der deutsche Sprachgebrauch versteht demnach (in etwas ungeschickter Weise) unter dem Ausdrucke Eiweiss bald das ganze Gewebe, welches im Samen die erwähnten Reservestoffe birgt, bald im chemischen Sinne jene Classe von Nährstoffen, welche auch Proteïnkörper heissen.

Der Grad der Ausbildung des Eiweisses ist sehr verschieden. Es tritt oft weit massenhafter auf als der Keim, z. B. im *Semen Myristicae*, *Semen Colchici*, in *Nux vomica*, erscheint in andern Fällen nur als unbedeutendes Anhängsel, wie etwa in *Semen Lini*, oder verschwindet auch wohl später, so dass es an dem reifen Samen nicht mehr kenntlich ist.

Der Embryo enthält in mehr oder weniger fortgeschrittener Ausbildung die Anlage der Axe und der Blattorgane, erstere nach einer Richtung als Würzelchen (dasselbe liegt stets der Micropyle zugewendet) kurz ausgezogen und nach der entgegengesetzten oft schon die

---

[1] ἔνδον inwendig, σπέρμα Samen.
[2] περί um und σπέρμα Same.

Anfänge von Stamm- und Blattgebilden, Plumula[1]) tragend. Das Knöspchen zeigt sich sehr deutlich z. B. in den *Mandeln,* auch in *Nux vomica.*

Die Blattorgane, Keimblätter oder Keimlappen, Cotyledones[2]) bilden gewöhnlich den überwiegenden Theil des Embryos und finden sich besonders bei vielen Dicotylen schon sehr deutlich zart · blattartig entwickelt, wie etwa in *Nux vomica, Semen Ricini.* In den eiweisslosen Samen, z. B. in den *Mandeln,* den *Bohnen, Erbsen* und *Eicheln* dagegen sind die Keimlappen von dick fleischiger Beschaffenheit. Bei den einsamenlappigen Pflanzen pflegt der Embryo im Samen weniger deutlich entwickelt zu sein, in *Semen Colchici, S. Sabadillae,* in *Cardamomen* ist das Keimblatt noch nicht eigentlich blattartig ausgeprägt; ebensowenig beim *Pfeffer* und den *Cubeben.* Das Gewebe des Keimes ist durchweg aus zarteren Zellen gebaut als das des Eiweisses und der Unterschied auch ohne Vergrösserung schon in die Augen fallend.

Die Keimblätter und das Würzelchen sind oft in characteristischer Weise gebogen, wie auf dem Längsschnitte durch *Semen Stramonii* ersichtlich ist, während die Früchte der Umbelliferen das Beispiel eines ziemlich geraden Keimes darbieten. Sehr auffallende Faltung zeigen die Keime von *Semen Faenugraeci* und *Sem. Sinapis,* wie überhaupt alle Orthoplocae, Spirolobeae, Diplecolobeae. Ausserhalb unseres Kreises kommen bei den Cotyledonen der *Baumwollen*samen merkwürdig verwickelte Faltungen vor.

Der Same steht mit dem Samenträger durch den Nabelstrang, Funiculus, in Verbindung; die Stelle, an welcher letzterer in die Samenhülle eintritt, bleibt gewöhnlich in auffallender Weise durch Färbung, Vertiefung, Umwallung gekennzeichnet und wird als Nabel, Hilum, unterschieden (Fig. 10 *h,* Fig. 24 *h*). Weniger häufig macht sich auch die Ausmündungsstelle des Nabelstranges im Grunde des Samens bemerklich; ist dieses der Fall, so führt sie die Namen Hagelfleck, innerer Nabel, Chalaza[3]), Knospengrund (Fig. 24 *ch*). Derselbe ist unter andern an *Semen Ricini* leicht erkennbar.

Der Same ist geradeläufig, atrop oder orthotrop[4]) (Fig. 23), wenn die Spitze der Samenknospe, der Keimmund (Micropyle), dem Nabel gegenüber liegt, wobei der Nabelstrang kurz bleibt. So ist es z. B. bei den Piperaceen, wo der Same den Abschluss der Blüthenaxe

---

[1]) Diminutiv von pluma, Feder.

[2]) κοτύλη Höhlung, κοτυληδών Knochenhöhle, Pfanne.

[3]) χάλαζα der Hagel, aber auch das Gerstenkorn am Augenlide.

[4]) Von α privativum (und ὀρθός gerade) und τρέπω wende, richte.

bildet. Häufiger aber ist der Knospenkern sammt den Hüllen, d. h.
der ganze Same umgewendet, wodurch seine Spitze, die Micropyle,
neben den Nabel hingerückt wird. Diese bei den Angiospermen gewöhnlichste Form mit rückläufigem Nabelstrange bezeichnet man als
umgewendeten anatropen[1]) Samen. (Fig. 24.) Die Samenknospe ist
hier mit dem Nabelstrange verwachsen, wodurch eine Naht, Rhaphe[2]),
oder Nabellinie (Fig. 24 *r*) entsteht, welche mehr oder weniger deutlich in die Augen fällt, z. B. bei *Semen Tiglii*, den *Cardamomen*.

Die nierenförmigen Samen dagegen sind meist aus s. g. campylo-
tropen[3]) (gekrümmten) Ovulis entstanden. Bei diesen ist sowohl der

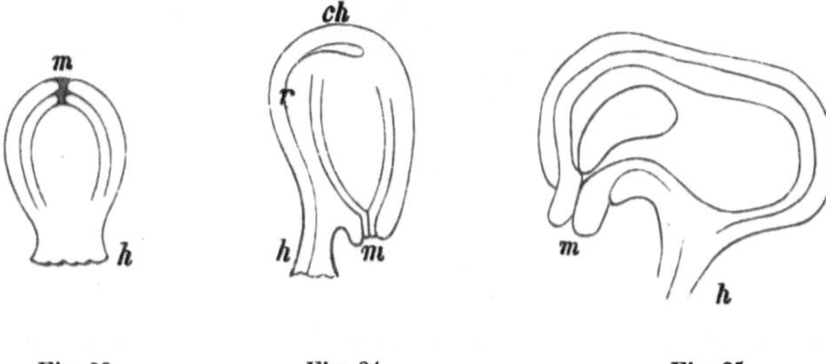

Fig. 23.   Fig. 24.   Fig. 25.

Kern als auch die Hüllen (Integumente) gekrümmt. (Fig. 25.) Dieselben besitzen daher auch der Regel nach einen gebogenen Embryo.

Die Samenknospen sind bald hängend, bald aufrecht, bald wagerecht
angewachsen. Liegt bei einem anatropen (hängenden) Ovulum der Funiculus nach innen, der Mittellinie der Frucht zu, so nennt man ein
solches Ovulum epitrop[4]) (Umbelliferen, Euphorbiaceen), liegt der
Funiculus nach der Aussenwand zu apotrop (*Vitis, Rhamnus, Cornus*).

Anhangsgebilde des Samens. Manche Samen sind am Nabel
mit einem schwieligen Anhängsel versehen (*Erbse*), welches bei *Semen*

---

[1]) ἀνά entgegen, τρέπω ich wende.
[2]) ῥαφή Naht.
[3]) καμπύλος gebogen und τρέπω.
[4]) ἐπί auf und τρέπω.

---

23) Atropes Ovulum.
24) Anatropes Ovulum.
25) Campylotropes Ovulum. *m* Mikropyle, *ch* Chalaza, *h* Hilum, *r* Raphe.

Ricini, Semen Chelidonii (Obdurator, Caruncula)[1]) und *Semen Colchici* auch nach dem Trocknen noch kenntlich bleibt, bei *Semen Tiglii* dagegen leicht abfällt.

Eine eigenthümliche derb fleischige Wucherung bildet sich an der sogenannten *Muscatnuss* aus und wird als Samenmantel, Arillus, bezeichnet. (Fig. 26 *ar.*) Im Handel unter dem Namen *Macis* bekannt, stellt dieser Samenmantel das einzige hierhergehörige derartige Gebilde dar. Ein verhältnismässig noch mehr entwickelter, aber nur dünn-

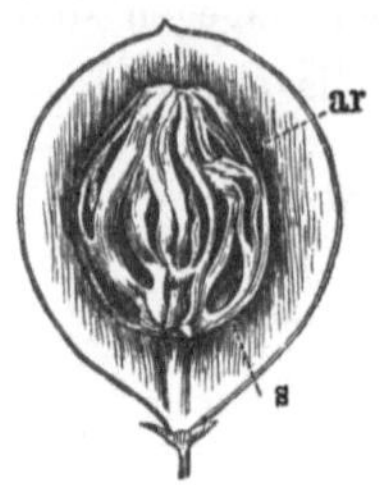

Fig. 26.

häutiger Samenmantel umhüllt die Samen der *Cardamomen*. Auch das rothe Becherchen der *Taxusfrüchte* ist als Arillus aufzufassen.

Der Arillus entsteht stets am Grunde des Samens und ist als eine Wucherung des Funiculus anzusehen.

Der Pappus, ein Anhangsgebilde der Früchte (Seite 59) wird durch nachträgliches hornartiges Auswachsen des Kelches gebildet.

Die Keimung des Samen geht in der Weise vor sich, dass, bei gleichzeitiger Entleerung etwa vorhandenen Endosperms, Plumula und Radicula die Samenschale durchbrechen und erstere sich zu Stamm und Blatt, letztere zur Wurzel ausbildet. Dabei werden die Cotyledonen, die bald fleischig dick (*Bohne*), bald blattartig dünn (*Ricinus*) sind, entweder mit über die Erde gehoben und ergrünen alsdann (Epigaee) oder bleiben bis zu ihrer Entleerung und Abwerfung im Boden stecken (Hypogaee Vergl. pag. 51). Bisweilen umhüllt der Cotyledon noch einige Zeit die jugendliche Blattknospe (*Mais*).

---

[1]) caro, Fleisch.

---

26) Frucht von *Myristica fragrans*, Längsdurchschnitt. *a r* arillus, *s* Samen. (HAGER.)

Pflanzenanatomie.[1]

Um eine befriedigende Kenntnis der vegetabilischen Drogen zu erlangen, ist in den meisten Fällen ein genaues anatomisches Studium
derselben unerlässlich, daher fusst dieser Theil der Pharmacognosie auf
der Bekanntschafft mit den Grundzügen der Pflanzenanatomie. Nur
zu einer vorläufigen Orientirung über das sehr ausgedehnte Gebiet mögen
die folgenden Zeilen dienen — ausführlicheres findet sich in den Handbüchern der Anatomie[2]) — doch möge der Anfänger sich stets gegenwärtig halten, dass gerade anatomisches Studium ohne die Arbeit am Microscope[3]) selbst immer armselig und lückenhaft bleiben muss. Es wäre
daher eigentlich das Richtigste, dieses Capitel mit einer Einleitung
über Construction und Gebrauch des Microscopes zu versehen. Allein
gerade über diesen Gegenstand sind in letzter Zeit so viele Publicationen
erschienen[4]), dass wir an dieser Stelle wohl darauf verzichten können.

---

[1]) Von $\dot{\alpha}\nu\dot{\alpha}$ und $\tau\acute{\epsilon}\mu\nu\omega$ schneide.

[2]) DE BARY, Vergleichende Anatomie der Vegetationsorgane. Leipzig
1877. Das umfassendste, grundlegende Werk, dem, was Fülle des Mitge-
theilten betrifft, kein zweites an die Seite zu stellen. — SACHS, Lehrbuch
der Botanik IV. Leipzig 1874 (nur noch antiquarisch zu haben). — HABER-
LANDT, Physiologische Pflanzenanatomie. Leipzig 1884. — WEISS, Anatomie
der Pflanzen. Wien 1878. — LEUNIS, Synopsis, neu herausgegeben von
FRANK I. Band. Hannover 1882. Für unsere Zwecke auch: HANAUSEK. Anatomische, physikalische und chemische Verhältnisse des Pflanzenreiches mit
besonserer Rücksicht auf Warenkunde und Technologie. Wien, HÖLDER, 1882.

[3]) Bei derselben leistet treffliche Dienste: E. STRASBURGER, Das botanische Practicum, Jena 1884 und derselbe, Das kleine botanische Practicum,
Jena 1884.

[4]) BEHRENS, Hilfsbuch zur Ausführung mikroskopischer Untersuchungen.
Braunschweig 1883. — DIPPEL, Das Mikroskop II. Braunschweig 1883/84.
Für das Theoretische sehr werthvoll: NÄGELI und SCHWENDENER, Das Mikroskop. Leipzig 1877. — Ferner: HAGER, Das Mikroskop und seine Anwendung. Berlin 1879. — J. VOGEL, Das Mikroskop. Leipzig 1885.

Schliesslich thut die Uebung am Präparirtische doch das meiste, und wie die chemische Analyse nicht ohne Laboratorium, so kann die microscopische Untersuchung nicht ohne Instrument und Präparirnadel erlernt werden.

I. Die Zelle.

Die Zelle.

Die Elementarorgane, aus denen sich der Pflanzenkörper aufbaut, sind die Zellen. Obschon es nicht nothwendig zum Begriffe der Zelle gehört, dass dieselbe von einer Membran umschlossen sei (nackte Schwärmer), so sind doch bei weitem die meisten Zellen mit einer solchen versehen.

Die meisten Pflanzen (die höher organisirten alle) bestehen aus zahlreichen Zellen. Unter den niederen Pflanzen gibt es jedoch viele, die nur aus einzelnen Zellen gebildet werden, von denen einige sogar die manigfachsten Formen annehmen, sich reichlich verzweigen (der Schimmelpilz *Mucor Mucedo*), ja ohne irgendwie durch Querwände getheilt zu sein, Stamm, Blatt und Wurzel nachahmen (*Caulerpa*). Von solchen einzelligen Pflanzen kommen für die Pharmacognosie im engeren Sinne keine in Betracht, wohl aber sind sowohl die Hefe (*Saccharomyces cerevisiae*) wegen ihrer Gärwirkung und die verschiedenen pathogenen Spaltpilzformen (*Bacterien*), die durch den neuerdings gewonnenen Einblick in die Beziehungen zwischen ihnen und den gefährlichsten Krankheiten erhöhtes Interesse beanspruchen, ebenso wie die Diatomeen, deren Kieselpanzer die Infusorienerde (Kieselgur) bilden, von grösster Wichtigkeit für das practische Leben.

Manche Drogen freilich, welche Theile von Pflanzenkörpern, namentlich deren Befruchtungsorgane (*Lycopodium*) oder Haar- resp. drüsenartige Anhängsel derselben (*Glandulae Lupuli*) darstellen, sind einzellig.

Zellwand und Zellinhalt.

1. Zellinhalt.

Proto-
plasma.

Die Zelle besteht aus Zellwand und Zellinhalt. Den wesentlichsten Inhalt der Zelle bildet während ihrer Lebensthätigkeit das **Protoplasma** (Plasma)[1]. Dasselbe erfüllt als trübe, halbflüssige Masse das Innere (Lumen) der am Vegetationspuncte befindlichen oder sonst in lebhafter Entwickelung begriffenen Zellen vollkommen. Später treten in demselben Vacuolen[2] (Hohlräume) auf. Diese, mit farblosem Zellsaft erfüllt, vergrössern sich je älter die Zelle wird, immer mehr, verschmelzen mit einander und bilden schliesslich, während das Protoplasma allmälig gegen die Wandung sich zurückzieht, (Plasmaschlauch, Primordialschlauch, Ptychodeschlauch, Zellschlauch) einen grossen, centralen, mit Zellsaft erfüllten Hohlraum (Fig. 27 *p*). Hat die Zelle aufgehört zu wachsen, so ist auch das Plasma bis auf ein zartes, der Membran anliegendes Häutchen verschwunden. Das Protoplasma nimmt an allen Bildungsprocessen in der Zelle den lebhaftesten Antheil und ist der wichtigste Stoff in der Zelle; von ihm geht die Bildung der Zellwand aus, ihm verdanken die andern Inhaltsbestandtheile der Zelle zumeist ihre Entstehung.

Zellbildung
und
Zelltheilung.

Die Vermehrung der Zellen geschieht nur durch Theilung. Eine Zelle (Mutterzelle) wird durch eine (meist median auftretende) Scheidewand in zwei Tochterzellen getheilt (Fig. 28). Dabei gilt es als Gesetz, dass mit der Theilung der Zelle (des Plasmas) auch stets eine Theilung des Kerns (siehe unten und Fig. 28) verbunden ist. Bei den Fortpflanzungszellen ist mit der Theilung der Regel nach auch eine Abrundung der Zellen verbunden.

---

[1] πρῶτον das erste und πλάσμα Gebilde.
[2] vacuum leer.

Das Protoplasma, welches stets eine weichflüssige und (mit Ausnahme
der äussersten und innersten Schicht, Hyaloplasma) körnige Beschaffenheit

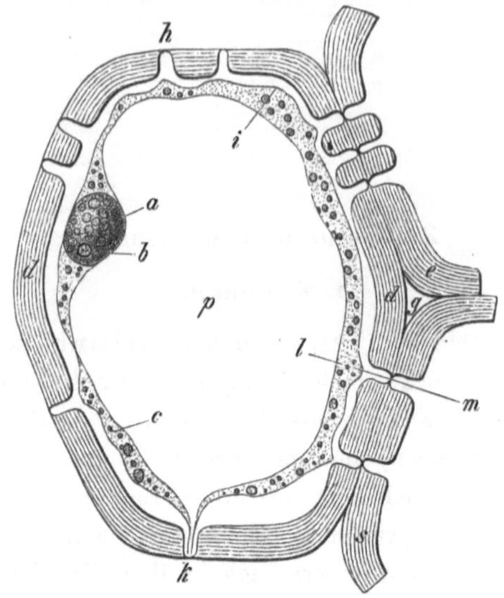

Fig. 27.

(Microsomen) besitzt, ist eine complicirt zusammengesetzter, sehr stick-
stoffreicher Körper[1]), der mehrere der Eiweissgruppe angehörige Substanzen (Proteïnkörper) neben Wasser und anorganischen Salzen (Phos-

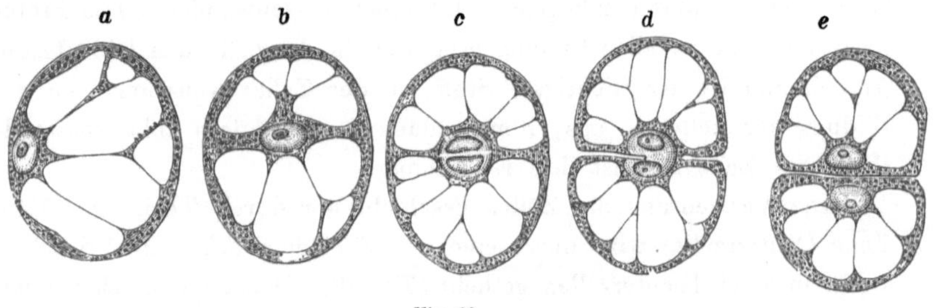

Fig. 28.

____

¹) Vergl. REINKE, Studien über das Protoplasma.   Berlin 1881.

____

27) Querdurchschnitt durch eine Markzelle von *Taxodium distichum*. *a* Zellkern, *b* Kernkörperchen, *c* an die Wand zurückgezogener Plasmaschlauch (durch Reagentien von dieser ab-
gelöst), *i* Primordialschlauch (Hyaloplasma), *p* Zellsaft, *l—m* correspondirende Tüpfel benachbarter Zellen, *d* Zellwandung, *e—s* Zellwand benachbarter Zellen, *g* Intercellularraum.
(HARTIG.)
28) Der Vorgang der Zelltheilung in seinen einzelnen Phasen dargestellt.   Schematisch.
(HARTIG.)

phaten und Sulfaten der Leichtmetalle) enthält. Es ist nicht structurlos, sondern besitzt eine feine Organisirung[1]).

Wasserentziehende Mittel (Zucker, Glycerin) contrahiren das Plasma, d. h. sie ziehen in Folge Wasserabgabe des Zellinhalts den Plasmaschlauch von der Wandung ab. Durch Jod[2]) wird das Plasma gelbbraun[3]), durch MILLON's Reagens rosenroth, durch TROMMER's Reagens violett, durch Zucker und Schwefelsäure roth gefärbt. Todtes Plasma speichert reichlich Farbstoffe (besonders schön Eosin).

In das Plasma der jugendlichen Zelle eingebettet (Fig. 27) oder an Plasmafäden aufgehangen (Fig. 28, b, c,) findet sich, meist in der Einzahl, der Zellkern (Nucleus) (Fig. 27 a, 28). Derselbe besitzt ein oder zwei Kernkörperchen (Nucleoli) (Fig. 27 b) und besteht gleichfalls seiner Hauptmasse nach aus einer plasmaartigen Substanz, in welcher jedoch das Nucleïn in Körnerform eingelagert ist. Durch Behandlung mit Farbstoffen (Haematoxylin, Anilingrün, Alauncarmin) treten die Kerne schärfer hervor.

Da in alten Zellen das Protoplasma auf ein Minimum eingeschrumpft und der Zellkern ganz verschwunden ist, so spielen beide in der Pharmacognosie, die sich ja zumeist mit aus fertigen Geweben bestehenden Organen beschäftigt, nur eine untergeordnete Rolle, so wichtig auch das Plasma für den Haushalt der Pflanze selbst und bei Bestimmung des Futterwerthes der Kräuter ist.

Dagegen ist ein dem Protoplasma sehr nahe verwandter und wie dieses aus Proteïnsubstanzen bestehender Körper auch pharmacognostisch von grösster Wichtigkeit, nämlich das **Aleuron**[4]) oder Klebermehl

Aleuron.

---

[1]) Ueber die Structur des Plasmas sind neuerdings sehr viele Arbeiten (namentlich von STRASBURGER, SCHMITZ, TANGL, FROMMANN u. and.) erschienen.

[2]) Für die microchemischen Reactionen ist die Zusammenstellung von POULSEN (Botanische Microchemie. Cassel 1881), sehr empfehlenswerth. Vergl. auch TSCHIRCH, Microchemische Reactionsmethoden im Dienste der technischen Microscopie. Archiv der Pharm. 1882.

[3]) Alle Proteïnsubstanzen werden durch Jod gelb gefärbt, so das Plasma, der Kleber, die Proteïnkrystalloïde (für diese verwendet man Jodglycerin), die Chlorophyllkorngrundlage etc.

[4]) ἄλευρον feines Getreidemehl, Kleber von HARTIG im Gegensatze zu Amylon gewählt. Entdeckt wurde das Aleuron von HARTIG (Botan. Zeit. 1855, 881 u. 1856, 257). Die eingehendsten Untersuchungen über dasselbe verdanken wir PFEFFER, in PRINGSHEIM's Jahrbüchern für wissenschaftliche Botanik VIII (1872) 429.

(Proteïnkörner), welches sich in zahlreichen Samen der Umbelliferen, Euphorbiaceen, bei *Vitis vinifera*, *Silybum Marianum*, *Myristica*, *Amygdalus*, *Cardamomum* und der *Paranuss* (*Bertholletia excelsa*) vorfindet[1].

In vielen Fällen nämlich lässt sich der körnige Zellinhalt durch stärkere Vergrösserung in zahlreiche einzelne rundliche oder polyëdrische Körner[2] auflösen (Cotyledonen der *Erbse*[3]) und *Bohne* Fig. 29 a),

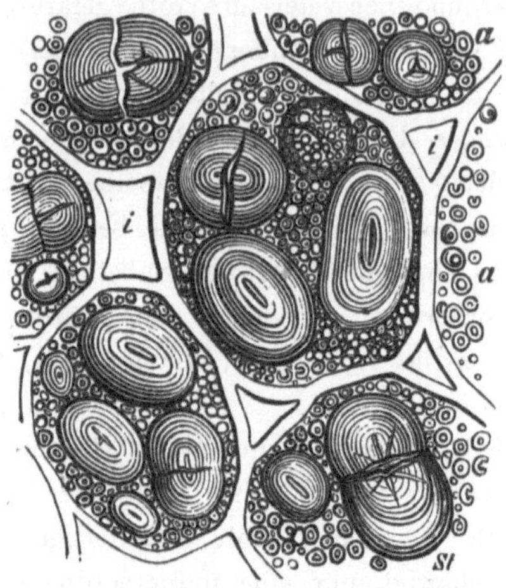

Fig. 29.

die den Zwischenraum zwischen den Stärkekörnern (*Erbse*) oder die ganze Zelle (Getreidesamen: Kleberschicht) erfüllen. Schon diese Körn-

[1] Zur Kenntnis der krystallisirten pflanzlichen Eiweisskörper haben beigetragen RITTHAUSEN (viele Arbeiten im Journ. f. prakt. Chemie der letzten Jahre), MASCHKE, NÄGELI, SACHSSE, WEYL, SCHMIEDEBERG, BARBIERI, SCHIMPER, DRECHSEL, DE LUYNES, GRÜBLER (Journ. f. prakt. Chem. 1881), bei letzterem findet sich die Literatur verarbeitet. Vergl. auch HUSEMANN und HILGER, Die Pflanzenstoffe.

[2] Man muss jedoch bei der Präparation wasserhaltige Einlegeflüssigkeiten vermeiden, weil die Körner dadurch zerstört werden, wie dies z. B. in Fig. 29 geschehen ist. Bei der Untersuchung der Aleuronkörner mit Einschlüssen benutze man stets concentrirtes Glycerin oder fettes Oel.

[3] Vergl. TANGL, das Protoplasma der *Erbse*. Sitzungsber. der Wiener Akademie 1877.

29) Elliptische, deutlich geschichtete Stärkekörner. *st* mit weiter Centralhöhle, aus dem Cotyledon eines Samens von Pisum sativum nach Wasserzusatz, *a* Proteïnstoffe (Aleuron), *i* Intercellularräume. (SACHS.)

chen kann man mit dem Namen **Aleuron** belegen. Im engeren Sinne versteht man unter **Aleuron** jene grossen Körner, welche, in eine homogene Eiweissmasse eingebettet, gewissermassen die Stelle der Stärkekörner vertreten und die aus einer eiweissartigen Grundmasse und krystallinischen (Calciumoxalat) oder krystallartigen, rundlichen Einschlüssen (Globoïde) bestehen. Die eiweissartige Grundmasse ist entweder amorph oder krystallinisch (Krystalloïde), in letzterem Falle samt den Einschlüssen von amorpher Hüllmasse umgeben.

Die Globoïde (Phosphate des Calciums und Magnesiums) fehlen niemals. Krystalloïde[1]) finden sich schön ausgebildet in den Aleuronkörnern der Samen von *Elaeis guineensis, Aethusa Cynapium*, allen Euphorbiaceen (*Rici-*

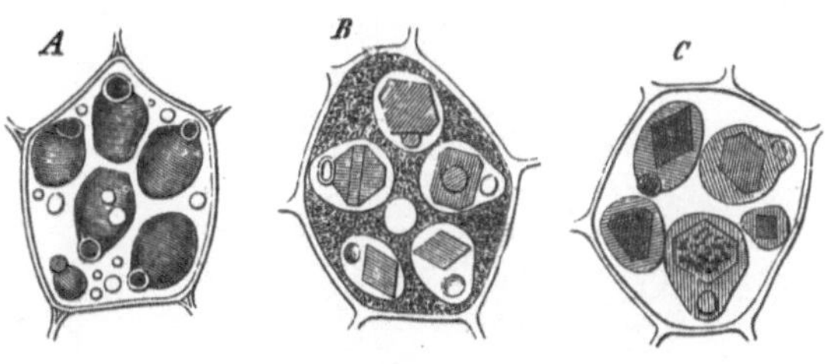

Fig. 30.

nus, Croton). Sie fehlen den Aleuronkörnern der Umbelliferensamen. Krystalloïde neben Krystallen finden sich bei *Aethusa Cynapium*.

Bisweilen ist ein Aleuronkorn in jeder Zelle entweder durch seine Grösse allein oder auch durch anders geformte oder grössere Krystalleinschlüsse vor den übrigen ausgezeichnet (Fig. 31 A bei *c*). Man nennt ein solches Korn den Solitär (HARTIG).

Die Krystalloïde sind doppelbrechend[2]), ihre Winkel aber inkonstant; sie sind unlöslich im Wasser. Die krystalloïdfreien

---

[1]) Von κρύσταλλος Krystall und εἶδος Aehnlichkeit. Den Namen verdanken sie C. NÄGELI, Sitzungsber. der Münchener Akad. 1862, p. 121.

[2]) Dieselben erscheinen daher im polarisirten Licht deutlicher, vergl. auch RADLKOFER, Krystalle proteïnartiger Körper. Leipzig 1859.

---

30) Zellen aus dem Eiweisse von *Semen Ricini* (SACHS). *A* einzelne Zelle in concentrirtem Glycerin; der Inhalt zeigt nur unbestimmt geformte Klumpen. *B* derselbe Schnitt mit wenig Wasser versetzt, wodurch Krystalloïde, feine Körnchen von Proteïnstoffen und Oeltropfen zur Anschauung gelangen. *C* derselbe Schnitt mit mehr verdünntem Glycerin erwärmt, wodurch die Oeltropfen herausgetrieben und die Krystalloïde angegriffen und allmälig gelöst werden.

Aleuronkörner lösen sich dagegen meist in reinem (*Paeonia, Lupinus*) alle in schwach alkalischem Wasser. Die aus Proteïnstoffen bestehende Grundmasse ist unlöslich in Alkohol, Aether, Benzol, Chloroform, Paraffin; sie wird durch Jod gelb gefärbt.

Die Globoïde lösen sich in anorganischen Säuren, auch in Essigsäure und Weinsäure, nicht in verdünntem Kali.

Es kommen übrigens auch Proteïnkrystalloïde im Pflanzenreiche vor, die nicht in Aleuronkörner eingeschlossen sind (*Kartoffelknolle*, Fig. 108 *a*).

Die Aleuronkörner gehören, wie schon ihr ausschliessliches Vorkommen in den Samen zeigt, zu den Reservestoffen, die dazu berufen sind,

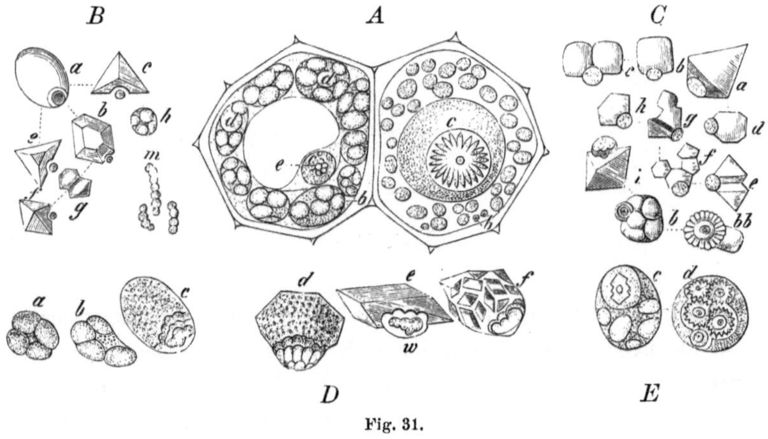

Fig. 31.

der keimenden Pflanze in ihrer ersten Entwickelung, bevor dieselbe selbständig zu assimiliren vermag, genügendes Material zum Aufbau der Organe darzubieten. Sie sind daher für den Haushalt der Pflanze von grösster Wichtigkeit. Wie reichlich die Proteïnsubstanzen in einzelnen Samen enthalten sind, zeigen folgende bezügliche Procent-Zahlen: *Nux vomica* 11, *Cacao* 13, *Schwarzer Senf* 18, *Mandeln* 24, *Leinsamen* 25, *Ignatiussamen* und *weisser Senf* 27.

---

31) *A* zwei Klebermehlzellen aus dem Samen der *Rosine*. In der Zelle links ist viel körniges Plasma und ein Zellkern *c* vorhanden. Die Zelle rechts nach vollendeter Reife mit einem grossen Solitär (*c*) und zahlreichen kleinen Aleuronkörnern. *B* Aleuron aus dem Samen von *Ricinus communis* mit Krystalloïden. *C* Aleuron aus *Euphorbien, Myristica* (*c*), *Croton* (*b*), *Phyllantus* (*bb*). *D* Aleuron aus dem Samen der *Bertholletia excelsa*, *f* Zerfall eines Krystalloids in mehrere Krystalle. *E* Aleuron aus dem Samen von *Lupinus* (*c*) und *Conium* (*d*). (**HARTIG**.)

Die Zahlen sind aus Stickstoff-Bestimmungen berechnet, indem vorausgesetzt wurde, dass die Eiweisskörper 15 pC. Stickstoff enthalten.

Unmittelbar an die Eiweisskörper schliessen sich die **Chlorophyll-** Chlorophyllkörper.
körper an, deren Grundmasse ebenfalls aus einem eiweissartigen Körper
besteht[1]). Diese übrigens gleichfalls sehr weiche Grundmasse (das
Stroma) ist von schwammartiger Structur (Fig. 33 *a*) und enthält in
quantitativ geringer Menge in den Maschen des Gerüstes das Farbstoffgemenge, dem PELLETIER und CAVENTOU[2]) im Jahre 1817 den Namen

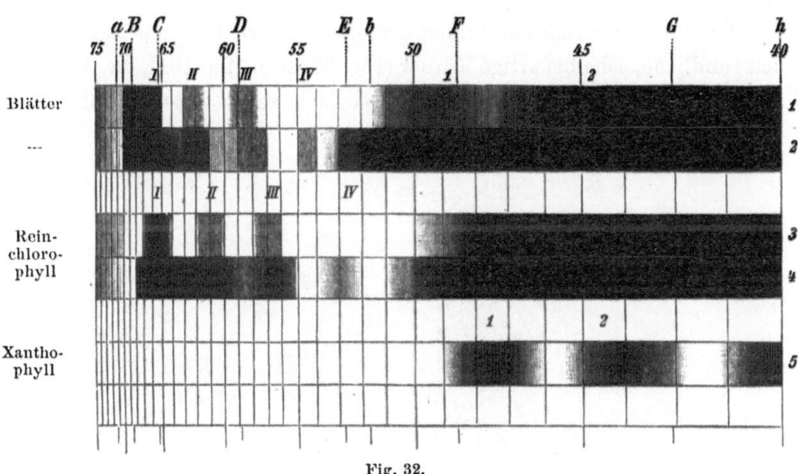

Fig. 32.

Chlorophyll[3]) gaben. Das Rohchlorophyll besteht aus zwei Farbstoffen,
dem Chlorophyll (im engeren Sinne, oder Reinchlorophyll)[4]) und dem

---

[1]) SACHS, Flora 1862 und 1863. — MOHL, Verm. Schriften.
[2]) Journ. de Pharm. 1817. 486.
[3]) χλωρός grün und φύλλον Blatt.
[4]) Vergl. TSCHIRCH, Untersuchungen über das Chlorophyll. Berlin 1884.
Dort ist die gesamte Chlorophyllliteratur bis zum Jahre 1883 kritisch gesichtet und verarbeitet. Am Schlusse der Arbeit findet sich ein (gegen 600
Arbeiten umfassendes) Literaturverzeichnis.

---

32) 1. Spectrum von 2 Blättern.
    2. Spectrum von 5 Blättern.
    3. Spectrum einer verdünnten } alkoholischen Reinchlorophylllösung.
    4. Spectrum einer concentrirten
    5. Spectrum einer alkoholischen Xanthophylllösung.
    Im Blattspectrum ist Band 2 des Xanthophylls durch die übergreifende Endabsorption
des Reinchlorophylls meist verdeckt, wenigstens stets undeutlich gemacht. (TSCHIRCH.)

Xanthophyll[1]). Ersteres ist blaugrün, letzteres gelb. Die smaragdgrüne Farbe der Blätter ist also eine Mischfarbe[2]), das Blattspectrum
ein Mischspectrum. Während nämlich das Chlorophyll nur Bänder in
der weniger brechbaren Spectrumhälfte (roth-grün) und eine continuir-
liche Absorption des Violetts besitzt, liegen beim Xanthophyll im Roth bis
Grün gar keine Bänder (Fig. 32 5), sondern dasselbe besitzt nur solche
im Blau. Reinchlorophyll kann man, wie einer von uns (T.) gezeigt
hat, durch Reduktion des Chlorophyllans, eines krystallisirbaren Körpers, darstellen.

Die Chlorophyllkörner bilden bei den höheren Pflanzen ausschliesslich rundliche, scheibenartige Körner (Fig. 33, 109, 129, 161), die, wenn sie
dicht an aneinander liegen, sich polyëdrisch gegen einander abplatten

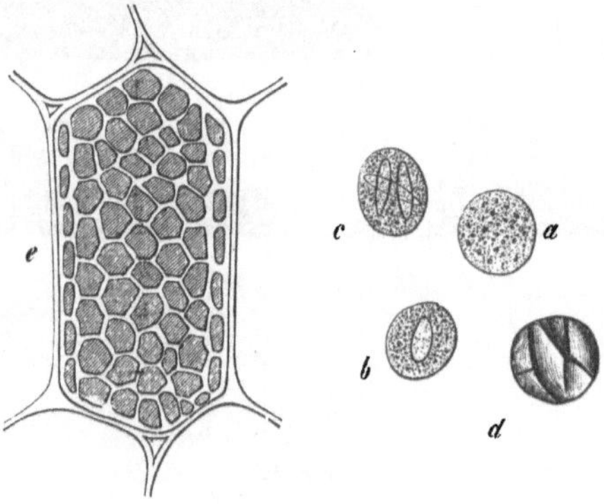

Fig. 33.

ohne sich jedoch zu berühren (Fig. 33 e), weil sie mit einer dünnen
Plasmahaut umgeben sind. Sie sind die Organe, in denen sich der
wichtigste Process des Pflanzenlebens, die Assimilation der Kohlensäure zu kohlenstoffhaltigen, organischen Verbindungen unter Einfluss

----

[1]) ξανθός gelb und φύλλον Blatt.

[2]) Durch Benzol lässt sich wie G. KRAUS (zur Kenntniss d. Chlorophyll-
farbstoffe, Stuttgart 1872) zeigte, ein alkoholischer Chlorophyllauszug der
Blätter in zwei Schichten spalten, eine gelbe untere, welche das Xanthophyll
und eine grüne obere, welche das Chlorophyll enthält. Die Scheidung ist
aber nicht quantitativ genau. — (TSCHIRCH, Untersuchungen über das Chlorophyll. Berlin. Parey. 1884.)

----

33) a Chlorophyllkorn, die Schwammstruktur durch Punktirung verrathend, b, c, d
Stärkeeinschlüsse im Chlorophyllkorn, e eine mit wandständigen Chlorophyllkörnern erfüllte
Zelle. (TSCHIRCH.)

des Lichtes, vollzieht; nur chlorophyllhaltige Organe vermögen dies
zu thun. Thatsächlich finden wir denn auch in den Chlorophyllkörnern
reichliche Ansammlungen von Assimilationsproducten, so namentlich
Stärke (Fig. 33 *b, c, d*). Legt man ein Blatt der Pfefferminze, nachdem man zunächst den Farbstoff mit Alcohol ausgezogen, in Jodwasser (siehe unten, Microchemische Reagentien), so färbt es sich alsbald blau-schwarz; jedes Chlorophyllkorn enthält einige schwarzgefärbte
Stärkekörnchen (siehe Jod-Stärkereaction).

Die Chlorophyllkörner liegen stets, in den Plasmaschlauch eingebettet, an der Innenwand der Zelle und schrumpfen bei der Contraction
des Schlauches, auf Zusatz von Reagentien, oder beim Absterben der
Zelle ein. Da die Grundmasse der Chlorophyllkörner sehr weich ist,
so fliessen bei diesem Processe oft viele derselben zu grösseren Massen
zusammen. So findet man denn in den Drogen (den grünen Blättern
und Stengeln) die Chlorophyllkörner selten unverändert, meist bilden
sie inmitten der Zellen nur noch unförmliche Klumpen, an denen die
körnige Structur nur schwer noch zu erkennen ist.

Aehnliches gilt auch von der Erhaltung des Farbstoffes, des Chlorophylls[1]). Werden nämlich Blätter schnell getrocknet, so findet eine
Einwirkung der Pflanzensäuren auf das Chlorophyll nur in geringem
Masse statt: es wird nur wenig braungelbes Chlorophyllan (ein Oxy-
dationsproduct des Chlorophylls) gebildet, und die Blätter bleiben schön
grün. Trocknet man jedoch unvorsichtig und langsam, so erhält man
durch reichliche Chlorophyllanbildung braungelbe Blätter[2]). Einige
Blätter werden jedoch auch beim vorsichtigsten Trocknen braun (*Nico-
tiana, Juglans*).

Da die Bildung des Chlorophylls vom Lichte abhängig ist, so
findet sich dasselbe nur in oberirdischen und dem Lichte ausgesetzten
Theilen der Pflanze[3]). Im Dunkeln erzogene Blätter sind gelb (Etio-
lement; der Farbstoff heisst Etiolin)[4]). Alle Blätter und grünen Sprosse

---

[1]) Der Name Chlorophyll muss auf den Farbstoff beschränkt bleiben.

[2]) Diese Verhältnisse sind ausführlich besprochen in TSCHIRCH, Einige
practische Ergebnisse meiner Untersuchungen über das Chlorophyll, Arch. der
Pharm. 1884.

[3]) Doch sind auch die halb unterirdischen Blattbasen von *Rhizoma filicis*
grün. Ausnahmen bilden auch viele in undurchsichtige Fruchtschalen eingeschlossene grüne Embryonen und die Dunkelkeimlinge der Coniferen.

[4]) Von dem französischen Worte étioler, verblassen, welches vom lateinischen stipula, Halm, abgeleitet wird.

enthalten Chlorophyll, obgleich es manchmal durch rothe, im Zellsafte gelöste Farbstoffe (*Dracaena*blätter) verdeckt wird. Auch in Fruchtgehäusen (*Juglans*) und Rinden, namentlich dünneren (*Rhamnus, Salix* u. a.) treffen wir Chlorophyll. Da es aber nur in lebensthätigen Zellen vorkommt, so fehlt es solchen Rinden, die ganz aus Dauergewebe bestehen oder denen die peripherische Schicht fehlt (*China, Zimmt*).

Der Chorophyllfarbstoff ist als unschädliche grüne Farbe von practischer Bedeutung.

Das Chlorophyll der Blätter (Rohchlorophyll) ist unlöslich in Wasser, löslich in Alcohol, Aether, Schwefelkohlenstoff, Aceton, Benzol, ätherischen und fetten Oelen (*Ol. Hyoscyami* ist durch Chlorophyll gefärbt), Chloroform, verdünnter Kalilauge (in letzterer unter chemischer Veränderung), es bildet alsdann smaragdgrüne Lösungen, die sowohl dichroïtisch (grün-roth) sind, als auch prachtvoll blutroth fluoresciren.

Ein bequemes Mittel, Chlorophyll von andern grünen Farbstoffen zu unterscheiden, ist folgendes: Man schüttelt die alcoholische Lösung des Farbstoffes mit concentrirter Salzsäure und Aether, die saure Lösung wird alsdann blau, die ätherische gelb. Kein anderer grüner Farbstoff verhält sich ebenso. Reinchlorophyll löst sich mit blauer Farbe in Salzsäure und ist in den gleichen Lösungsmitteln wie Rohchlorophyll (vergl. oben) löslich. Chemisch scheint Reinchlorophyll den Lecithinen nahe zu stehen oder selbst ein Lecithin zu sein.

Farbstoff-krystalloïde.

Auch die **gefärbten Krystalloïde** vieler Blüthen und Früchte (*Capsicum annuum, Rosa, Crocus, Carthamus, Tropaeolum, Chrysanthemum*) gehören hierher.

Die Entwickelung derselben geht meist in der Weise vor sich, dass die Chlorophyllkörper — anfangs sind ja Blüthen und Fruchtblätter meist grün — unter Zerstörung ihrer Form und Verlust ihrer Farbe in diese Farbstoffkrystalloïde übergehen. Besonders die **gelben** Farbstoffe (Anthoxanthin)[1] kommen häufig in Form schön ausgebildeter Krystalle (Fig. 34) vor (Morrübe), die wohl noch stets ausser dem Farbstoff eine plasmatische Grundlage besitzen[2]. Bisweilen treten diese Farbstoffe auch als Körnchen auf.

---

[1] Von ἄνθος Blüthe und ξανθός gelb.

[2] Sie sind quellungsfähig. Neuerdings sind diese Krystalloide vielfach untersucht worden, so von HILDEBRAND, PRINGSH. Jahrb. 1861. — NÄGELI, Sitzungsberichte d. Münch. Akad. 1862. — WEISS, Sitzungsber. d. Wiener Akad. 1866. — SCHIMPER, Botan. Zeit. 1883. — A. MEYER, Bot. Zeit. 1883.

Die **rothen und violetten Farbstoffe** (Anthocyan)[1]) sind der Regel nach im Zellsaft gelöst. (Rothe Kartoffeln, rothe Laubblätter und Blumenblätter.)

In der protoplasmatischen Grundmasse findet sich sehr häufig flüssiges oder festes **Fett**, z. B. im Embryo der Gramineen, im Endosperm von *Ricinus*, in den Cotyledonen der Cruciferen. Dasselbe scheint in feinster Vertheilung an das Plasma gebunden zu sein. Microscopische Schnitte von an fettem Oele sehr reichen Samen (*Ricinus, Tiglium, Amygdalus, Corylus*) zeigen unter Wasser betrachtet eine Menge kleiner Oeltröpfchen, welche dagegen nicht sichtbar sind, wenn Weingeist oder Glycerin statt Wasser als Einlege-Flüssigkeit verwendet wird. Erst bei allmäliger Verdünnung des Weingeistes oder Glycerins mit Wasser unter dem Deckglase kommen die Oeltropfen zum Vorschein. Hieraus kann man schliessen,

Fette und fettes Oel.

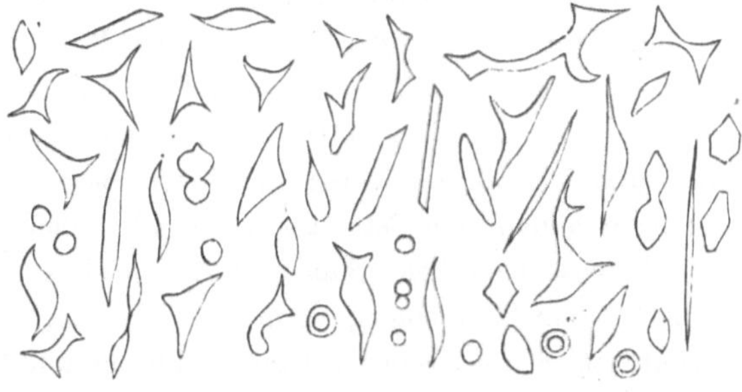

Fig. 34.

dass das fette Oel in dem trockenen Samen in Verbindung mit einem andern Stoffe enthalten ist, welcher das Oel hindert, in Tropfen zusammenzufliessen. Diese offenbar sehr lockere Verbindung, (vielleicht mit Eiweiss) wird durch Wasser zerstört und das Oel tritt in Tropfen zusammen. Man kann jedoch diesen Befund auch so auffassen, dass das fette Oel nur sehr innig mit dem Plasma gemengt in den Zellen vorkomme, der damit gemengte Eiweisskörper durch Wasser gelöst und so das Oel zur Bildung grösserer Tropfen veranlasst werde. Wie dem auch sei, so wird offenbar das fette Oel durch diese höchst merkwürdige Art der Aufspeicherung sehr wirksam geschützt; es ist ja bekannt genug, wie rasch es ranzig wird, wenn die Samen zerkleinert oder gar befeuchtet sind.

---

[1]) Von ἄνθος Blüthe und κυανεος blau.

---

34) Farbstoffkrystalloïde (Anthoxanthinkörper) aus Blüthen und Früchten. (TSCHIRCH.)

Ausserdem enthalten manche Zellen anderer Gewebe in flüssiger oder fester Form frei auftretendes Fett. Im ersteren Falle sind die Tropfen des Oeles besonders wegen ihrer auffallenden Lichtbrechung leicht kenntlich, z. B. in *Secale cornutum* und in der *Senegawurzel.* Die in fe ster Form abgelagerten Fette sind krystallinisch, besonders deutlich unter anderem im *Cacao,* in den *Kokkelskörnern,* in der *Muscatnuss*[1]). Das in den Kernen und Schalen der *Kokkelskörner* enthaltene Fett besteht nahezu ganz aus freier Stearinsäure[2]).

Bei der Euphorbiacee *Stillingia sebifera* findet sich auf der Oberfläche der schwarzen Samen ein Talgüberzug und bei *Peckia (Cybianthus) butyrosa,* Familie der Myrsineaceae, hat jede der 4 Nüsse eine mehrere Millimeter dicke Rinde, deren innerer Theil eine gelbe, blätterige Substanz bildet.

Ausser in Samen (Fig. 88) trifft man Fette auch bisweilen im Fruchtfleische an (sehr viel bei der *Oelpalme,* bei den japanischen Wachsbäumen *Rhus succedanea* und *Rh. vernicifera,* bei *Olea europaea*), in Pollen, Sporenzellen (*Lycopodium, Pollen Pini*), in einigen Wurzeln (*Cyperus esculentus*) und in Ruhezuständen von Pilzen (*Secale cornutum*).

In klcinen Mengen finden sich Fette und Oele, wie schon erwähnt, in fast allen lebensthätigen Geweben; Samen enthalten sie regelmässig. Man kann sich davon leicht überzeugen, wenn man einen Schnitt durch dieselben mit concentrirter Schwefelsäure behandelt; Plasma und Membran werden alsbald zerstört und die sonst kaum sichtbaren Oeltröpfchen fliessen zu grösseren Tropfen, die von der Schwefelsäure nicht angegriffen werden, zusammen.

Dieses ist überhaupt die beste Methode, um in microscopischen Präparaten kleine Mengen fetten Oeles nachzuweisen. Mit ihr gelingt es z. B. leicht im *Lycopodium,* welches gegen 50 pC fettes Oel enthält, aber bei einfacher microscopischer Betrachtung nichts davon erkennen lässt, dasselbe sichtbar zu machen; man hat nur nöthig die Körner zu zerdrücken und alsdann die Schwefelsäure oder concentrirte Chlorcalciumlösung hinzuzufügen.

In den Samen spielen die Fette die Rolle von Reservestoffen, in den lebenden, namentlich den chlorophyllhaltigen Geweben sind sie ein Assimilationsproduct, das offenbar zum Aufbau der Gewebe alsbald weitere Verwendung findet.

---

[1]) Vergl. auch MÖLLER, Ueber Muscatnüsse. Pharm. Centralhalle 1880. No. 51/53.

[2]) SCHMIDT und RÖMER, Archiv der Pharm. 221 (1883) 34.

Die Fette sind in siedendem Alcohol, in Aether, Schwefelkohlenstoff, Benzol, Paraffin und in den ätherischen Oelen löslich und werden durch Osmiumsäure braunschwarz gefärbt.

Bei den Samen, welche am reichlichsten fettes Oel enthalten, kann dieses die Hälfte des Gewichtes der Samenkerne (nach Beseitigung der Schalen) übersteigen. So bei *Amygdalus*, *Cacao*, *Papaver*, *Ricinus*, *Sesamum*, *Croton Tiglium*; in letzterem beträgt das Oel sogar gegen 60 pC. Meistens aber bleibt der Fettgehalt der übrigen hier in Frage kommenden Samen geringer; *Leinsamen* und *schwarzer Senf* geben gegen 33 pC.

Das Fett der *Olive*, das gelbe *Palmöl*, sowie das sogenannte *Japanwachs* sind im Fruchtfleische der betreffenden Stammpflanzen enthalten. Die übrigen festen und flüssigen Fette des Pflanzenreiches, welche in grossen Mengen auf den Weltmarkt gelangen, werden von Samen geliefert.

Die Fette sind Ester (zusammengesetzte Aether) des Propenyls oder Glycerins. Die mit diesem Radical zusammengetretenen Säuren gehören meist der Reihe der gewöhnlichen Fettsäuren an, doch besteht ein Theil sehr vieler fetten Oele und selbst fester Fette aus Oleïn, d. h. aus dem Propenylester der Oelsäure oder Elaïnsäure, welche der Acrylsäurereihe angehört. Nirgends ist in der Natur ein einzelner Propenylester nachgewiesen worden; jedes Fett ist ein Gemenge mehrerer solcher Ester. Wenn man ein Fett vermittelst Lauge zerlegt (verseift), so findet man daher immer die Base mit mehr als einer Säure verbunden.

Der für uns auffälligste und wichtigste Bestandtheil des Zellinhaltes ist aber das **Stärkemehl** (Stärkmehl, Amylum)[1]. Stärke.

Dasselbe kommt reichlich, zu characteristischen Körnern geformt, in den Samen und anderen Reservebehältern (Rhizome, Knollen) vor. Die mit Stärkemehl (Reservestärke) ausgestatteten Samen sind jedoch sehr viel weniger zahlreich als diejenigen, welche keines enthalten. Es tritt aber auch, dann meist in sehr kleinen Körnchen, in den leitenden Geweben (transitorische Stärke) und im Innern der Chlorophyllkörner (Assimilationsstärke, autochthone Stärke) auf. Für uns sind besonders die Stärkekörner der Reservebehälter wichtig.

Zwischen dem Stärkemehl und den anderen Bestandtheilen der

---

[1] Von α (α-privativum) und $\mu\acute{v}\lambda\eta$ Mühle $=$ ohne Mühle dargestelltes Mehl.

Zelle bestehen manigfache, aber noch wenig aufgeklärte Beziehungen.
So fand Budde[1]) bei *Radix Belladonnae* Beziehungen zwischen dem
Gehalte der Wurzel an Stärkemehl und an Alkaloïd. Der Atropinge-
halt ist am erheblichsten in den sehr stärkereichen Wurzeln, am geringsten in den stärkefreien. (Vergl. auch pag. 12.)

Die Stärke ist organisirt und erscheint in Form von mehr oder
weniger deutlich geschichteten Körnern[2]) (Fig. 35, 36, 37, 39, 42,
43, 44, 45, 46).

Einzelne Drogen werden in frischem Zustande einer höhern Temperatur ausgesetzt, um sie rascher zu trocknen. Sind diese Pflanzentheile
saftig, so erleidet das Amylum hierbei jene Veränderung, welche als
Kleisterbildung bekannt ist. Die Körner quellen stark auf und
fliessen zu structurlosen Klumpen, Kleisterballen, zusammen. So bei

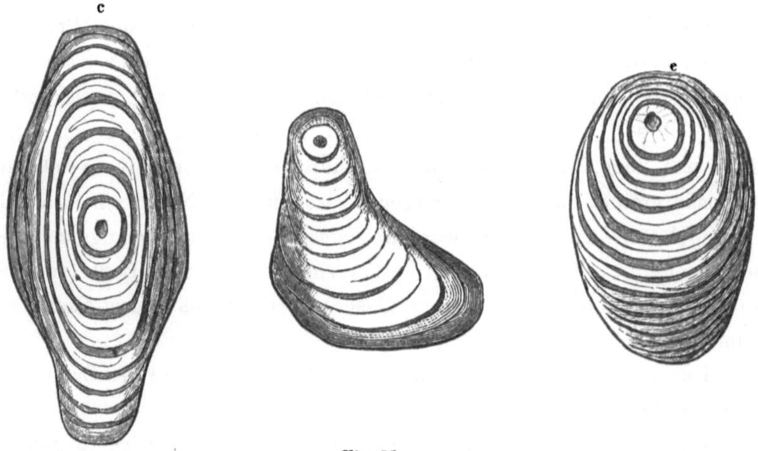

Fig. 35.

Curcuma[3]), *Jalape*, *Salep*, einigen Sorten der *Sarsaparilla* und bei indischen *Aconitknollen*; der *Sago* ist nichts anderes als aufgequollene Stärke.

Die Schichten (sehr schön besonders an den Körnern der Kartoffel und der Leguminosen - Samen) der, in Folge ungleichen

---

[1]) Archiv der Pharm. 220 (1882) 414.
[2]) Nägeli, Die Stärkekörner, Pflanzcnphysiologische Untersuchungen
1858. Das umfangreichste Werk über die Stärke.
[3]) Berg, Anatomischer Atlas, Taf. XIX, Fig. 48.

---

35) Stärkekörner mit sehr deutlichen Schichten und Centralhöhle, aus der Kartoffel, sehr
stark vergrössert.

Wachsthums meist nicht gleichmässig runden, Körner verlaufen um einen gemeinsamen Mittelpunct, obgleich namentlich bei stark excentrisch gebauten Körnern auf der Seite des geringsten Wachsthums in unmessbar dünnen Schalen. Die Schichten (Fig. 35) entstehen durch eine sprungweise Aenderung des Wassergehaltes in den einzelnen Zonen. Auf eine äusserste, sehr wasserarme Schicht folgt eine wasserreiche, dann wieder eine wasserarme u. s. f. Das Centrum des Kornes, der Kern, ist sehr wasserreich.

Wächst das Stärkekorn nicht weiter, so bleibt an seiner Stelle meist eine Höhlung (Centralhöhle, Nabel). Oft ist dieser Raum auf einen sehr geringen Umfang beschränkt und erscheint daher als dunkles Pünctchen (Kernpunct), in der Stärke der *Kartoffel*, und der Rhizome einiger Zingiberaceen (Fig. 36 u. 46). Bei den Stärkekörnern von *Tuber Colchici*, *Maranta* (Fig. 45), *Mais* Fig. 48 u. 49), *Radix Calumbae* u. a.

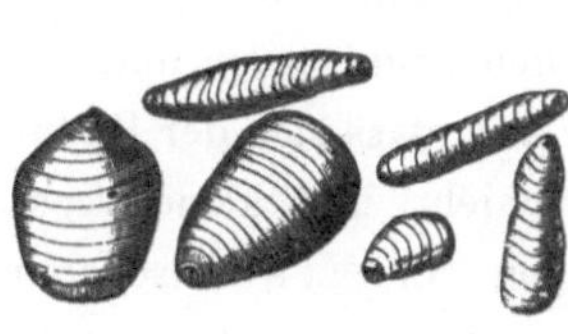

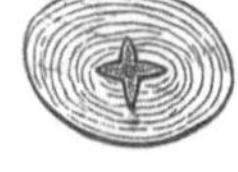

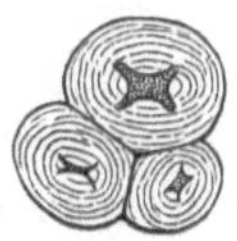

Fig. 36.   Fig. 37.

nimmt die etwas grössere Centralhöhle oft die Form eines Sternes oder Kreuzes an (Fig. 37) und in vielen Samen aus der Familie der Leguminosen, z. B. bei *Semen Calabar*, bei den *Bohnen*, ist die Centralhöhle verhältnismässig sehr weit und im Sinne der Axe der häufig elliptischen Körner gestreckt (Fig. 44).

Der Kern liegt der Regel nach excentrisch, doch ist er central bei den Grosskörnern der Cerealien (Fig. 47) und den kleinen runden Körnern sehr vieler Pflanzen)[1]). Bisweilen finden sich mehrere Kerne in einem Korne.

---

[1]) Die Excentricität beträgt bei *Cyperus esculentus* $^{1}/_{4}$, bei *Canna lanuginosa* $^{1}/_{70}$.

---

36) Stärkemehlkörner des Ingwerrhizoms. (HAGER.)
37) Stärkekörner mit sternförmiger Centralhöhle, aus *Tuber Colchici*.

Die Schichten verschwinden in Folge Wasserentziehung, wenn man die Körner unter wasserfreien Flüssigkeiten z. B. Benzol, Paraffin, ätherischen Oelen, fetten Oelen, Glycerin betrachtet oder sie erwärmt. Dem Glycerin geht diese Eigenschaft um so mehr ab, jemehr es Wasser enthält. Anderseits wird aber auch durch Quellung (Wasserzufuhr) der Unterschied der Schichten aufgehoben, schon durch Wasser von 60 bis 70⁰ oder noch höherer Temperatur, aber auch bereits in der Kälte durch gesättigte Auflösungen vieler in Wasser sehr leicht löslicher Körper, wie z. B. Kali oder Natron, Jodkalium, Chlorcalcium, Nitrat und Acetat des Natriums, Chloralhydrat. Diese Substanzen steigern das Wasseraufnahmevermögen der Stärke ungeheuer, weit über die eben erörterten Unterschiede der einzelnen Schichten hinaus, sodass diese zu einem gleichmässigen Schleime aufquellen.

Quetscht man Stärkekörner unter dem Deckglase, so entstehen Risse und Spalten, die von der Kernspalte oder der Peripherie ausgehend, mit den Schichtenmeist rechtwinklig verlaufende Sprünge bilden.

Nach CARL NÄGELI's höchst ausführlich begründeter und entwickelter[1]) Ansicht wächst die Stärke in der Weise, dass sich der Bildungsstoff zwischen die Lagen des Kornes einschiebt und keineswegs durch „Apposition" aussen ansetzt. Die gegen NÄGELI's Anschauung der „Intussusception"[2]) besonders von SCHIMPER[3]) und von ARTHUR MEYER[4]) erhobenen Einwendungen laufen auf die Vorstellung hinaus, dass dem Stärkemehle eine krystallähnliche Beschaffenheit zukomme. Seine Krystalloïde sind wie bei anderen Kohlehydraten (Seite 109) zu Kugeln, Sphaerokrystallen, vereinigt, zeichnen sich aber durch Quellbarkeit sehr aus. Ihre Schichtung ist die Folge abwechselnder Auflösung und erneuter Auflagerung von Substanz. Dass die Körner nach innen weniger dicht sind, erklärt sich durch das Eindringen des Lösungsmittels[5]).

Bisweilen bilden sich in einem Stärkekorn zwei von gesonderten Schichten (Fig. 38) umgebene Kerne, rücken diese immer weiter aus einander, so entsteht in den gemeinsamen Schichten eine starke Spannung,

---

[1]) Die Stärkekörner, Zürich, 1858. Gross Octav, 624 Seiten und 10 Tafeln (S. 94, Anm. 2, schon genannt) — Sitzungsberichte d. Münch. Akad. 1863 u. 1881; Bot. Ztg. 1881, 633; auch NÄGELI u. SCHWENDENER, Das Microscop 1877, p. 423.

[2]) intus, innen, hinein; suscipere, aufnehmen.

[3]) Botanische Zeitung 1881, 185.

[4]) Bot. Ztg. 1881, 841 und 1884, 508.

[5]) Vergl. weiter die betreffenden Referate in JUST's Bot. Jahresberichte für 1881. I. 398—400.

die zum Zerfalle des Doppelkorns in zwei einzelne Körner (Bruchkörner) führt. Treten statt zwei noch mehr Körner auf, so entstehen zusammengesetzte Körner, die aus sehr zahlreichen Einzelkörnern bestehen können. (*Avena*, Fig. 40, *Spinacia, Sarsaparilla*, Fig. 39.)

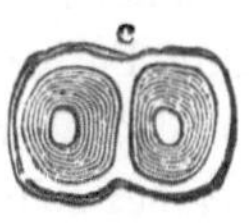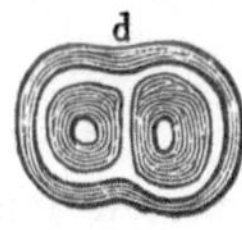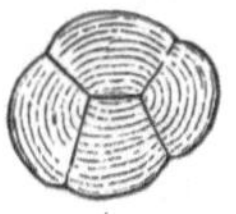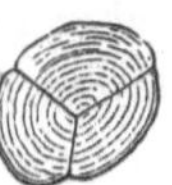

Fig. 38. Fig. 39.

Die unecht zusammengesetzten Körner entstehen dadurch, dass mehrere Einzelkörner durch gegenseitigen Druck fest mit einander verkleben. (So häufig bei der Stärke im Chlorophyll, Fig. 33 *d*.)

Die Formen der Stärkekörner sind von grosser Manigfaltigkeit[1]). Die Grundgestalt ist die Kugel. Alle kleineren isolirten Stärkekörner besitzen diese Gestalt z. B. die Kleinkörner des *Weizens* (Fig. 47) und

Formen der Stärke körner.

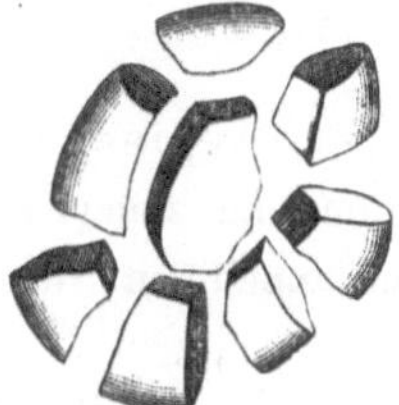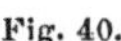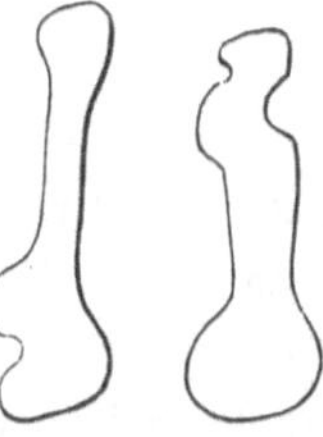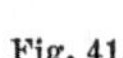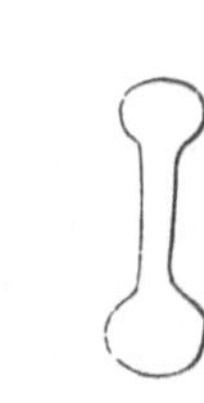

Fig. 40. Fig. 41.

der *Kartoffel* (Fig. 43), die transitorische Stärke. Durch gegenseitigen Druck abgeplattet und dann meist polyëdrisch (Dodekaëder und verwandte Formen) sind die Körner überall da wo sie dicht gedrängt die Zelle erfüllen (*Mais*, Fig. 49, *Reis*, Fig. 50). Spindelförmig ist das Amylum

---

[1]) Vergl. die Abbildungen und Beschreibungen der Stärkeformen in Vogl, Die gegenwärtig am häufigsten vorkommenden Verunreinigungen etc. des Mehles. Wien 1880. — R. von Wagner, Die Stärkefabrikation. Braunschweig 1876. — König, Die menschlichen Nahrungs- und Genussmittel. Berlin 1883. — F. von Höhnel, Die Stärke und die Mahlprodukte etc. Kassel u. Berlin 1882.

---

38) Amylum, Theilkörner in gemeinschaftlicher Hülle. (Dippel.)

39) Zusammengesetzte Stärkekörner aus *Radix Sarsaparillae*.

40) Ein zusammengesetztes Stärkekorn des *Hafers*, in seine Theilkörner zerfallen.

41) Stärkemehl in knochen- und keulenförmigen Körnern aus dem Milchsafte von *Euphorbia antiquorum*; schwieriger zu erhalten aus dem officinellen „*Euphorbium*".

meist im Chlorophyllkorn (Fig. 33 *c, d*). Keulen, stab- oder knochenförmige Gebilde finden sich im Milchsafte vieler *Euphorbien* (Fig. 41), keulenförmige im Rhizom der *Galanga*[1]), ästige im Wurzelstocke von *Nelumbium speciosum*, WILLD. Die *Sagostärke*[2]) ist mit wulstigen Austreibungen versehen (Fig. 42). Von derartigen Ausnahmen abgesehen, walten aber kugelige und eiförmige, oft plattgedrückte Formen[3]) vor.

Obwohl nicht streng mathematisch bestimmt, sind doch Form und Grösse der Stärkekörner für die einzelnen Pflanzen bezeichnend; die Kenntnis dieser Eigenthümlichkeiten ist daher für die Untersuchung der Mehle und Stärkesorten unerlässlich. Neben in der Regel kleineren

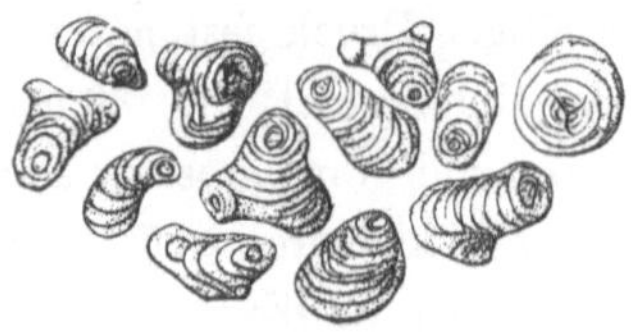

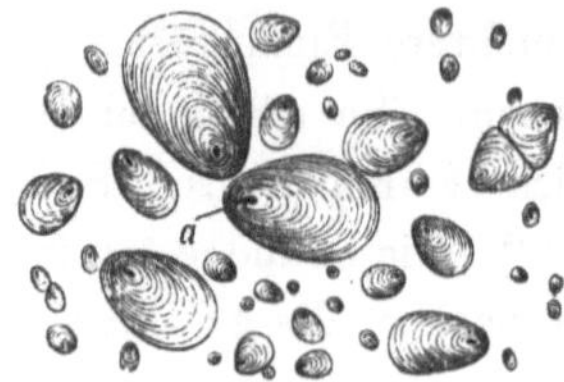

Fig. 42.   Fig. 43

Gebiden besitzt jede derselben eine vorwaltende, typische Form. Nur wenn diese in Gestalt und Grösse[4]) bestimmt an einer grossen Anzahl von Körnern nachgewiesen ist, darf man annehmen, dass das betreffende Stärkemehl vorliegt.

Bei der Untersuchung der Stärkemehle ist dieses das einzige Mittel der Identification, — anders bei den eigentlichen Mehlen. Diese bestehen aus den gemahlenen Früchten und Samen, enthalten also neben den Stärkekörnern noch Zellreste, sowohl der inneren Gewebe als der Schalen, ja sogar oftmals auch Haarreste (*Triticum*). Bei den Mehlen kann man daher diese Reste sehr wohl als „Leiter" benutzen[5]).

---

[1]) BERG, Anatomischer Atlas, Taf. XIX, 46.

[2]) Vergl. auch WIESNER, Die Rohstoffe des Pflanzenreiches. Leipz. 1873.

[3]) z. B. bei *Zingiber*, BERG, Atlas, Taf. XX., 49.

[4]) Grössenmessungen der Körner (mit Hilfe des Ocularmicrometers) müssen stets vorgenommen werden. Man bestimmt den Längsdurchmesser. Die Masseinheit ist das Mikromillimeter (μ oder mik) $= \frac{1}{1000}$ mm $= 0{,}000001$ m.

[5]) Vergl. WITTMACK, Anleitung zur Erkennung organischer und anorganischer Beimengungen im Roggen- und Weizenmehl. Leipzig 1884.

---

42) Stärkekörner des Sago. (HAGER.)
43) Kartoffelstärke (KÖNIG). *a* der Kern. Vergl. auch Fig. 108.

Die wichtigsten Stärkeformen sind folgende[1]):

1. **Kartoffelstärke** (*Solanum tuberosum*, Fig. 43 und 108). Typus: grosse, excentrische, sehr deutlich geschichtete, ziemlich unregelmässige, 3 oder 4eckig abgerundete, oft rhombische und keilförmige, nie abgeplattete Körner. Kern am schmäleren Ende.

Nebenform: kleine rundliche, und mittelgrosse halb oder ganz zusammengesetzte Körner.

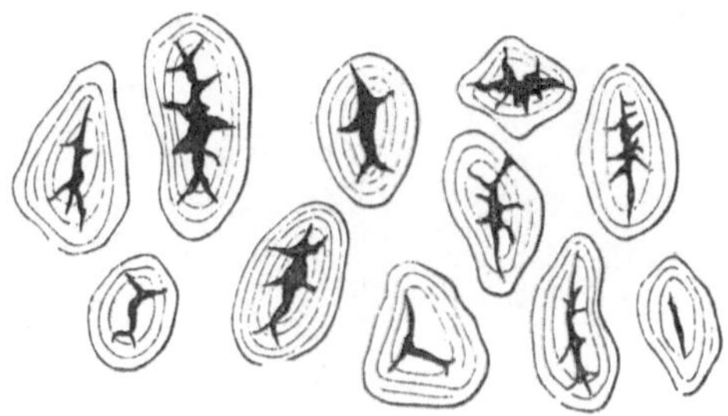

Fig. 44.

2. **Bohnenstärke** (*Physostigma*, *Vicia* und *Phaseolus*arten, Fig. 44). Typus: Bohnen- bis nierenförmige, deutlich geschichtete, stets einfache Körner. Kern nicht sichtbar, da die Körner fast stets von einem breiten, strahlig verzweigten Längsspalt durchsetzt sind.

Nebenform: kleine rundliche Körner[2]).

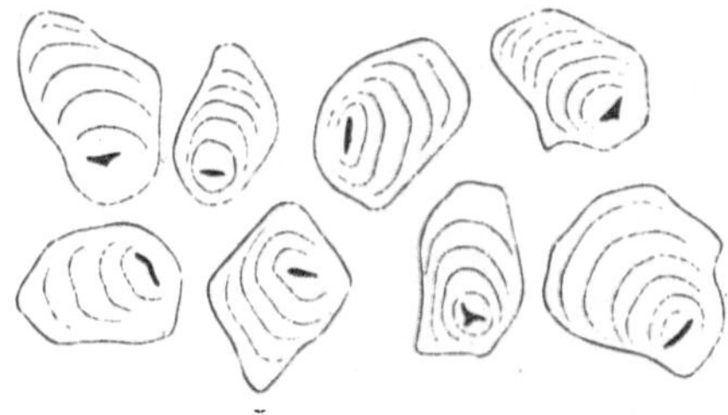

Fig. 45.

[1]) Einen guten Schlüssel zum Aufsuchen der Stärkesorten gab VOGL, Nahrungs- und Genussmittel aus dem Pflanzenreich. Wien 1872; vergl. auch KÖNIG, Nahrungsmittel II, p. 405, WAGNER u. and.

[2]) Anhaltspuncte zur Unterscheidung der Bohnen- und Erbsenstärke findet man in TSCHIRCH, Stärkemehlanalysen, Arch. der Pharm. 222 (1884) 921.

44) Bohnenstärke. (TSCHIRCH.)
45) Marantastärke. (TSCHIRCH.)

3. **Marantastärke, Arrowroot - Stärke** (*Maranta arundinacea*, Fig. 45). Fast nur typische Formen: mehr oder weniger abgeplattete, fast viereckige, rhomboïdische, dreieckige, keulen- oder birnförmige Körner, mit deutlichem, am breiteren Ende liegenden, oft von einem bisweilen dreistrahligen Querspalt durchsetzten Kern. Schichtung.

4. **Ostindisches Arrowroot** (*Curcuma leucorrhiza* und *C. angusti-folia*, Fig. 46). **Typus:** deutlich geschichtete, flach tafel-

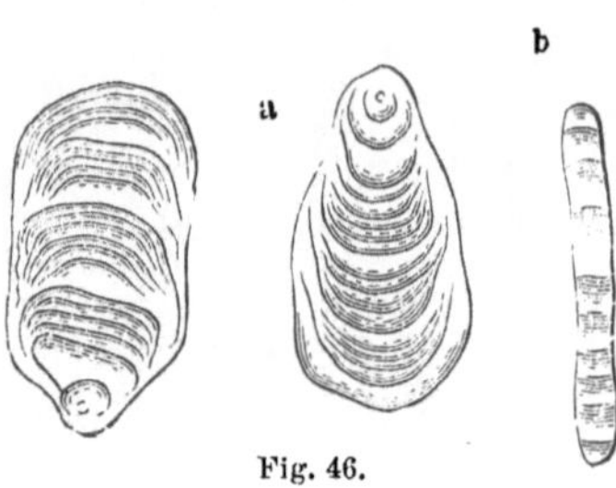

Fig. 46.

förmige oder ovale und verlängert dreieckige Körner mit ein- seitig ausgezogener, den Kern führender Spitze, ohne Spalt. **Nebenform:** kleine dreieckige Körner.

5. **Weizenstärke** (*Triticum vulgare*[1]), Fig. 47). **Typus:**

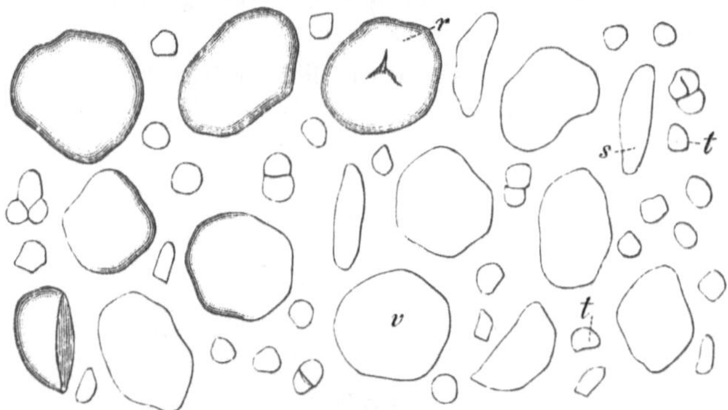

Fig. 47.

[1]) *Roggen* und *Gerste* haben ähnliche Körner. Im Einzelnen vergl. die oben genannten Stärkemehlmonographieen.

---

46) Stärke von *Curcuma leucorrhiza*. (König.)

47) Weizenstärke. *v* Schalenseite, *s* Randseite, *t* Theilkörner eines Doppelkorns, Roggenstärkekorn mit dreistrahligem Spalt. (Tschirch.)

a) **Grosskörner**, flach linsenförmig, fast genau rund ohne Schichtung, ohne Spalt und deutlichen Kern. 4 mal grösser als die

b) **Kleinkörner**, letztere sind rundlich oder polyëdrisch, oft zu 2 zusammenhängend.

Nebenform: wenige zwischen beiden Formen liegende rundliche Körner.

6. **Maisstärke** (*Zea Mays*, Fig. 48 u. 49), nur typische Formen.

a) **Hornendosperm** (Fig. 49): scharfkantige, meist mit einem Spalt versehene polyëdrische Körner ohne deutliche Schichtung — dicht aneinanderliegend und die Zelle vollständig erfüllend. Auch im Mehle hängen oft noch mehrere Körner zusammen.

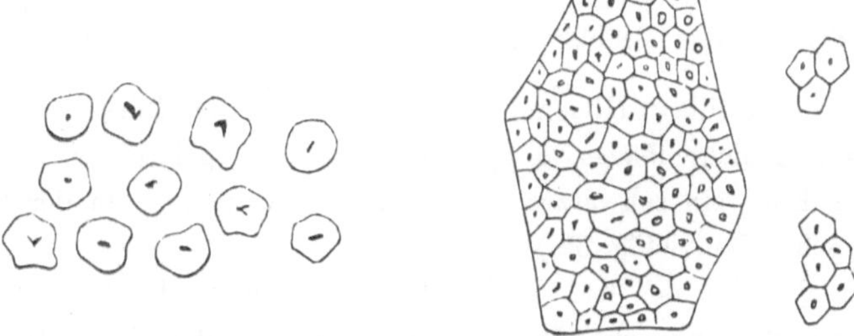

Fig. 48.   Fig. 49.

b) **Mehlendosperm** (Fig. 48): mehr rundliche, bisweilen spaltfreie Körner. Die Zellen nicht vollständig erfüllend, daher auch nicht scharf polyëdrisch gegen einander abgeplattet.

7. **Reis** (*Oryza sativa*, Fig. 50), nur typische Formen: sehr

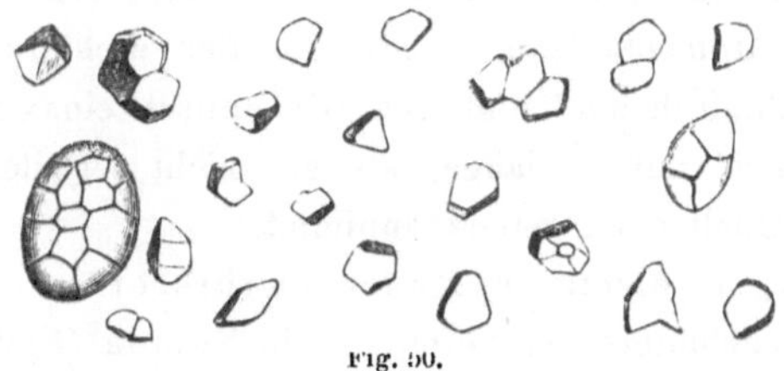

Fig. 50.

scharfkantige fast krystallartige Bruchkörner, bisweilen noch zu mehreren zusammenhängend, ohne Kernspalte.

---

48) Maisstärke, Körner aus dem Mehlendosperm. (TSCHIRCH.)
49) Maisstärke aus dem Hornendosperm. (TSCHIRCH.)
50) Reisstärke. (TSCHIRCH.)

8. **Hafer** (*Avena sativa*, Fig. 51). Typus: Grosse ovale, aus 2 bis 300 Körnern zusammengesetzte, bis $\frac{5}{1000}$ mm (5 μ) grosse Aggregate und deren Bruchkörner (Fig. 51 *b*). Letz-

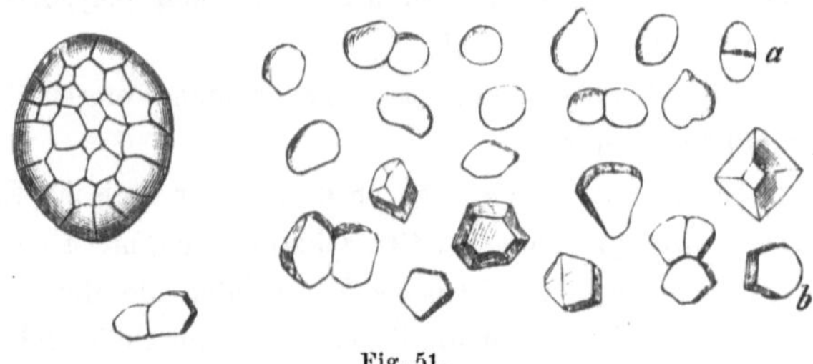

Fig. 51.

tere polyëdrisch scharfkantig ohne deutlichen Kern.

Nebenform: kleine rundliche, spindelförmige[1]) oder polyëdrische, den Bruchkörnern ähnliche Körnchen, „Füllstärke".

Ebenso wie die Zellmembranen sind auch die Stärkekörner in Folge ihres Schichtenbaues doppelbrechend. Im polarisirten Lichte zeigt jedes Korn ein schwarzes Kreuz, dessen Arme sich in der Centralhöhle schneiden. (Fig. 52.)

Wenn der Bau des Kornes aufgehoben ist, sei es durch Quellung, sei es durch Röstung, so büsst es sofort die angedeuteten optischen Eigenschaften ein, obwohl Quellungsmittel, welche weder sauer noch alkalisch reagiren, zunächst wenigstens keine chemische Veränderung der Stärkesubstanz bewirken. Die optischen Eigenschaften scheinen demnach von der Art des Aufbaues abhängig zu sein. Nichtsdestoweniger ist NÄGELI der Ansicht, dass die Micellen[2]) der Stärke — so nennt er die bei der Intussusception auseinanderrückenden, von einer Wasserhülle umgebenen Atomcomplexe — wie die der dichteren Zellhäute als solche krystallinisch sind und sich wie optisch einaxige Krystalle verhalten — freilich nur so lange, als sie nicht zerfallen sind, was NÄGELI als beim Quellen eintretend annimmt.

Die Stärke ist als wichtigster Reservenährstoff in ausserordentlich vielen Reservebehältern enthalten, so in Samen (Endosperm der

---

[1]) MOELLER (Die Mikroskopie der Cerealien, Pharm. Centralhalle 1884, No. 44—48) erklärt diese für die charakteristischen Formen.

[2]) Ungerechtfertigtes Diminutiv von mica, Krümchen.

---

51) Haferstärke. *a* Nebenform-Füllkörner, *b* Bruchkörner der Aggregate. (TSCHIRCH.)

Cerealien, Cotyledonen vieler Leguminosen), *Semen Cacao, Sem. Myristicae, Sem. Paradisi, Sem. Piperis* (v. *Piper album*), *Sem. Quercus* (*Sem. Cydoniae, Sem. Lini, Sem. Sinapis albae* und wohl noch andere führen wenigstens vor der Reife Stärkemehl). Ferner in Rhizomen (*Maranta,* Zingiberaceen, *Filix mas, Asarum, Kalmus*), in Wurzeln (*Althaea, Sarsaparille, Ratanhia, Ipecacuanha, Rhabarber, Belladonna*), in Knollen (*Kartoffel, Salep, Jalape, Colchicum*).

Eine auffallende Ausnahme bilden die Wurzeln und Rhizome der

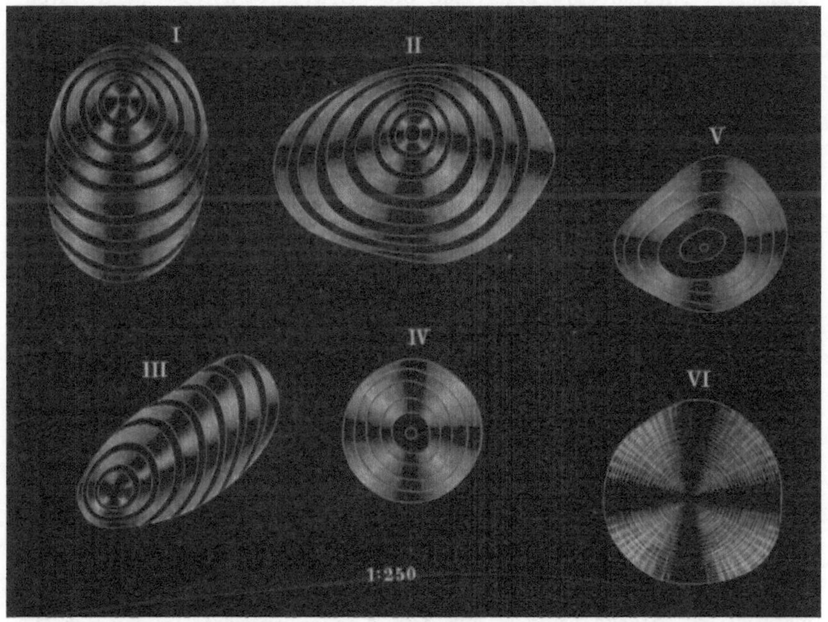

Fig. 52.

Compositen, welche kein Stärkemehl zu führen pflegen, oder doch nur vorübergehend äusserst geringe Mengen desselben enthalten. Es fehlt ferner in *Radix Gentianae, Rubiae, Saponariae, Senegae* und im Rhizom von *Triticum repens,* wenigstens in den hier in Frage kommenden Entwickelungsstadien. In allen diesen Organen wird es durch andere Stoffe vertreten.

In letzter Instanz verdankt die gesamte Stärke einer Pflanze

---

52) *I* bis *V* Stärkemehlkörner im polarisirten Lichte; ein dunkles Kreuz durchsetzt alle Schichten vom organischen Centrum aus. — *VI* Inulin (Dippel).

ihre Entstehung den Chlorophyllkörnern, und obschon mit Sicherheit angenommen werden muss, dass sie nicht das erste Assimilationsproduct ist, so ist sie doch sicher das erste sichtbare. Aus dem Assimilationsgewebe wandert sie alsdann in die Leitgewebe und in diesen nach den Orten des Verbrauchs (Bildungsgewebe), sowie in die Speicher der Reservestoffe (Samen, Rhizome). Da sie jedoch als solche die Membranen nicht durchdringen kann, so wird sie zuvor durch fermentative Einwirkungen sehr wahrscheinlich in Dextrin oder Zucker verwandelt. Diese Stoffe können diosmotisch durch die Membranen wandern. Nichtsdestoweniger sind die „Stärkebahnen" auch durch das Vorkommen von kleinen Stärkekörnchen ausgezeichnet, da die genannten Umwandlungsproducte die Neigung besitzen, sich, wo es angeht, wieder als feste Stärke abzulagern (transitorische Stärke). So finden sich in der sog. Stärkescheide (vergl. weiter unten) in Siebröhren und Markstrahlen solche auf Wanderung begriffene Stärkekörnchen. Auch einige Früchte enthalten dergleichen vor der Reife (*Oliven, Fructus Conii, Fructus Juniperi*, ebenso die *Feige*).

Wie die Stärkebildung in den Chlorophyllkörnern (Assimilationsstärke, S. 93) zu Stande kommt, ist freilich einstweilen noch ein Räthsel; nur soviel ist sicher, dass zu ihrer Entstehung das Licht erforderlich ist[1]), auch Kalium scheint unentbehrlich dazu zu sein[2]).

Die Art der Wanderung (des Kreislaufes) der Stärke mag an einem Beispiel erläutert werden. Die den *Salep* liefernden *Orchis*-Arten besitzen nach Abschluss der Vegetationsperiode einen mit Amylum und Schleim gefüllten Knollen. Derselbe ruht während des Winters und treibt im Frühjahr den Blätter und Blüthen tragenden Spross. Die ganze erste Zeit versorgt der Knollen den jungen Spross mit Nährmaterial: die Stärke wandert aus dem Knollen aufwärts in den Schaft. Im Laufe der weiteren Entwickelung entfalten sich die Blätter und übernehmen nun ihrerseits die Neubildung der Stärke. Allein schon jetzt sorgt die Pflanze für das künftige Jahr. Es wird nämlich neben dem alten, nun ganz ausgesogenen Knollen ein neuer angelegt und in

---

[1]) Vergl. SACHS, Experimentalphysiologie der Pflanzen, 1865, ferner Botan. Zeit. 1862 und 1864, Flora 1863 und Arbeiten des botan. Instituts zu Würzburg, 1884. GODLEWSKI, Krakauer Akadem., 1875. BÖHM, Botan. Zeit., 1876 u. and.

[2]) Von NOBBE 1871 nachgewiesen.

diesen wandert die in den Blättern gebildete Stärke abwärts, um im nächsten Jahre die Baustoffe für die junge Pflanze zu liefern.

Wird die Stärke in einem Reservebehälter aufgelöst, so verschwinden die Körner nicht auf einmal, sondern werden nach und nach gelöst. Dadurch entsteht oft eine eigenthümliche Zerfressung. Solche corrodirten Stärkekörner findet man besonders schön in den ersten Keimungsstadien (Fig. 53).

Wir kennen die Stärke in der Pflanze nur in fester Form, obwohl wir gezwungen sind anzunehmen, dass sie sich aus einer Flüssigkeit bilde, gewissermassen auskrystallisire.

Das Stärkemehl bildet ein glänzendes Pulver, dessen spec. Gew.

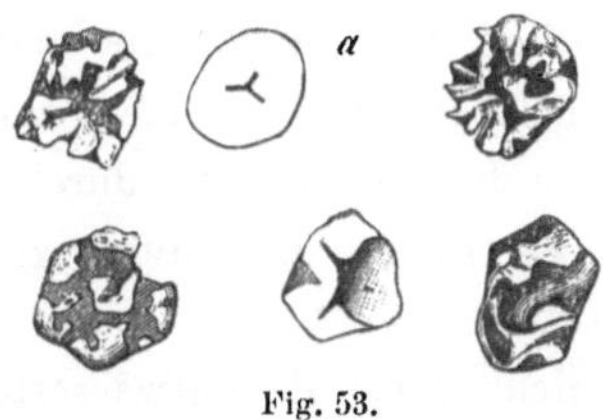

Fig. 53.

je nach der Herkunft verschieden ist, aber nicht viel von 1,5 abweicht. In lufttrocknem Zustande schliesst das Amylum 13 bis 17 pC. Wasser ein, durch dessen Beseitigung seine Dichtigkeit je nach der Abstammung auf 1,56 bis 1,63 steigt. Während lufttrockene Stärke auf Chloroform schwimmt, sinkt sie darin unter, nachdem sie bei 100^{0} entwässert worden ist. Getrocknetes Amylum zieht aus der Luft wieder rasch das abgegebene Wasser an.

Der geringe Gehalt an unverbrennlichen Stoffen, etwa 0,5 pC kann wohl nur durch mechanische Einlagerung erklärt werden.

Die Zusammensetzung der wasserfreien Stärke entspricht der Formel $C_{12}H_{20}O_{10}$, doch zeigten Musculus (1861 u. 1870) und W. Nägeli, dass die Formel $C_{18}H_{30}O_{15}$ oder $C_{36}H_{62}O_{31}$ den Thatsachen noch besser entspricht[1]).

---

[1]) Ueber die Elementarzusammensetzung der Stärke verdanken wir W. Nägeli, Sachsse, Pfeiffer, Tollens und Salomon Aufschlüsse, siehe auch Husemann-Hilger, Pflanzenstoffe.

---

53) Corrodirte Stärkekörner aus dem Endosperm einer 8 cm hohen jungen Maispflanze, in Auflösung begriffen. a intactes Korn. (Tschirch.)

Leuchs fand (1831), dass die Stärkekörner durch Speichel angegriffen werden. C. Nägeli, der die Sache weiter verfolgte, kam zu der Ansicht, dass das Korn aus Cellulose und aus eigentlicher Stärkesubstanz, Granulose, aufgebaut sei. Nach seiner Vorstellung wirkt der Speichel auf letztere, indem er diese auflöst und das Gerüste oder Skelett der Cellulose zurücklässt.

Hiergegen ist, wie einer von uns zeigte[1]), zu erinnern, dass die „Granulose" alle Eigenschaften der Stärke eingebüsst hat. Ferner gründet sich die Annahme von Cellulose in dem Rückstande auf seine Löslichkeit in Kupferoxydammoniak, den Verlust der Quellbarkeit in heissem Wasser und das Ausbleiben der Färbung bei Behandlung mit Jod. Allein einerseits ist das Amylum selbst in geringem Grade in Kupferoxydammoniak löslich und anderseits wird die „Granulose" durch Jod ebensowenig gefärbt, wie die hier angenommene Cellulose, auch lässt sich der Stärke die Quellbarkeit durch Kochen mit Glycerin und Wasser entziehen. Es liegen also nicht genügende Gründe vor, um Nägeli's Satze beizutreten.

Die wasserhaltige, nicht aber die entwässerte Stärke besitzt eine höchst merkwürdige Anziehungskraft für Jod. Sie vermag es nämlich so zu binden, dass das Korn, der Kleister oder die Auflösung der Stärke dadurch Färbungen annehmen, welche denen entsprechen, die dem Jod selbst in seinen verschiedenen Aggregatzuständen und Auflösungen eigen sind. Die blaue, violette oder röthliche Farbe, welche das Amylum darbietet, wenn es mit Jod zusammengebracht wird, haben zuerst Colin und Gaultier de Claubry[2]) im März 1814, bemerkt; die übrigen Abstufungen in violett, roth, rothgelb, gelb, braun sind 1863 und später von C. Nägeli mit grosser Ausführlichkeit verfolgt worden. Letztere sind ebensowohl durch die wechselnden gegenseitigen Mengenverhältnisse von Jod und Stärke, als auch durch die Gegenwart von Jodwasserstoffsäure und anderen Substanzen bedingt.

Geringe Mengen sehr kleiner Stärkekörner, z. B. im Chlorophyll (Seite 88), macht man dadurch deutlicher sichtbar, dass man dieselben vermittelst Aetzlauge zum Aufquellen bringt, hierauf den Schnitt mit

---

[1]) Flückiger, Stärke und Cellulose, Archiv der Pharm. 196 (1871) 7—31.

[2]) Annales de Chimie 90, p. 93. — Stromeyer in Göttingen hob im December 1814 die ausserordentliche Empfindlichkeit dieser Reaction hervor in Gilbert's Annalen der Physik 49, p. 147.

Essigsäure, zuletzt mit Wasser auswäscht und endlich Jodlösung zusetzt.

So bedeutend auch die Kraft ist, mit welcher sich die Stärke das Jod aneignet, lässt sich doch nicht beweisen, dass das Product eine chemische Verbindung ist; schon die Dialyse, ebenso wie gelindes Erwärmen, ja sogar schon einfaches Stehen an der Luft ist im Stande, das Jod aus der Verbindung wegzuführen.

Nur die Cellulose theilt unter gewissen Umständen mit der Stärke jenes Verhalten zu Jod. Neben dem Lichenin (siehe weiter unten) ist hier noch das Amyloid Schleiden's zu nennen, eine quellbare Form der Cellulose, welche durch Jod blau gefärbt wird und in den Cotyledonen mancher Leguminosen vorkommt, z. B. in denen von *Tamarindus*. Auch gewisse Membranen der Flechtenhyphen nehmen in Jodlösung blaue Farbe an.

Die Menge des Amylums muss nothwendig, wenn man die oben erläuterte Bedeutung des Stärkemehls als Reservestoff in Erwägung zieht, auch in den damit reichlich versehenen Pflanzen und Pflanzentheilen grossen Schwankungen unterliegen.

Kartoffeln und Rhizome der *Maranta (Arrowroot)* liefern z. B. 9 bis 26 pC Amylum auf lufttrockene Substanz bezogen und die *Sarsaparille* ist ebenfalls ein gutes Beispiel dafür, dass der Stärkegehalt sehr schwankend ist. Die Angaben über die Quantität der vorhandenen Stärke in Drogen können daher nur unter bestimmten Umständen von Werth sein.

Die Grösse der Stärkekörner ist sehr verschieden, obschon innerhalb der gleichen Art in engen Grenzen bleibend. Meistens finden sich die grössten in unterirdischen Reservestoffbehältern (*Solanum tuberosum* bis 90 μ[1]), *Canna lanuginosa* bis 170 μ), die kleinsten in den Samen einiger *Acacia*-Arten (circa 1 μ).

Eine ungefähre Vorstellung von den Grössenverhältnissen geben folgende Zahlen:

---

[1]) μ oder mik. = Mikromillimeter = $\frac{1}{1000}$ = 0,000001 m (vergl. oben).

Messungen im Durchschnitt	nach WIESNER, HÖHNEL, WAGNER	nach TSCHIRCH[1]
	Länge in μ	Länge in μ
Kartoffel	60	56,0
Weizen (Grosskörner) . .	26,9—28	33,0
Weizen (Kleinkörner) . .	6,8	6,0
Ostind. Arrowroot . . .	50—60	—
Maranta	27—54	32—46
Erbse	32—79	29—39
Bohne		
Mais	15—20	13—19
Reis (Theilkörner) . . .	5	5—6
Hafer (Theilkörner) . . .	4,4	7—8[2]
Rad. Calumbae	bis 90 μ	
Rhiz. Zedoariae	- 70 μ	nach FLÜCKIGER[3].
Tuber Jalapae	- 60 μ	

Inulin.   Eine ähnliche Bedeutung wie dem Stärkemehle kommt dem **Inulin**[4] zu, welches VALENTIN ROSE 1804 zuerst als Absatz aus dem Decocte der Wurzel von *Inula Helenium* beobachtete; THOMSON[5] bezeichnete es als Inulin. Es kommt hauptsächlich vor in den Wurzeln der mehr als einjährigen Pflanzen aus der Familie der Compositen und ist anderswo nur erst in wenigen Fällen nachgewiesen worden[6]. PRANTL[7] hat z. B. aus den Wurzeln der aufblühenden *Campanula rapunculoides* L. ziemlich viel Inulin erhalten und KRAUS[8] fand es auch in den Familien der Campanulaceen, Lobeliaceen, Goodeniaceen, Stylidiaceen,

---

[1]) Mittel aus 100 Messungen. Vergl. sowohl zu den Formen als Grössenverhältnissen die sehr ausführlichen Angaben bei KÖNIG, Nahrungs- und Genussmittel II, 403 u. ff.

[2]) Ich fand wie WIESNER, entgegen KÖNIG, die Haferkörner stets grösser als die Reiskörner. Demnächst erscheint eine den Gegenstand ausführlich erörternde Publikation (T.).

[3]) Pharmakognosie des Pflanzenreiches, erste Aufl. 1867, 237, 177, 251.

[4]) Vergl. über das Inulin SACHS, Bot. Zeit. 1864. HOLZNER, Flora 1864, 1866, 1867 und die weiter unten citirten Arbeiten.

[5]) System of Chemistry IV (London 1817, fifth edit.) 75; in frühern Auflagen schon vor 1811.

[6]) Dass die australische *Lerp-Manna* früheren Annahmen entgegen, kein Inulin enthält, steht jetzt fest. WITTSTEIN's Vierteljahrsschrift für prakt. Pharm. XVII (1866) 161 und XVIII 1.

[7]) Das Inulin, München, 1870, 43.

[8]) Bot. Zeitung, 1875, 171.

welche sich in systematischer Hinsicht samt und sonders den Compositen anschliessen. Ausserdem wurde Inulin durch KRAUS nachgewiesen in den Wurzeln von *Ionidium Ipecacuanha*, Familie der Violaceae[1]). Dem Inulin kommt in der Familie der Compositen die Function des Amylums[2]) zu, es unterscheidet sich aber allgemein von demselben in folgenden Hauptpuncten[3]). In lebenden Wurzeln oder Blättern scheidet sich das Inulin nicht in fester Form aus; erst wenn man der Auflö-

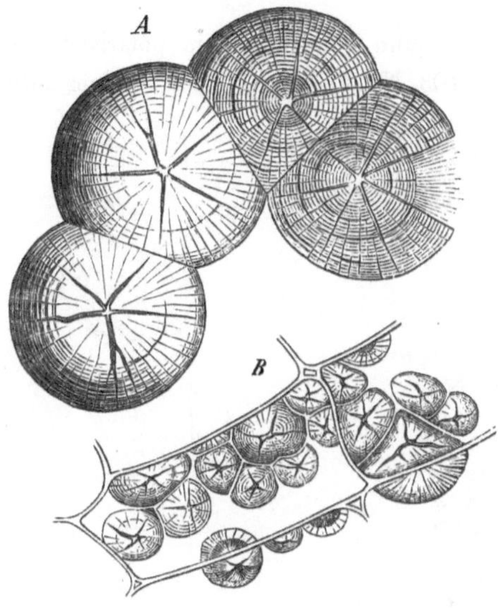

Fig. 54 a.

sung, worin es dort enthalten ist, Wasser entzieht, bildet es entweder glasartige, amorphe Klumpen, oder feine weiche Krystallnadeln des

---

[1]) FLÜCKIGER, Pharmakognosie 1883, 396.

[2]) Nur in einigen wenigen Wurzeln der Compositen ist Stärke gefunden worden. VOGL, Kommentar zur österreich. Pharmakopöe, 1869, p. 347 und DIPPEL, Das Mikroskop II (1869) 27. Doch führen, nach KRAUS, die Chlorophyllkörner, die Spaltöffnungszellen, auch die Siebröhren und Stärkescheiden der Inulin bildenden Pflanzen durchweg Stärkemehl.

[3]) Vergl. weiter: DRAGENDORFF, Materialien zu einer Monographie des Inulins, Petersburg 1870. — KILIANI, LIEBIG's Annalen 205 (1880) 145—190.

---

54 a) Krystalldrusen (Sphaerokrystalle) aus *Radix Enulae*, durch längeres Einlegen frischer Stücke der Wurzel in Glycerin. — *B* mit Inulin gefüllte Zellen, *A* einzelne stark vergrösserte Drusen (SACHS). Fig. 52 VI zeigt eine solche Druse im polarisirten Lichte. (DIPPEL.)

rhombischen Systems[1]). Die letztern können sich zu grössern, strahligen kugelförmigen Drusen, Sphaerokrystallen (Fig. 54a und b) vereinigen, welche man am besten erhält, wenn man ganze *Dahlia*knollen in absoluten Alcohol oder concentrirtes Glycerin einlegt. Das Inulin schiesst nach einigen Tagen infolge der langsamen Wasserentziehung in jenen Drusen an, die durch einfaches Austrocknen nicht erhalten werden. Blätter von Compositen müssen für die Entwässerung durch Auskochen mit Kali vorbereitet werden.

Das krystallisirte Inulin erweist sich im polarisirten Lichte doppelbrechend (Fig. 52, S. 103, No. VI.), wenn auch weniger auffallend als das

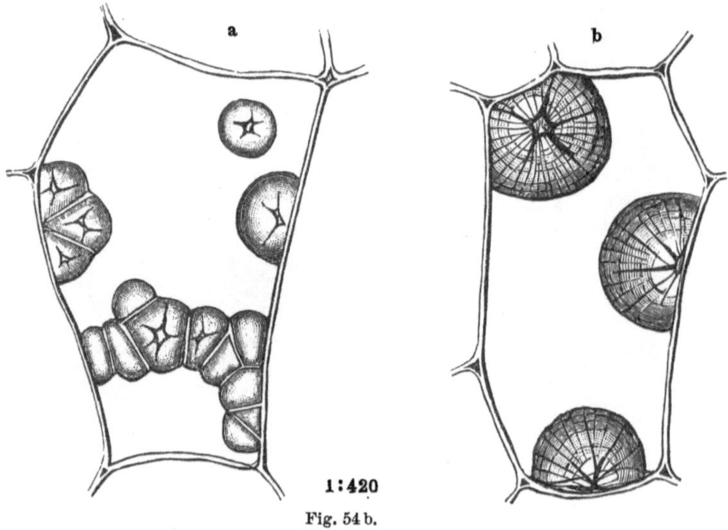

Fig. 54 b.

Amylum; die gekreuzten Arme treten an den Sphaerokrystallen nicht sehr deutlich hervor und die amorphen Klumpen sind weder doppelt brechend, noch geschichtet.

Mit diesem Mangel einer organischen Struktur hängt auch die geringere Kraft der Wasserbindung zusammen; im Gegensatze zum Amylum, dessen Zusammensetzung durch die Formel $(C^6 H^{10} O^5)^2 + 3H^2O$ (= 14,2 pC Wasser) auszudrücken ist, enthält lufttrocknes Inulin nur 5—10 pC Wasser. Hingegen löst es sich leicht in heissem Wasser und

---

[1]) Bot. Zeitung, 1876, 368.

---

54 b) Inulin, Sphaerokrystalle aus *Dahlia*knollen.

scheidet sich daraus in der Kälte wieder unverändert ab, sofern die Auflösung nicht längere Zeit höherer Temperatur ausgesetzt worden war. Ist dieses der Fall, so geht das Inulin sehr leicht in unkrystallisirbaren, links drehenden Zucker über. Die Auflösung des Inulins selbst lenkt die Ebene des polarisirten Lichtes ebenfalls nach links ab; Stärkemehlauflösungen, welche man mit Hilfe von Chloralhydrat oder von gewissen Salzen (S. 96) gewinnt, drehen nach rechts und ebenso der aus Stärkemehl erhaltene krystallisirbare Traubenzucker. Die wässerige Auflösung des Inulins ist niemals kleisterartig; sie ist eine wirkliche Auflösung in gewöhnlichem Sinne, während der Kleister des Amylums nur durch eine Quellung der Körner zu Stande kommt.

Durch Jod wird das Inulin nicht gefärbt; wir besitzen überhaupt kein Reagens auf dasselbe, sondern vermögen es nur zu erkennen, indem wir mehrere seiner physicalischen Eigenschaften nachweisen.

Die Quantität des Inulins ist in den Compositen sehr verschieden, in manchen Fällen sehr gering, so z. B. im *Rhizoma Arnicae*. Aus getrockneter *Radix Enulae* hingegen erhielt DRAGENDORFF 44 pC Inulin, aus der im Oktober gesammelten, bei 100° getrockneten Wurzel von *Taraxacum* 24,3 pC, während dieselbe im März, ebenfalls in Dorpat gegraben, nur 1,7 pC Inulin ergab.

Die grossen periodischen Schwankungen und der Mangel eines Reagens mögen erklären, weshalb das Inulin in vielen Wurzeln mehrjähriger Compositen noch nicht nachgewiesen werden konnte.

Wenn auch das Inulin in der lebenden und getrockneten Pflanze niemals in Krystallen vorkommt, so sind doch andere krystallisirende Körper im Zellgewebe nicht selten enthalten.

Krystalle.

Eine besonders grosse Verbreitung besitzt das **Calciumoxalat.**

In sehr vielen Pflanzen ist nämlich Calcium in Form von deutlich krystallisirtem Oxalat in den Zellen abgelagert. Dieses Salz entspricht meistens der Formel $(COO)^2 Ca + H^2 O$ und gehört dem monoklinen (zwei- und eingliederigen oder klinorhombischen) Krystallsystem an. Bisweilen zeigen sich aber auch Formen des quadratischen

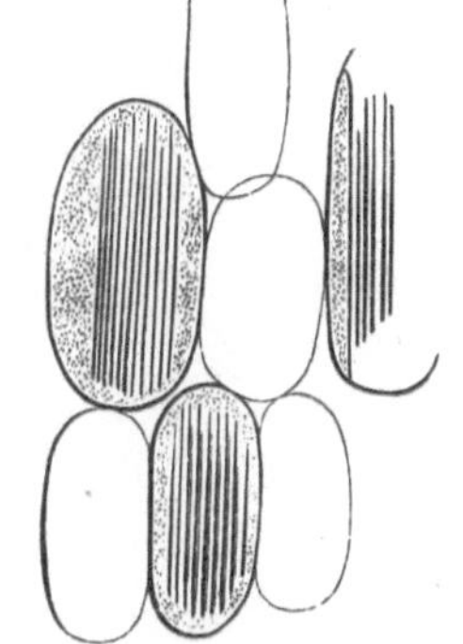

Fig. 55.

(tetragonalen, zwei- und einaxigen oder viergliederigen) Systems; dieses

---

55) Bündel von feinen Krystallnadeln (Rhaphiden), aus *Radix Sarsaparillae*.

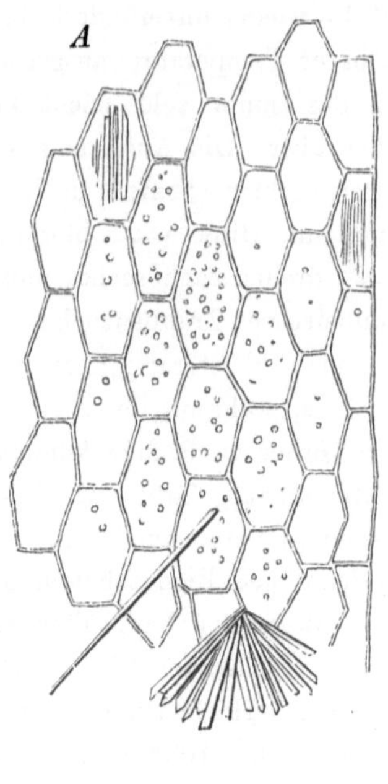

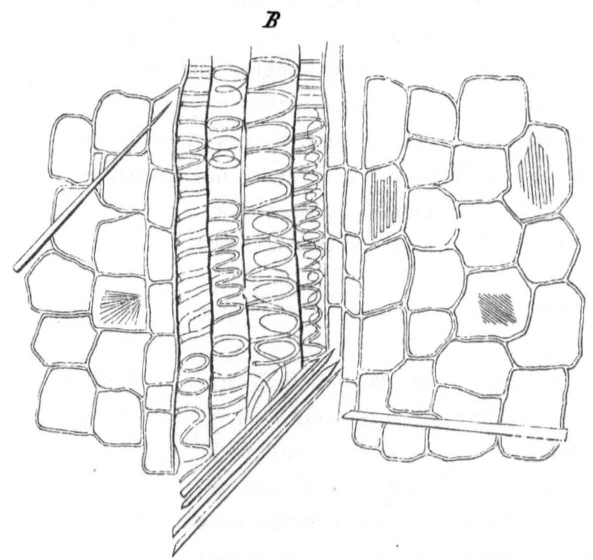

Fig. 56.

56) *A* Querschnitt, *B* Längsschnitt aus *Bulbus Scillae* mit zahlreichen, oft gegen 1 mm langen Prismen von Calciumoxalat.

Oxalat enthält $3H^2O$. Bei der künstlichen Darstellung des Calcium-oxalates erhält man die erstere Verbindung, wenn die Ausscheidung rasch erfolgt, entweder als undeutlich krystallinischen Niederschlag oder in gut erkennbaren monoklinen Formen; das quadratische Oxalat schiesst dagegen bei langsamem Verdunsten einer salzsauren Lösung oder auch bei Vermischung von sehr wenig Chlorcalcium mit äusserst verdünnter Oxalsäure-Lösung an[1]). Häufig entstehen unter wenig ver-änderten Umständen Gemenge der beiden Verbindungen.

Im Pflanzenreiche sind die beiden Calciumoxalate ungemein häufig vertreten. Dem monoklinen System scheinen die nadelförmigen Kry-stalle, Rhaphiden[2]) (Fig. 55), anzugehören, welche einzeln oder in Bündeln namentlich in den Wurzelbildungen der Monocotylen, ganz aus-gezeichnet in *Bulbus Scillae* (Fig. 56), in *Rad. Sarsaparillae* (Fig. 123[3])),

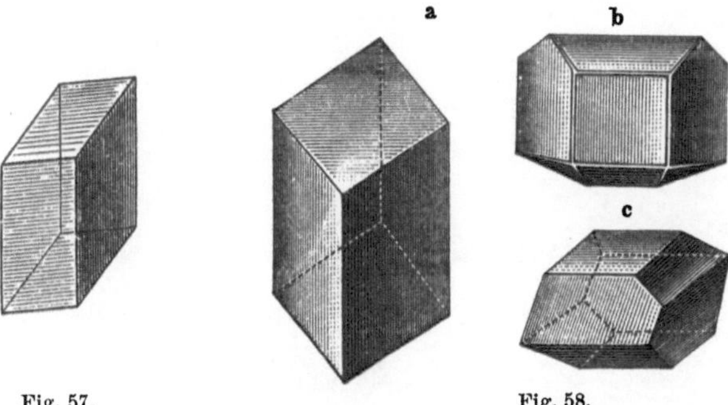

Fig. 57.   Fig. 58.

aber auch in Stengeln und Blättern z. B. der *Aloë* (Fig. 63 *cr*) auftreten. Vermuthlich gehört auch das unausgebildet-krystallinisch-pulverige Oxalat, welches sich z. B. in den *Chinarinden*, in *Stipes Dulcamarae*, in *Radix Belladonnae* vorfindet, hierher. Solche Ablagerungen werden besser kenntlich, wenn man die möglichst von Luft befreiten Schnitte im po-larisirten Lichte betrachtet. Deutlicher und manigfaltiger entwickelt sind

---

[1]) In Betreff der nähern Umstände zu vergl. SOUCHAY und LENSSEN, Annalen der Chemie u. Pharm. 100 (1856) 311—325.

[2]) Von ῥαφίς die Nadel.

[3]) Vergl. auch SCHLEIDEN, Archiv der Pharm. 1847, Taf. I, Fig. 5.

---

57) Grundform des monoklin krystallisirenden Calciumoxalates mit nur einem Molekül Wasser. Diese Gestalt, Hendyoëder, sieht einem Rhomboëder des hexagonalen Systems ähnlich und wird daher oft als „rhomboëderähnliches Oxalat" bezeichnet.

58) *a* Hendyoëder, *b* und *c* durch Abstumpfung aus der Grundform hervorgegangene Krystalle des monoklinen Systems in *Cortex Frangulae* (aus DIPPEL).

die Krystalle, welche sich dem Hendyoëder (Fig. 57) nähern, das als Stammform des monoklinen Salzes angesehen werden kann. Sehr ansehnliche und sehr regelmässig ausgebildete derartige Krystalle kommen vor in *Radix Calumbae, Folia Hyoscyami, Cortex Frangulae* (Fig. 58), ganz besonders auch mit ansehnlichem Formenreichthum in der allerdings nicht officinellen Rinde von *Liquidambar orientalis* MILLER, welche den *Styrax liquidus* liefert. In *Cortex Aurantiorum* pflegen die ebenfalls ziemlich grossen Krystalle in auffallender Weise abgeschliffen zu sein.

Formen von eigenthümlichem Aussehen, durch Hemitropie entstan-

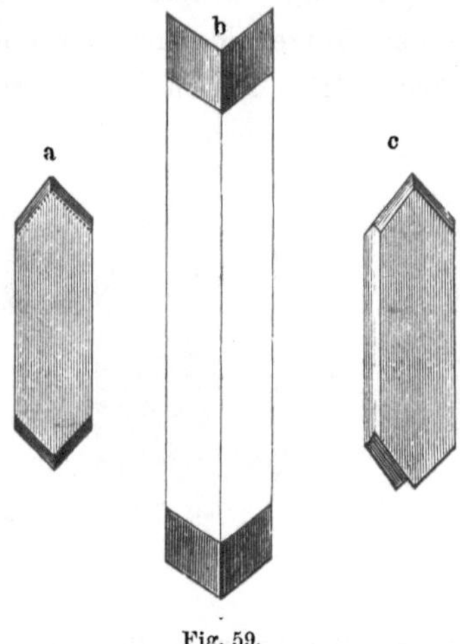

Fig. 59.

den und an ihren einspringenden Winkeln (Fig. 59) kenntlich, kommen in der Rinde von *Guaiacum officinale* und *Quillaja Saponaria* vor[1]).

Weit weniger verbreitet sind, wenigstens im Kreise der Drogen, wohlausgebildete Formen des quadratischen Systems (Fig. 60), wie sie sich z. B. in den *Eichengalläpfeln* (Fig. 61) vorfinden. Sonst kommen Oxalatkrystalle dieses Systems auch in vielen Blattstielen vor, beson-

---

[1]) Weitere Einzelnheiten in HOLZNER, Krystalle in den Pflanzenzellen. Flora 1867, 499. SACHS, Lehrbuch der Botanik (IV) 66. Vergl. auch Fig. 102, 150.

---

59) Zwillingskrystalle von Calciumoxalat aus *Cortex Guaiaci* oder *Cortex Quillajae Saponariae; a* auf der Seitenfläche liegend, *c* etwas gedreht, *b* stärker vergrössert und um 90° gedreht (DIPPEL).

ders schön in den Cacteen, in *Begonia*-Arten, in *Paulownia imperialis* SIEBOLD, ferner in *Urceolaria scruposa* ACH. und andern Flechten.

In *Rhiz. Rhei*, *R. Saponariae*, *R. Althaeae*, in *Cortex Granati radicis*, in den *Feigen*, den *Gewürznelken* und in sehr zahlreichen andern

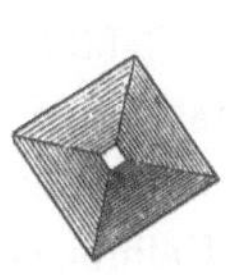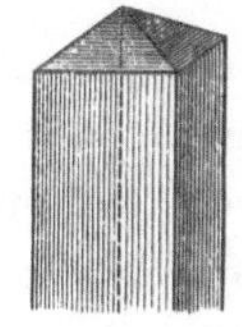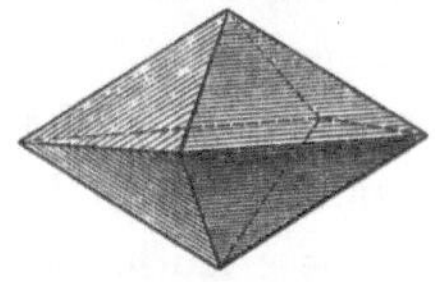

Fig. 60.

Pflanzentheilen aus unserm Bereiche (*Fol. Eucalypti*, Fig. 127, 128) sind die Oxalatkrystalle auf das dichteste zu Drusen (Fig. 62) zusammengedrängt, welche meist jeweilen für sich allein eine Zelle einnehmen.

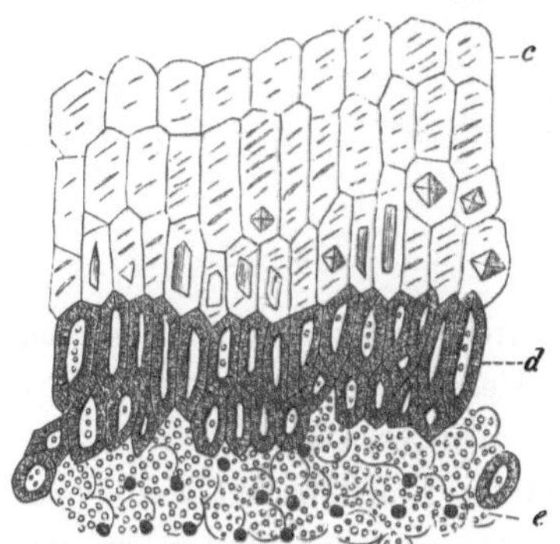

Fig. 61.

Alsdann ragen nur eben die Spitzen der Einzelkrystalle heraus, deren krystallographische Deutung noch nicht mit Zuverlässigkeit gegeben worden ist. Dass sie in *Cortex Cascarillae*, in *Cortex Frangulae*, in der Oberfläche des *Fungus Laricis*, in der oben erwähnten *Styrax*-Rinde und in andern Fällen von deutlich erkennbaren monoklinen Krystallen des Oxalates begleitet sind, spricht wohl dafür, dass auch jene Drusen oder Rosetten diesem System angehören, doch lassen

---

60) Grundformen des quadratisch krystallisirenden Calciumoxalates mit 3 Mol. Krystallwasser.

61) Querschnitt aus einer gewöhnlichen (aleppischen) *Eichengalle*; *d* sclerenchymatische Schicht im Centrum, *c* Gewebe ausserhalb derselben und in der Nähe der Schicht, mit quadratischen Oxalatkrystallen gefüllt, *e* Gewebe im Innern der durch das Sclerenchym gebildeten Kammer, welches Stärkemehl und Harz enthält.

8*

sich in den oben genannten Blattstielen auch alle Uebergänge vom Quadratoctaëder zu unvollkommen ausgebildeten drusenförmig vereinigten Krystallen verfolgen. Es ist demnach wahrscheinlich, dass das in Drusen krystallisirte Oxalat bald dem quadratischen, bald dem monoklinen System angehört.

Der Beweis, dass die fraglichen pflanzlichen Gebilde wirklich Calciumoxalat sind, ist leicht zu führen. Die Krystalle sind in Essigsäure und Oxalsäure nicht löslich, wohl aber und zwar ohne Brausen in Salzsäure; diese Auflösung gibt auf Zusatz von Kaliumacetat einen reichlichen Niederschlag von undeutlich krystallisirtem Calciumoxalat.

Nach kurzer Berührung mit concentrirter Schwefelsäure verwandeln sich die Oxalatkrystalle in lange Spiesse von Gyps.

In den Pflanzen entstehen die Oxalatkrystalle vermuthlich durch

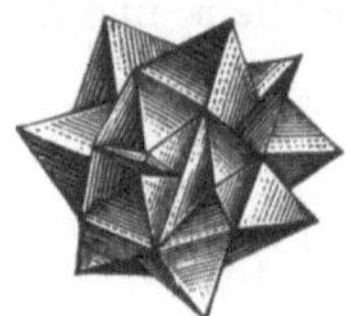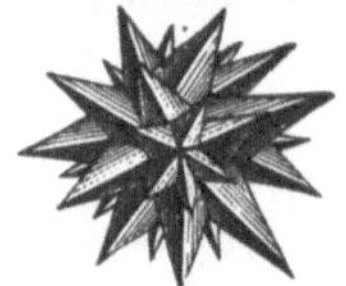

Fig. 62.

allmäliges Zusammentreffen verdünnter Auflösungen von Oxalaten mit Calciumsalzen. In vielen Fällen geschieht dieses unter Mitwirkung organisirter Gebilde. Die Drusen schliessen oft einen nicht krystallisirten Kern ein, und die Nadelbüschel von Oxalat stecken z. B. in der *Sarsaparilla* und vielen anderen Fällen in einer schleimigen (plasmatischen) Hülle; löst man das Oxalat in Salzsäure (1,1 spec. Gew.), so bleibt die Hülle zurück und kann durch Färbung, z. B. vermittelst Carmin oder Anilinroth kenntlich gemacht werden. Mit grosser Deutlichkeit lässt sich diese Plasmahülle auch in *Bulbus Scillae* nachweisen. Befeuchtet man nämlich einen feinen Schnitt mit Weingeist, so erfolgt eine Zusammenziehung des schleimigen Zellinhaltes, in dessen Mitte man nun dunklere Körnchen wahrnimmt, welche sich im polarisirten Lichte krystallinisch erweisen. Wasser löst den Schleim und lässt die Kryställchen zurück, welche ohne Zweifel als erste Anfänge der oft so schön ausgebildeten Oxalat-Prismen der *Meerzwiebel* zu betrachten sind. Die letzteren sind mit einem Schlauche umgeben und vergrössern sich häufig so sehr, dass sie sich durch mehrere Zellen

---

62) Drusen von Calciumoxalat aus *Rhabarber* (siehe Fig. 142, 146) und *Radix Saponariae*.

hindurch erstrecken, nachdem deren Querwände zerstört sind. Diese Krystalle erreichen oft nahezu 1 mm Länge, so dass sie schon dem unbewaffneten Auge sichtbar werden. Das letztere gilt auch von den zwar nicht vollkommen ausgebildeten rhomboëderartigen Krystallen im Holzparenchym von *Lignum Sandali rubrum*, deren Axen kaum unter $\frac{1}{2}$ mm bleiben.

EMMERLING[1]) hat es wahrscheinlich gemacht, dass in der Pflanze Krystalle von Calciumoxalat auch durch Einwirkung freier Oxalsäure auf Calciumnitrat entstehen.

In den hier angedeuteten Fällen kommt das Calciumoxalat immer als Zellinhalt vor; durch den Grafen ZU SOLMS-LAUBACH[2]) ist jedoch gezeigt worden, dass diese Krystalle auch in Zellwände selbst, namentlich in die Aussenwand der Epidermiszellen, eingelagert sein können.

In Betreff der Menge des Oxalates führt die microscopische Abschätzung leicht zu ungenauen Vorstellungen. *Bulbus Scillae* ist anscheinend ziemlich reich daran und doch ergab directe Bestimmung der Oxalsäure nur 3 pC Oxalat; in einer guten *Rhabarber*[3]) fand der eine von uns 7,3 pC. Den grössten Reichthum an Oxalat im Gebiete der Pharmacognosie bietet vielleicht die *Guaiacrinde* dar, nämlich 20,7 pC. Einige Flechten zeichnen sich übrigens gleichfalls durch hohen Gehalt an Oxalat aus, so kommen in *Lecanora esculenta* EVERSMANN 22,8 pC desselben vor.

Die Oxalatkrystalle sind Ablagerungen, welche dem Kreise der Lebensthätigkeit entrückt bleiben (Secrete); in den Zellen, welche sie enthalten, gehen der Regel nach keine weiteren Entwickelungen mehr vor sich.

Andere krystallinische Verbindungen anorganischer Basen kommen in Pflanzengeweben äusserst selten vor. Calciumphosphat, $PO^4HCa + 2H^2O$, z. B. findet sich reichlich im indischen *Tekholze* (*Tectona grandis* L., Familie der Verbenaceae) auskrystallisirt[4]). Calciumcarbonat, welches in einigen Plasmodien, in Zellhäuten vieler Meeresalgen und in Cystolithen (*Ficus*,

---

[1]) Berichte der Deutschen chemisch. Gesellsch. 1872. 782.

[2]) Botanische Zeitung 29 (1871) 458. Tafel VI. — Auch in SACHS, Lehrb. der Bot. 1874, 68.

[3]) Eine der zahlreichen wichtigen Beobachtungen des grossen Apothekers SCHEELE, welcher auch die Oxalsäure entdeckt hat, bezieht sich auf die Krystalle der *Rhabarber*, die er 1782 als Calciumoxalat erkannte. Vor ihm hatte allerdings ANTON VAN LEEUWENHOEK (1716) das Oxalat der *Sarsaparillwurzel* und der *Iriswurzel* gesehen. — FLÜCKIGER, Pharmakognosie, 2. Aufl. 226, 315, 373.

[4]) KOPP-WILL'scher Jahresbericht der Chemie 1860, 531 und 1879, 937;

Cannabis, Humulus)[1]) abgelagert ist, zeigt nicht deutliche Krystallformen[2]) oder erweist sich als amorph. Gypskrystalle scheinen in den Pflanzen nicht vorhanden zu sein; da sie in 400 Theilen Wasser löslich sind, so fehlt es dort wohl an den Bedingungen zu ihrer Bildung und Erhaltung.

Krystalle organischer Verbindungen. Keine Seltenheit aber sind Krystalle organischer Verbindungen, welche in den Geweben der Drogen aus dem Pflanzenreiche getroffen werden. So z. B. Asparagin, Cubebin, Hesperidin, Theobromin, Picrotoxin, Piperin, welche jedoch muthmasslich erst während des Trocknens der betreffenden Drogen anschiessen. Ferner krystallisirte Fette, wahrscheinlich meist Palmitin und Stearin, welche sich in manchen Samen, z. B. in den *Muskatnüssen*, in den *Kokkelskörnern* u. s. w. vorfinden. Endlich das Vanillin im Parenchym und auf der Oberfläche der *Vanille* (Fig. 83). Die Krystalle, welche in *Chinarinden* nach dem Erwärmen dünner Schnitte in Aetzlauge sichtbar werden, treten erst infolge dieser Behandlung auf. Bei sehr langer Aufbewahrung von Schnitten gerbstoffreicher Gewebe in Glycerin erscheinen bisweilen auch Krystalle von Gallussäure, die ursprünglich nicht vorhanden waren. Ebenso beobachtet man nach sehr langer Aufbewahrung der betreffenden Schnitte das Auskrystallisiren von Amygdalin, Filixsäure, Strychnin.

Gerbstoffe. Häufig finden sich Körnchen in Zellen abgelagert, welche durch Eisenchlorid in wässeriger oder oft besser in weingeistiger Lösung blaue oder grünliche Färbung erlangen, so dass wir sie für **Gerbstoff** oder doch gerbstoffartige Gebilde halten dürfen. Sie werden anderseits auch oft durch Jod blau gefärbt, als ob sie Amylum einschlössen oder daraus hervorgegangen wären, wie denn überhaupt beide in denselben Geweben gleichzeitig oder noch häufiger abwechselnd auftreten. Doch fehlen erhebliche Mengen von Gerbstoff in den Samen. Der Gehalt au Gerbstoff, z. B. in Rinden und Früchten, unterliegt bedeutenden periodischen Schwankungen[3]).

Berichte der Deutschen chemisch. Gesellschaft 1877, 2234. — Vergl. ferner JUST's Bot. Jahresbericht 1881. I. 402, Ref. No. 75.

[1]) FLÜCKIGER, Pharmakognosie, 1883, 710; SACHS, Lehrbuch der Bot. 1874, 70; KNY, Botan. Wandtafeln.

[2]) So auch die Drusen im *Castoreum*; vergl. FLÜCKIGER, Grundriss der Pharmakognosie, 1883, 237; ferner JUST's Bot. Jahresbericht 1881. I. 402, 403.

[3]) Vergl. WIGAND, Sätze über die physiologische Bedeutung des Gerbestoffes und der Pflanzenfarben. Botanische Zeitung 1862, 121 und KUTSCHER, Ueber die Verwendung der Gerbsäure im Stoffwechsel der Pflanze. Flora 1883.

In reinster Form abgelagerter Gerbstoff löst sich bei der Untersuchung unter Wasser auf. Um ihn zur Anschauung zu bringen, müssen die Schnitte daher unter Benzol, ätherischen oder fetten Oelen oder andern den Gerbestoff nicht lösenden Flüssigkeiten betrachtet werden; schon Glycerin genügt, da es in concentrirtem Zustande nur wenig Gerbstoff löst. So findet man z. B. in den Gallen formlose Klumpen, welche die Zelle nahezu ausfüllen[1]). Der Gerbestoff durchdringt auch sehr häufig die Zellhäute, so dass die Wandungen ganzer Gewebe nach Befeuchtung mit Eisenlösung gefärbt werden, so z. B. das Parenchym der *Chinarinden*, die Fibrovasalstränge und die Umgebung der Oelräume in den *Gewürznelken* u. s. f. Dicke harte Zellwände, welche von wässeriger Eisenlösung nicht benetzt werden, nehmen oft bei gleichzeitigem Zusatze von Alcohol die blaue oder grüne Färbung doch an. Freilich mögen diese Reactionen oft mehr durch Abkömmlinge, Zersetzungsproducte der Gerbstoffe, oder ihnen sonst verwandte Körper hervorgerufen werden, wie etwa durch Ellagsäure oder Gallussäure, deren Anwesenheit in der Natur selbst zwar noch nicht mit voller Sicherheit angenommen werden darf. Morin und Moringerbsäure, welche auf Eisensalze ebenso reagiren, sind im Kreise der uns hier beschäftigenden Pflanzentheile auch noch nicht angetroffen worden. Ferner sind Pyrocatechin, Quercitrin und Rutin nicht zu übersehen, welche die Lösungen der Eisenoxydsalze gleichfalls grün färben. Die erstere Substanz können wir zwar hier nur erst als sehr untergeordneten Bestandtheil des Kino anführen und Quercitrin ist in den *Flores Rosae gallicae* vorhanden, aber letzteres sowohl als Pyrocatechin ist ohne Zweifel im Pflanzenreiche weit verbreitet und dürfte sich bei genauerer Nachforschung noch in manchen Drogen finden.

Sehr häufig, besonders in den Rinden wohl allgemein in einer bestimmten Lebensphase auftretend, ist auch das **Phloroglucin**[2]) $C^6 H^3 (OH)^3$ aus der Classe der Phenole.

Wie die Gerbsäure der *Gallen*, das Tannin[3]), so rufen auch noch einige andere, nicht gleich zusammengesetzte Gerbstoffe in Eisenoxydsalz-Auflösungen einen blauschwarzen Niederschlag hervor, so z. B.

---

[1]) BERG, Atlas, Taf. 49 Fig. 136.

[2]) Vergl. die Angaben TSCHIRCH's in PRINGSHEIM, Jahrb. f. wiss. Bot. 1885 und POULSEN, botanische Microchemie.

[3]) Von dem französischen, nicht weiter zu erklärenden Worte tanner, gerben.

der Gerbstoff der *Folia Uvae ursi,* der *Eichenrinde,* der *Granatwurzel-
rinde* u. s. w. Viele andere aber, wie z. B. die Gerbsäure der *Chinarinden,* der *Weiden-* und *Ulmenrinde,* diejenige der *Radix Ratanhiae pe-
ruvianae,* des *Rhizoma Filicis, Rhiz. Tormentillae,* des *Kaffees,* auch das *Catechu* erzeugen in Eisenchlorid oder in Eisenoxydsalzen einen grünen
Niederschlag, die Rhabarbergerbsäure einen schwarzgrünen. In zwei
Ratanhia-Sorten, derjenigen aus Para und aus Savanilla, ist die eisen-
grünende Gerbsäure von einer überwiegenden Menge eisenbläuen-
der Säure begleitet. Zur richtigen Beurtheilung dieser Färbungen
muss man dünne Schnitte der betreffenden Drogen mit wenig Eisen-
chloridlösung von der unten angegebenen Verdünnung befeuchten und
die Glastafel (Objectträger), worauf diese Reaction ausgeführt wird,
auf ein weisses Blatt Papier legen. Der Versuch wird gleichzeitig
auch unter Anwendung von Eisenvitriollösung ausgeführt, welche die
Färbungen erst allmälig, im Verhältnis ihrer Oxydation, aber oft um
so reiner hervortreten lässt.

Ein höchst merkwürdiges Vorkommen einer auf Eisenchlorid sowohl als auf Eisenoxydulsalz prachtvoll blau reagirenden Substanz bieten
die grossen Zellen des Fruchtfleisches von *Siliqua dulcis* dar.

Zwischen den Gerbstoffen oder Gerbsäuren der oben angedeuteten
beiden Classen bestehen scharfe chemische Unterschiede, welche sich
namentlich bei der trockenen Destillation geltend machen. Dieser
Behandlung unterworfen liefern nämlich die Gerbstoffe, welche Ferri-
salze blau färben, Pyrogallol (Pyrogallussäure), die eisengrünenden
dagegen Pyrocatechin. Werden die Gerbstoffe mit Aetzkali geschmolzen,
so geben die eisenbläuenden ebenfalls Pyrogallol, die andern Gerbstoffe
hingegen erzeugen Protocatechusäure.

Im einzelnen lässt die Kenntnis der verschiedenen Glieder der
chemischen Familie der Gerbstoffe noch viel zu wünschen übrig. Es
fehlt auch an einer allen Ansprüchen genügenden Methode zur quanti-
tativen Bestimmung der Gerbsäuren für alle die zahlreichen Fälle, wo
sie nicht in ziemlicher Reinheit schon durch Aetherweingeist ausgezogen
werden können, wie etwa aus den *Galläpfeln.* Berücksichtigt man ausserdem, dass der Gehalt an Gerbstoff den Schwankungen der Vegetation
unterliegt, so darf man sich nicht allzusehr darüber wundern, dass die
bezüglichen analytischen Angaben weit auseinander gehen. Viele solche
Bestimmungen sind vom technischen Standpuncte aus z. B. bei der
Eichenrinde gemacht worden, so dass darüber eine ziemlich umfangreiche

Literatur vorhanden ist[1]). Diese Rinde scheint im Maximum bis 20 pC Gerbstoff enthalten zu können, mehr als irgend ein anderer uns hier näher angehender Pflanzentheil[2]), wenn wir von den Gallen (siehe am Schluss: Pathologische Erscheinungen) absehen[3]). Dieselben sind nämlich geradezu als eine krankhafte Anhäufung von Gerbsäure aufzufassen. Die in diesen Misbildungen bis zu 70 pC vorhandene Gallusgerbsäure ist merkwürdigerweise ein eigenartiges Glied der Familie der Gerbstoffe; wenigstens dürfen die Ausnahmefälle, wo man sie anderwärts auch erkannt haben will (in den *Myrobalanen* und im *Sumach*) noch beanstandet werden.

Man kann physiologischen und pathologischen Gerbstoff unterscheiden; ersterer entsteht normaler Weise im Lebensprocesse der Pflanze (so die Gerbstoffe der Rinden[3])), z. B. der *Eiche, Quebracho, Weide*). Der pathologische hingegen entsteht erst infolge eines äusseren Eingriffes (Stich eines Insectes etc.), also im Verlaufe eines Krankheitsprocesses (Gallen). Auch chemisch und physicalisch sind beide verschieden. Häute werden nur durch den physiologischen Gerbstoff gegerbt (Lederbildung).

Die bisher abgehandelten Inhaltsbestandtheile der Zelle kann man Der Zellsaft. im allgemeinen, wenn wir das Inulin ausnehmen, als die **geformten Inhaltsbestandtheile** ansehen. Ausser diesen treten aber noch eine Anzahl ungeformter Körper in den Zellen der Pflanzen auf, die in dem wässerigen Zellsafte gelöst oder den Membranen eingelagert sind und sich der unmittelbaren microscopischen Wahrnehmung entziehen.

Im Zellsafte gelöst sind z. B. ein Theil der anorganischen Salze, das **Dextrin**, der **Zucker**, die **Pflanzensäuren** — der Zellsaft reagirt stets sauer — und **Gerbstoffe**, viele **Glycoside**[4]) und **Bitterstoffe** (*Aloë*, Fig. 63), **Farbstoffe, Amide** u. s. f., den Membranen eingelagert viele **Alkaloïde** (*Chinin?*).

---

[1]) Es genüge hier zu nennen: Bericht über die Verhandlungen der Commission zur Feststellung einer einheitlichen Methode der Gerbstoffbestimmung, geführt am 10. Novbr. 1883 zu Berlin. Redaction und Einleitung über die bisherigen Verfahren der quant. Bestimmung des Gerbstoffs von C. COUNCLER. Nebst Untersuchung über die LÖWENTHAL'sche Methode von J. v. SCHROEDER. gr. 8. (IV, 79 S.) Kassel, FISCHER, 1885.

[2]) Die Rinde der australischen *Eucalyptus corymbosa* enthält angeblich 27 pC Gerbsäure (Jahresbericht der Chemie 1868, 807), die *Myrobalanen* 45 pC; *Dividivi*, die Schoten von *Caesalpinia coriaria* WILLD., 55 pC.

[3]) Vergl. hierzu F. VON HOEHNEL, Die Gerberinden, ein monographischer Beitrag zur technischen Rohstofflehre. Berlin, Oppenheim 1880.

[4]) γλυκύς süss und εἶδος Aehnlichkeit.

Das hauptsächlichste Lösungsmittel der meisten dieser Substanzen, das **Wasser**, verdampft beim Trocknen der Drogen[1]) grösstentheils; wie beträchtlich dessen Menge oft sein kann, zeigen manche Wurzeln in auffallender Weise. Jüngere *Radix Belladonnae* verliert bis 85 pC Wasser, *Radix Taraxaci* 77 pC, saftige Früchte noch mehr. Jedoch halten alle Pflanzentheile Wasser zurück, das wir als hygroscopisches Wasser zu bezeichnen pflegen, aber keineswegs in flüssiger Form in den Zellen vorfinden. Der Betrag desselben wechselt sehr bedeutend je nach der Beschaffenheit der Gewebe und vermuthlich je nach ihrem Inhalte.

Die an Zucker und Schleim reiche *Meerzwiebel* hält 14 pC hygroscopisches Wasser zurück, *Radix Gentianae* 16 bis 18 pC, *Safran* etwa 12 pC. Werden diese Stoffe im Trockenschranke oder in der Kälte über Schwefelsäure vollkommen entwässert und wieder den gewöhnlichen Bedingungen der Aufbewahrung ausgesetzt, so ziehen sie rasch wieder ungefähr die gleiche Menge Wasser an. Auch Drogen von nicht zelliger Structur enthalten bestimmte Mengen Wasser, das völlig lufttrockene *Stärkemehl*, das *arabische Gummi* und der *Traganth* z. B. 13 bis 17 pC. Nur wenige Procente Wasser vermögen dagegen die Samen, besonders die mit harter Schale versehenen, zurückzuhalten.

Nach der Verdampfung des Wassers lagern sich gelöste Stoffe in fester Form ab, wie schon bei Gelegenheit des Inulins erwähnt wurde. Nur eine beschränkte Anzahl in Wasser unlöslicher Stoffe vermag in dem trockenen Gewebe tropfbar flüssige Form zu bewahren. So die ätherischen Oele, deren Siedepunct um 70 bis 150° und mehr höher liegt, als der des Wassers, daher sie bei gewöhnlicher oder nur wenig erhöhter Temperatur nur in sehr geringer Menge mit dem Wasser abdunsten und daran noch mehr gehindert werden, wenn sie Harze in Auflösung enthalten.

Auch der Milchsaft der *Jalape* besitzt merkwürdigerweise in der getrockneten Droge noch flüssige Form, wie ja das daraus dargestellte Harz sehr hartnäckig Wasser zurück zu halten im Stande ist.

Ausser dem Verluste des Wassers und auch wohl eines Antheiles

---

[1]) Hierauf bezieht sich, wie es scheint, der Ausdruck D r o g e; das u, welches oft noch eingeschoben wird (Drogue), stammt aus den romanischen Sprachen, die sich das Wort angeeignet haben. FLÜCKIGER, Geschichte des Wortes D r o g e, Archiv der Pharm. 219 (1881) 81.

des ätherischen Oeles erfahren viele Pflanzen durch das Trocknen chemische Veränderungen, worüber wir Schoonbroodt[1]) einige werthvolle Andeutungen verdanken, welche weiter verfolgt zu werden verdienen. Das Trocknen verändert die Eigenschaften vieler Drogen. Bei einigen treten denselben eigenthümliche Substanzen erst während des Trockenprocesses auf, andere verlieren Stoffe oder nehmen einen anderen Geruch an (vergl. auch pag. 12).

Den Restbestand, welcher beim Trocknen von pflanzlichen Objecten bei 100 bis 110⁰ — bis zum constanten Gewicht — bleibt, nennt man das Trockengewicht. Bei gewöhnlicher Temperatur (ungefähr 15⁰ C.) getrocknete Drogen heissen lufttrocken.

Während die meisten parenchymatischen Zellen im Leben ausser Plasma und Zellsaft keine oder nur wenig **Luft** enthalten (Bastzellen, Gefässe und Intercellularräume enthalten davon reichlich), sind die Zellen der trockenen Drogen meist mehr oder weniger mit Luft erfüllt, da diese sich beim Austrocknen an Stelle des Wassers setzt. Es liegt in der Natur der Sache, dass eine vollständige Erfüllung der Zellen mit Luft nicht durch unmittelbare Anschauung wahrzunehmen ist. In noch saftigen lebensthätigen Zellen dagegen und in solchen, welche man zum Zwecke der Untersuchung mit Flüssigkeiten tränkt, wie dies zur Herstellung microscopischer Präparate nothwendig ist, treten die Luftblasen wegen totaler Reflexion der Lichtstrahlen als dunkle Ringe aus der Flüssigkeit entgegen, mit denen sich der Anfänger in der microscopischen Beobachtung sehr bald hinlänglich bekannt macht, um sich dadurch nicht ferner stören zu lassen.

Mit Luft erfüllte Gewebe (Kork, Holz) schwimmen auf dem Wasser, trotzdem z. B. das spec. Gew. der Cellulose und des Korkes grösser ist als das des Wassers. Luftfreie Gewebe (z. B. Kernholz des *Guaiac*) oder solche, aus denen die Luft entfernt ist, sinken im Wasser unter, ebenso dünne Korkblätter oder *Lycopodium*, sobald man die Luft daraus wegkocht.

Von gelösten Inhaltsstoffen möge noch folgender gedacht werden:

Zucker ist ein sehr verbreiteter Bestandtheil der Drogen. Rohrzucker und die übrigen Zuckerarten sind in Wasser, daher wohl auch in den meisten Zellsäften, so reichlich löslich, dass sie selbst nach dem Trocknen nur selten krystallisirt oder sonst als fester Inhalt der Zellen auftreten. Der am spärlichsten lösliche Milchzucker, welcher

---

[1]) Wiggers-Husemann'scher Jahresbericht 1869, 9.

aber doch bei gewöhnlicher Temperatur immerhin nicht mehr als 7 Theile Wasser erfordert, ist im Pflanzenreiche nur erst ein einziges Mal (1871) in der Frucht der tropischen *Achras Sapota* L. aufgefunden worden.

Traubenzucker (Dextrose)[1] rechtsdrehend, ist am häufigsten im Pflanzenreiche, er findet sich z. B. in den *Weintrauben, Feigen, Birnen, Kirschen,* im *Süssholz,* in *Tamarinden.*

Fruchtzucker (Schleimzucker, Laevulose[2]) linksdrehend im Honig und oft mit Traubenzucker gemischt.

Rohrzucker (Rübenzucker, Saccharose) rechtsdrehend, im *Zuckerrohr, Zuckerhirse, Zuckerrüben, Morrüben,* im Saft des *Zuckerahorns.* Durch Inversion[3] in ein Gemenge von 1 Mol. Traubenzucker (Dextrose) und 1 Mol. Laevulose (Fruchtzucker) sog. Invertzucker[4] übergehend; letzterer findet sich im Obst und Honig.

Mycose[5] (Schwammzucker) in Pilzen z. B. in dem *Mutterkorn.*

Melitose[6] in der *Manna* der Blätter von *Eucalyptus*arten (*australische Manna*).

Microchemisch wird Traubenzucker durch die Trommer'sche Reaction in den Zellen nachgewiesen[7]. Man legt die Schnitte successive in concentrirte Kupfersulfatlösung, Wasser (gut, aber nicht zu lange auswaschen!) und verdünntes Aetzkali und kocht in diesem. Ist Zucker vorhanden, so entsteht in den Zellen ein rother körniger Niederschlag von Cu^2O. (Die Reaction erfordert Uebung).

Infolge von Einschnitten entstehen in der *Mannaesche* krystallinische Exsudate (*Manna*), die bis 80 pC eines süssen Körpers, des **Mannits** $C^6H^8(OH)^6$ enthalten.

Hesperidin.   Das Glycosid **Hesperidin**[8] ist in unreifen Früchten der Auran-

---

[1] dexter, rechts.

[2] laevus, links.

[3] Kochen mit verdünnten Säuren.

[4] invertere, umdrehen, weil der Invertzucker links dreht, d. h. in entgegengesetztem Sinne wie der Rohrzucker.

[5] μῦχος Pilz.

[6] μέλι Honig.

[7] Sachs, Microchem. Reactionsmethoden. Wiener Akademie. Sitzungsberichte, 1859.

[8] Pfeffer, Botan. Zeit. 1874, p. 481. — Tiemann und Will, Ber. d. Deutsch. chem. Ges. 1881, 946. — Virgil nannte die *Pomeranzen* Aepfel der Hesperiden, der Töchter der Nacht in der griechischen Mythologie.

tieen, besonders den *Citrus*arten (sehr reichlich in *Fructus Aurantii immaturi*) im Zellsafte gelöst enthalten. Durch Einlegen der Früchte in Alcohol entstehen in den Zellen Sphaerocrystalle, ähnlich denen des Inulins (Fig. 54), welche in schwach alcalischem Wasser und

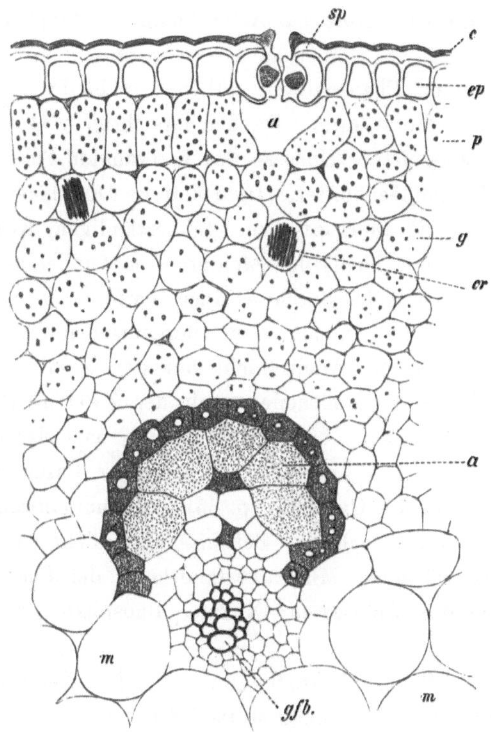

Fig. 63.

in Alcohol löslich sind. Adolf Meyer[1]) hat dergleichen auch in den Blättern des *Conium maculatum* nachgewiesen.

Die eigenthümlich bittern Stoffe der *Aloë*blätter, die **Aloë**, sind in   Aloë.

---

[1]) Vergl. auch Flückiger, Pharmakognosie, 1883, 663.

---

63) Querschnitt durch die Randpartie eines Blattes von *Aloe socotrina*. *ep* Epidermis (*c* cuticula), *sp* Spaltöffnung, *a* Atemhöhle, *p* u. *g* Assimilationsgewebe, *cr* Krystallzellen (mit Raphiden), *a* aloeführende Zellen (die grossen enthalten das Chromogen), *gfb* Gefässbündel, *m* schleimhaltiges Mark.

besondern Zellen enthalten, die unmittelbar vor die Gefässbündel gelagert (Fig. 63 *a*), nach aussen von einer einreihigen Schutzscheide mit bitterem Inhalte begrenzt werden. — Die erstgenannten Zellen sind kurz, bisweilen ist ihr Inhalt krystallinisch. Das ganze übrige Gewebe der *Aloë*blätter enthält reichlich Schleim, aber keine Bitterstoffe.

Kino.

Auch das **Kino** der *Pterocarpus*-Arten kommt als Inhalt langgestreckter Zellen vor [1]).

Aschenbestandtheile.

Wenn wir einen Pflanzentheil glühen, so bleibt im Tiegel ein weisser Rückstand: die **Asche**. Da bei vorsichtigem Glühen in sehr vielen Fällen die allgemeinen Umrisse des verbrannten Pflanzentheils erhalten bleiben (Gramineenblätter, *Hanf*blätter, Diatomeenschalen), so folgt daraus, dass die anorganischen, glühbeständigen, Körperbestandtheile (wenigstens zum Theil) der Membran so fein eingelagert sind, dass die Membranmolekeln durch Glühen entfernt werden können; der unmittelbare Zusammenhang der anorganischen Theilchen wird dadurch nicht aufgehoben. Allein nicht nur der Membran eingelagert treffen wir die Mineralbestandtheile, auch der Zellinhalt ist reichlich damit versehen. Schon oben wurde gezeigt, dass das Protoplasma reichlich Salze führt, dass Krystalle anorganischer Basen im Zellsafte vorkommen und auch die Globoïde (p. 85) aus anorganischen Doppelsalzen bestehen. Aber auch der Zellsaft führt nicht unbeträchtliche Mengen der wasserlöslichen Mineralbestandtheile der Pflanzen. Allein diese sind gerade die wichtigsten: Nitrate, Phosphate, Salze des Kaliums und Calciums.

Die Asche der Pflanzen enthält zunächst alle diejenigen Stoffe, die man als nothwendige Pflanzennährstoffe kennt, nämlich Kalium, Magnesium, Calcium, Eisen[2]), Phosphorsäure, Schwefelsäure, Salpetersäure, Chlor. Ferner kommen in derselben Silicium, Natrium, Mangan, Aluminium, Jod, Brom, Fluor, Lithium und andere Elemente vor[3]).

An Silicium reiche Pflanzen (Gräser, Diatomeen) — sie füh-

---

[1]) Siehe hinten im Capitel Secretbehälter.

[2]) Eisenmangel zeigt sich an den Blättern durch Gelbwerden (Chlorose).

[3]) Die Zusammensetzung der Asche zu deuten, ist weit schwieriger. Wir sind noch nicht im Stande die grossen bezüglichen Unterschiede einer allgemeinen Gesetzmässigkeit unterzuordnen. Eine sehr reichhaltige Zusammenstellung von hierher gehörigen Zahlen findet sich in WOLFF, Aschenanalysen von landwirthschaftlich wichtigen Produkten, Fabrikabfällen und wild wachsenden Pflanzen. Berlin 1871.

ren dasselbe stets in der Membran — lassen beim Glühen sogenannte Kieselskelette zurück[1]). Natrium enthalten besonders die Halophyten (Salzpflanzen). Mangan ist weniger verbreitet, findet sich jedoch regelmässig, wenn auch in kleiner Menge, z. B. in den Drogen aus der Familien der Zingiberaceen[2]). Es genügt, einen einzigen Samen der *Cardamomen* oder ein noch kleineres Stückchen ihrer Fruchtkapsel auf einer aus Platindraht gebogenen Oehse in der Oxydationsflamme eines einfachen Weingeistlämpchens einzuäschern und, nöthigenfalls mit etwas Soda und einer Spur Salpeter, zu schmelzen, um eine durch mangansaures Alkali grün gefärbte Perle zu gewinnen, welche mit Essigsäure benetzt, rothes Permanganat gibt. Ebenso verhalten sich die Wurzelstöcke aus dieser Familie. Auch die Asche des gewöhnlichen *Korkes* (von *Quercus Suber*) und anderer *Kork*arten ist aus dem gleichen Grunde grün.

Aluminium ist selten, in nicht unbeträchtlicher Menge findet es sich in den Blättern und Stengeln der *Lycopodium*-Arten.

Jod und Brom kommen in den pflanzlichen (und thierischen) Meeresbewohnern vor, Fluor namentlich in den Samenschalen der Getreidearten, Lithium im *Tabak*.

Da man in neuerer Zeit Silicium an Stelle des Kohlenstoffs in organische Verbindungen eingeführt hat, so ist die Vermuthung nicht ganz unberechtigt, dass das in der Zellwand enthaltene Silicium in Form einer organischen Verbindung vorhanden sei[3]).

Wie schon von vornherein aus mechanischen Gründen einleuchtet, entspricht zunehmende Verdickung und Festigkeit der Zellwände keineswegs einem höheren Gehalte an unverbrennlichen Stoffen[4]). Das bei 100° getrocknete zarte, luftführende Gewebe der geschälten *Coloquinthen* ergab 11 pC Asche, die Samen nur 2,7. *Quassiaholz* von Surinam liefert 3,6 pC, die Rinde 17,8 pC Asche, das so ausnehmend

---

[1]) Man kann sich solche Skelette in der Weise darstellen, dass man Stückchen von rauhen, starren Blättern mit concentrirter Schwefelsäure oder Salpetersäure und Kaliumchlorat erwärmt, die Säure verjagt und den Rückstand auf Platinblech (am besten im Sauerstoffstrome) oder auf einem sehr dünnen Deckgläschen weiss brennt. Vorher nicht in dieser Weise behandelte Gewebe sintern in Folge ihres Gehaltes an Alcalien oftmals zusammen.

[2]) FLÜCKIGER, Pharm. Journ. III (London 1872) 208.

[3]) Berichte d. Deutsch. chem. Ges. 1872, 568.

[4]) Dass die Biegungsfestigkeit bei den Gräsern z. B. ganz unabhängig vom Kieselgehalt ist, zeigen Wasserculturen in siliciumfreien Lösungen.

dichte, fast nur aus starken Holzzellen bestehende *Guaiacholz* gibt doch kaum 1 pC Asche. Blätter enthalten sehr häufig über 10 pC anorganischer Bestandtheile, z. B. *Folia Stramonii* bis 17, *Tabaksblätter* bisweilen 27 pC der bei 100⁰ getrockneten Substanz.

Die bildungsthätigen und assimilirenden Gewebe (Cambium, Mesophyll der Blätter) und Organe (Blätter[1]), Rinden) sind reicher an Asche als die vollständig ausgebildeten und nicht assimilirenden (Holz). Die Mineralstoffe wandern aus den fertigen Geweben zu den Bildungsherden. Man ersieht auch hieraus[2]), dass sie eine wichtige Rolle in den Bildungsprocessen der Pflanzen spielen müssen.

Aschen-bestimmung. Die Gewinnung der Asche zum Zwecke der Wägung ist oft nicht ganz leicht, indem manche Pflanzentheile und besonders die Ausscheidungsstoffe, wie Gummi, Harz, Zucker nur sehr allmälig vollkommen verbrennen. Die namentlich bei stickstoffreichen Substanzen schwierige Einäscherung lässt sich sehr beschleunigen, wenn die zu untersuchenden Gegenstände in einem Verbrennungsrohre auf einer aus Platinblech gebogenen Rinne in Sauerstoffgas erhitzt werden. In einfacherer Weise, wenn auch langsamer, erreicht man das gleiche Ziel, wenn man die in einer Platinschale verkohlte Substanz mit Wasser tränkt, dieselbe vorsichtig, ohne das Wasser abzugiessen wieder trocknen lässt und nochmals erhitzt. Das Wasser führt die löslichen Salze an freie Stellen der Schale, wodurch nachher der Zutritt der glühenden Luft zu der Kohle begünstigt wird. Wenn man dieses Verfahren mehrmals wiederholt, so gelingt es in den meisten Fällen, zuletzt einen von Kohle freien Rückstand zu erhalten. Allzu hohe Temperatur wirkt verzögernd, wenn schmelzbare Salze, z. B. Phosphate der Alkalimetalle, zugegen sind, welche zusammensintern und die Kohle einhüllen; viele Substanzen verglimmen allmälig bei sehr mässiger Hitze vollständiger, als in hoher Temperatur. Sehr harte Samenschalen leisten dem obigen Befeuchtungsverfahren hartnäckigen Widerstand, welcher dadurch zu überwinden ist, dass man die verkohlte Substanz mit Hilfe eines recht glatten Agatpistills in der Schale oder in dem Tiegel selbst, unter Vermeidung von Verlust, zerreibt und nachher mit Wasser behandelt.

Durch das zuletzt gewöhnlich nothwendige starke Glühen wird Kohlensäure ausgetrieben, welche der Asche vor der endgültigen Wä-

---

[1]) Gegen die Zeit des Laubfalles werden die Blätter immer ärmer an Mineralstoffen.

[2]) Was auch aus den Versuchen mit Nährstofflösungen hervorgeht.

gung zurückerstattet werden muss, um vergleichbare Zahlen zu erhalten. Dieser Zweck wird erreicht, wenn die Asche mit ein wenig concentrirter Auflösung von Ammonium-Carbonat befeuchtet und wieder getrocknet wird. Kaum bedarf es der Erwähnung, dass zur Einäscherung bei 100° getrocknete Substanz verwendet werden muss.

Auch Zusatz von Ammoniumnitrat oder Ammonsulfat befördert, namentlich bei eiweissreichen Substanzen, die Verbrennung.

Die Bestimmung des Verbrennungsrückstandes ist von grösstem practischen Werthe, besonders für die Untersuchung von pflanzlichen Pulvern. Da nämlich jeder Pflanzentheil, also auch jede Droge eine innerhalb gewisser, oft ziemlich enger Grenzen schwankende Menge Asche liefert[1]), so kann die Wägung derselben schon darüber belehren, ob eine Verfälschung mit anderem pflanzlichem oder gar anorganischem Pulver stattgefunden hat.

Der Aschenbestimmung muss freilich stets die microscopische Analyse vorausgehen.

2. Zellwand.

Die Umhüllung der Zelle nennt man die Zellmembran oder Zellwand.

Die Zellwand junger Zellen ist ein dünnes Häutchen, welches aus Cellulose besteht und erst später durch Einlagerung anderer Stoffe chemisch, durch Einfügung von Molecülen derselben Art morphologisch manigfach verändert wird; jedoch ist selbst die Membran junger Zellen, da sie ihre erste Anlage dem Plasma verdankt und lange Zeit mit dessen stickstoffhaltigen Stoffen in Berührung bleibt und von denselben durchdrungen wird, nicht ganz reine Cellulose. Erst die durch chemische Auflösungsmittel gereinigte Cellulose entspricht der Formel $C^{12} H^{20} O^{10}$.

In der lebenden Zelle steht die Wandung in innigster Berührung mit dem Plasmaschlauch. Auf diese Berührung ist das **Wachsthum der Zelle** zurückzuführen.

Morphologische Veränderung der Zellwand.

Dasselbe erfolgt in doppelter Richtung, einerseits als Formveränderung, anderseits als Umbildung der chemischen Natur der Cellulose,

----

[1]) So gibt beispielsweise *Lycopodium* 4, reine *Kamala* gegen 2, *Lupulin* gegen 8, Stärke weniger als 1, *Cacao* gegen 4, *Senf* und *Leinsamen* 4 bis 4,5, *Pfeffer* ungefähr 5 pC Asche.

welche im Laufe der Entwickelung der Zellen eine Reihe neuer chemischer und physicalischer Eigenschaften anzunehmen vermag.

Die Formveränderung der Zelle betrifft entweder vorzugsweise ihren Umriss und mag in diesem Falle als Flächenwachsthum bezeichnet werden, oder aber die Entwickelung der Zelle spricht sich vorzüglich in der Verdickung der Wand aus, so dass in der That das Dickenwachsthum das Aussehen der Zelle bestimmt. Obwohl beide Richtungen des Wachsthums nicht scharf zu trennen sind und im wesentlichen auf denselben Vorgängen beruhen, so gehen sie doch in ihren Erfolgen weit aus einander.

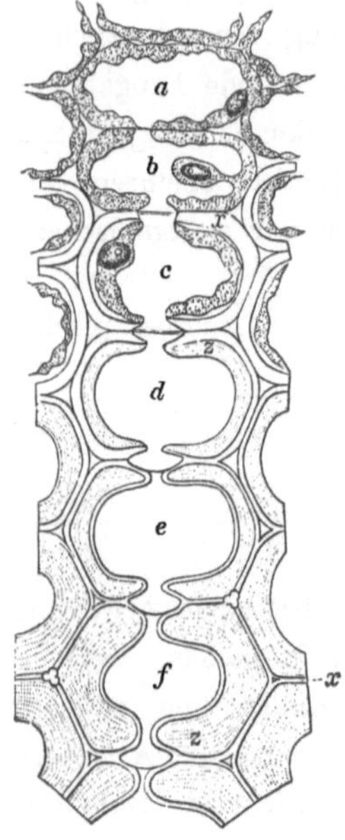

Fig. 64.

Wird durch vollkommen gleichförmige Einlagerung neuer Cellulosetheilchen die Masse der Zellwand ringsum gleichmässig bereichert, aber nicht eigentlich verdickt, so muss sie Kugelgestalt annehmen, die Zellen werden isodiametrisch[1]), wie in vielen jungen Geweben. Sie weichen von mathematischer Regelmässigkeit ab, sobald die Aufnahme des Baustoffes stellenweise energischer vor sich geht. Sehr wesentlich wird auch der Umriss der Zellen dadurch bedingt, dass sie sich gegenseitig an der freien Ausdehnung beeinträchtigen. Die Kugelgestalt wird in solchen Fällen zum Dodecaëder abgeplattet, welches die gleichmässigste der so häufig vorkommenden Zellformen darbietet, die wir als kugelig-polyëdrische bezeichnen, da sie sich in ihrer Manigfaltigkeit und geringen Regelmässigkeit genauerer Definition entzieht (Fig. 29, 30, 31, 56, 63, 65, 76).

Wenn die Einlagerung neuen Zellstoffes nicht vorherrschend in tangentialer Richtung zur Zellwand erfolgt, sondern in der Weise, dass diese letztere in die Dicke wächst, so kann dieses Wachsthum entweder mehr nach aussen oder mehr nach innen vor sich gehen. Im ersten Falle

---

[1]) ἴσος gleich und διάμητερ Durchmesser.

---

64) Schematische Darstellung der Entwickelungsgeschichte der Zellwand einer Holzzelle. *a* jüngstes Stadium, *f* fertiger Zustand. Nur in den ersten 3 Stadien ist der Zellkern erhalten. (HARTIG). Ein Häutchen aus Intercellularsubstanz verschliesst die Tüpfel.

entstehen Vorsprünge manigfacher Art (Sporen und Pollenzellen, Aussenwand der Epidermiszellen), im letztern wird die Zellhöhlung verengt,
oft beinahe ganz ausgefüllt (einige Bast- und Steinzellen). Niemals
findet aber eine völlig gleichmässige Verdickung statt, sondern die Zellhaut behält an einzelnen Stellen ihre geringe Dicke. Das Aussehen
der Zellen, welche in beträchtlichem Masse dem Dickenwachsthum
unterliegen, ist hauptsächlich bedingt durch das Verhältnis des Umfanges der dünn gebliebenen und der verdickten Stellen. Stehen die
verdickten Stellen mit den dünn gebliebenen etwa in gleichem Verhält-

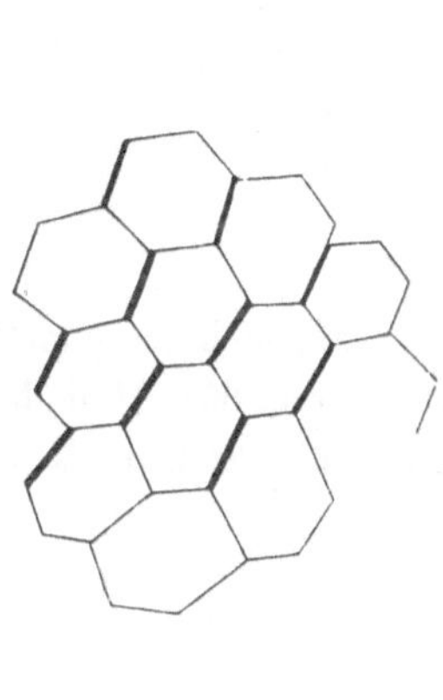
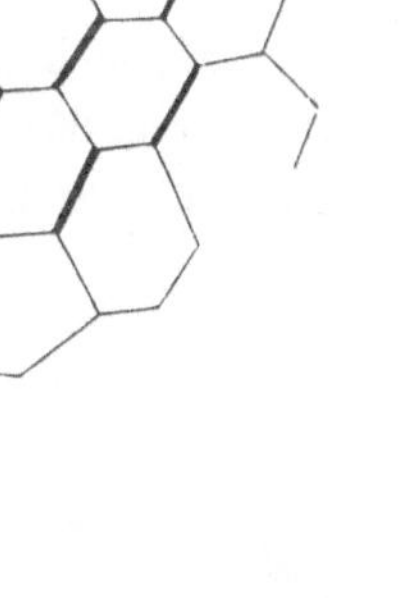
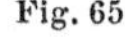
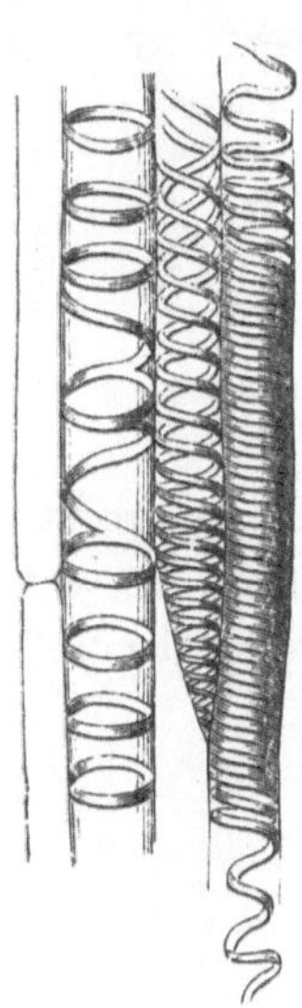

Fig. 65.   Fig. 66.

nisse, so bietet die Membran auf dem Querschnitte ein rosenkranzförmiges
Aussehen. Solche Zellen sind z. B. für die Kaffeebohne höchst charakteristisch[1]). Wo die Verdickungen keine grosse Ausdehnung erlangen
und namentlich auf der Innenfläche auftreten, nehmen sie oft die Form
von Ringen oder Schraubenbändern an. So entstehen die (abroll-
baren) Spiralen in vielen Fibrovasalsträngen (Gefässbündeln), wie z. B.
in der Meerzwiebel (Fig. 66), sowie die netzartigen und treppen-

---

[1]) Berg, Atlas, Taf. 49, Fig. 131.

---

65) Polyëdrisches Parenchym aus *Rhizoma Graminis*.
66) Abrollbare Spirale und Ringgefäss aus *Bulbus Scillae*.

9*

förmigen (Fig. 68) Verdickungen der Gefässe und Parenchymzellen (Fig. 67, 83 und 182).

Wenn die Verdickung der Zellwand sich über den grössten Theil

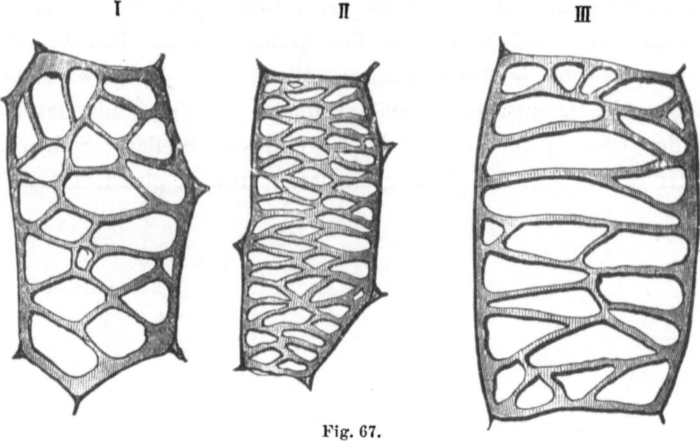

Fig. 67.

der Innenfläche erstreckt und nur wenig ausgedehnte punctförmige Stellen verschont, so entstehen die Poren (Fig. 69). Bei beträchtlicher Verdickung der Zellwand erscheinen solche Stellen als Tüpfel,

Poren.
Tüpfel.

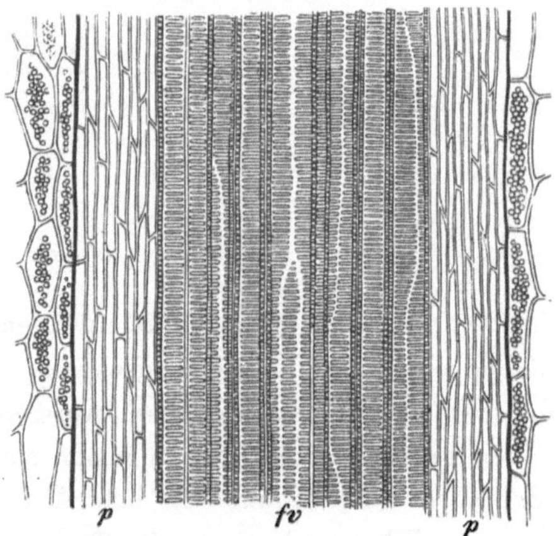

Fig. 68.

oder bei noch stärkerer Zunahme der Wanddicke als Canäle, sogenannte Porencanäle (wie bei den Steinzellen, Fig. 70). Häufig nimmt man

---

67) Netzförmig verdickte Zellen. (DIPPEL.) (Vergl. auch Fig. 182.)
68) Längsschnitt durch treppenförmig verdickte Gefässe (*fv*). — *Rhizoma Filicis*. (BERG.)

eine spiralförmige Anordnung der Tüpfel (Fig. 71) wahr und auch der Verlauf der Porencanäle nähert sich oft einer Schraubenlinie. Viele echte Bastzellen haben spaltenförmige in linksschiefer Spirale angeordnete Tüpfel (vergl. weiter unten: Mechanisches Gewebesystem). Eine

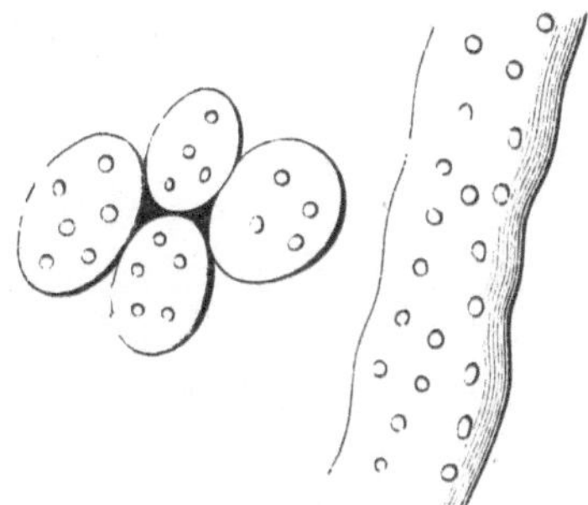

Fig. 69.

besondere Form der Verdickung bilden die gehöften Tüpfel (Fig. 72). Wenn sich die Zellwand rings um eine dünn gebliebene Stelle nach innen verdickt, wird ein Canal offen bleiben, der sich der Form eines sehr stumpfen Kegels nähern muss, sofern sich die Wandungen

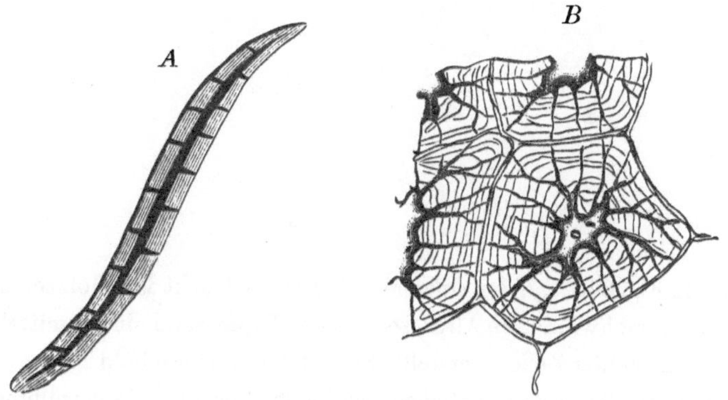

Fig. 70.

des Canals nicht senkrecht zur Wand übereinander aufbauen. Wird der Canal in dieser Weise nach innen zu enger, so stimmt er schliesslich in der Form mit einem etwas bauchigen Trichter überein. Der

---

69) Poröse Zellen.

70) Verdickte Zellen mit Porencanälen. *A* Baströhre einer *Chinarinde*, *B* Steinzellen aus einer *Nussschale*. (*B* aus DIPPEL.)

obere Rand entspricht der unverdickt gebliebenen Wandstelle; innerhalb dieses Kreises oder Hofes erblickt man als Tüpfel die Mündung des Trichters nach der Zellhöhlung zu.

Dergleichen gehöfte Tüpfel pflegen oft gleichzeitig an solchen Stellen aufzutreten, wo zwei Zellen sich mit den Wandflächen berühren; die Zwischenwand, die übrigens nicht immer in der Mediane des Tüpfels liegt, son-

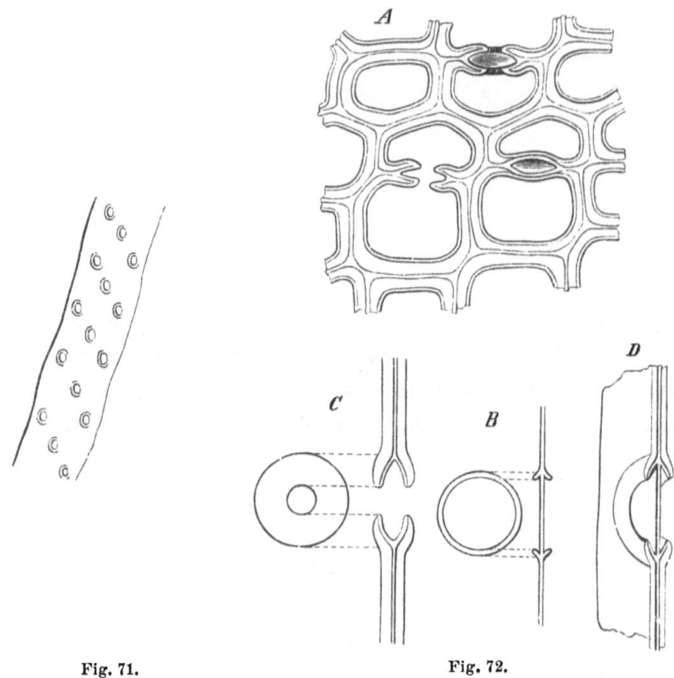

Fig. 71.   Fig. 72.

dern oft, wie in Fig. 64 *d,e,f*, der einen Mündung angedrückt ist (Holzzellen der Coniferen), verschwindet im Alter, so dass der Tüpfelraum eine unmittelbare Verbindung beider Zellen herstellt (Fig. 72 *A, C*). Diese bald zwei aufeinander gestülpten Trichtern ähnlichen, bald mehr linsenförmig gewölbten Hohlräume (Fig. 72) sind leicht verständlich, wo sie mehr vereinzelt angelegt sind; werden sie aber in grosser Zahl dicht neben einander gebildet und nach und nach durch zunehmende Verdickung spaltenförmig verengt,

---

71) Spiralförmig geordnete Tüpfel.

72) Gehöfte Tüpfel der Tracheiden des Tannenholzes. *A* Querschnitt durch die Tracheiden oder Holzzellen; Tüpfel schattirt, *B* und *C* schematische Längsschnitte; die Kreislinien den Umfang des Tüpfels und Hofes angebend, *D* zwei benachbarte Tüpfel der Länge nach nach aufgerissen mit noch erhaltener Zwischenwand. (Sachs.)

so entstehen verwickeltere Verhältnisse, die nur in dünnen, sorgfältig geschnittenen Präparaten klar hervortreten (*Semen Colchici*).

Auch in denjenigen Fällen, wo dünne Stellen der Zellhaut nur in Schichtung. verschwindend geringer Menge und Ausdehnung erhalten bleiben, erfolgt das Dickenwachsthum nicht durch einfache Auflagerung neuer ringsum laufender Schalen oder Schichten von Cellulose. Die oft allerdings höchst auffallende Schichtung beruht auf Verschiedenheiten im Wassergehalte und in den Spannungsverhältnissen der einzelnen Schichten; wasserärmere und dichtere Schalen treten durch ihr grösseres Lichtbrechungsvermögen deutlich hervor. Auch chemische Unterschiede (verschieden starke Verholzung) kommen hierbei in Frage. Die Rolle des Wassergehaltes lässt sich durch völlige Austrocknung oder durch vollständigere Quellung nachweisen, welche die Unterschiede ausgleichen und die Schichtung oftmals entweder aufheben oder grossentheils verwischen. Fast ganz verdickte Wände mit deutlicher Schichtung besitzen die Bastfasern der *Chinarinden* (Fig. 73). Wenn sie vermittelst energischer Reagentien, wie Natronlauge, concentrirte Schwefelsäure, Kupferoxydammoniak aufgeweicht und die Spannungen der Cellulosetheilchen ausgeglichen werden, so zeigt sich deutlich, dass der Aufbau der Verdickung nicht einer einfach concentrischen Schichtenfolge entspricht, sondern weit verwickelteren Gesetzen gehorcht[1]). Namentlich bei den *China*-Fasern gelangt in angedeuteter Weise

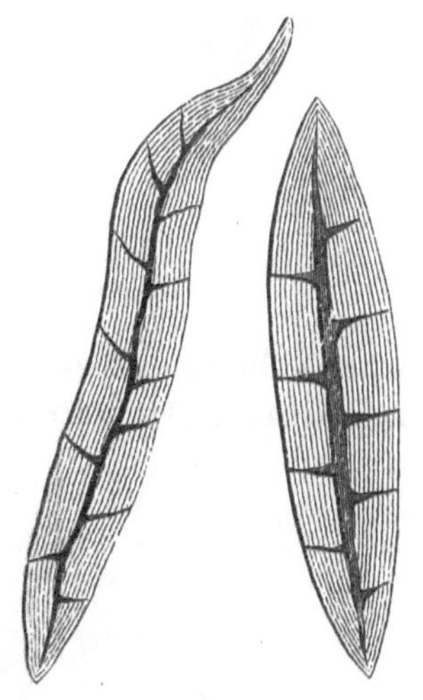

Fig. 73.

eine schraubenförmige Anlage der Verdickung zur Anschauung (Fig. 74). HOFMEISTER[2]) fand bei Maceration jener Fasern in Salpetersäure und Kaliumchlorat und nachheriger Pressung mehr schalenförmige Anordnung der Schichten.

---

[1]) Genauere Erörterung dieser merkwürdigen Verhältnisse bei NÄGELI, Bau der vegetabilischen Zellmembran. Sitzungsberichte der Münchener Akademie, Juni 1864, pag. 145. — Auch SACHS, Lehrbuch der Botanik 1873, p. 30 und folgende. — WIGGERS und HUSEMANN, Jahresbericht 1866. 89.

[2]) Verhandl. d. sächs. Gesellsch. d. Wissensch. X. 1858, pag. 32.

73) Baströhren aus *Chinarinden*.

Zellen, deren Wanddicke im Verhältnisse zum Durchmesser des Lumens (Zellhöhlung) bedeutend, deren Lumen also auf eine sehr

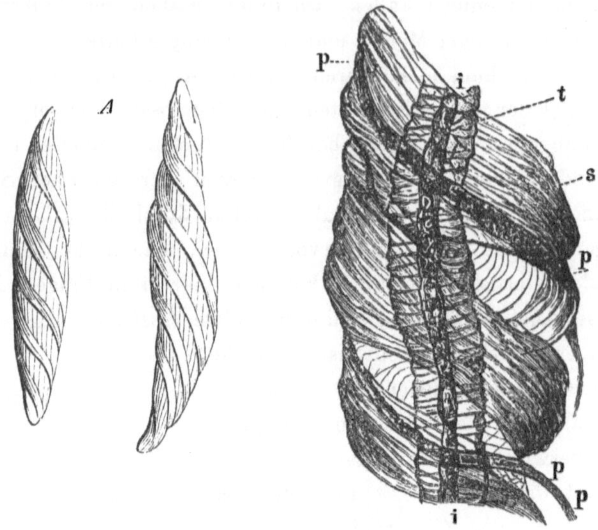

Fig. 74.

schmale Spalte verengert ist, bezeichnet man als Bastzellen, wenn sie langgestreckt (Fig. 110 u. 111) oder als Steinzellen (Fig. 75, 76)[1]),

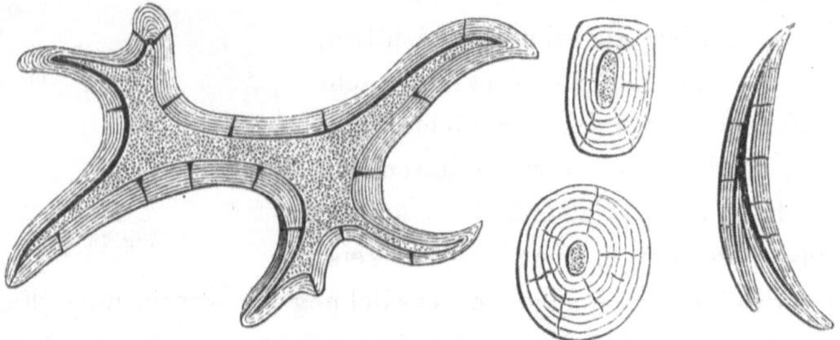

Fig. 75.

wenn sie nur kurz sind. Namentlich die letzteren zeigen sehr deutliche Schichtung der Membran.

---

[1]) Man kann dieselben auch Sclereïden (von σκληρός hart, abgeleitet)

---

74) *A* Baströhren aus *Chinarinden*, mit Salzsäure gekocht, *P* dieselben in Kupferoxyd-ammoniak nach der Behandlung mit Salzsäure aufgeweicht, (*P* aus Dippel), *i* ursprüngliche Grösse der Zelle, *s* aufgequollene Schichten.

75) Verschiedene Steinzellen.

Die Verdickungsschichten bauen sich über den dünn gebliebenen Stellen in der Weise auf, dass die nach dem Centrum oder der Axe der Zelle laufenden Canälchen oft im Ganzen sternförmige Anordnung darbieten (Fig. 76).

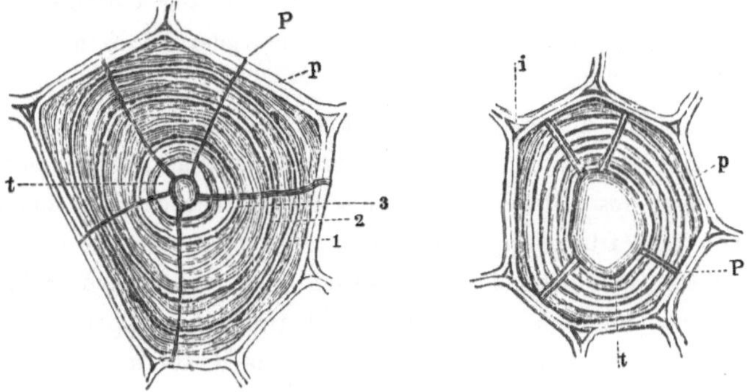

Fig. 76.

Die Steinzellen (Sclereïden, siehe auch weiter unten: Mechan. Gewebesystem) sind in vielen Rinden, Samenschalen, Fruchtgehäusen u. s. f.

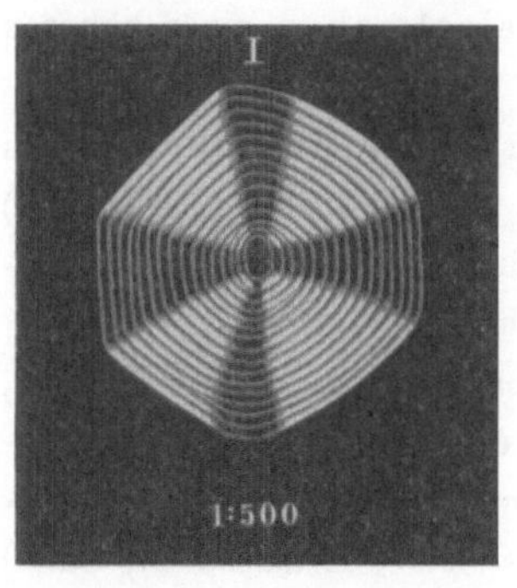
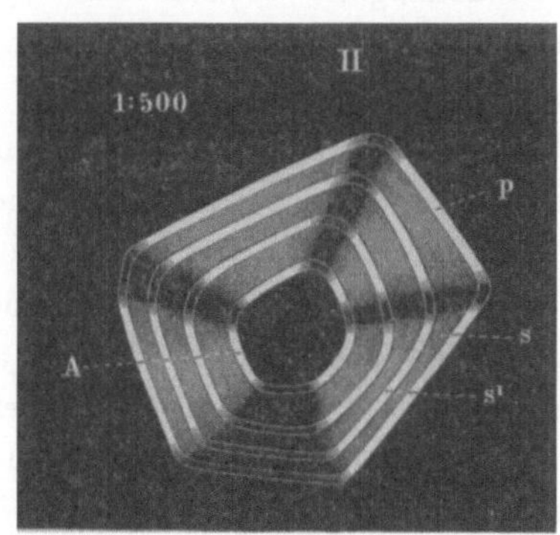

Fig. 77.

im Gegensatze zu den eigentlichen mechanischen Zellen, den Stereïden ($\sigma\tau\epsilon\rho\epsilon\delta\varsigma$, massiv) nennen. Vergl. Tschirch, Beiträge zur Kenntnis des mechanischen Gewebesystems, Pringsh. Jahrb. 1885 und Ber. d. deutsch. botan. Ges. III, (1885) Heft 2.

---

76) Steinzellen, deren Hohlraum *t* durch sternförmig geordnete Porencanäle *p* mit der Oberfläche oder sogar mit benachbarten Zellen *i* in Verbindung gebracht ist. 1. 2. 3. Verdickungsschichten. (Dippel.)

77) Dünne Schnitte durch Baströhren und Steinzellen; im polarisirten Lichte Doppelbrechung darbietend. (Dippel.) *p, s, s*[1] Schichten von verschiedener Dichtigkeit.

sehr verbreitet; eine Reihe auffallender manigfaltiger Formen derselben liefert z. B. sehr leicht der *Sternanis*. Der Fruchtstiel enthält ästige Steinzellen[1]), die Kapselwandung beinahe cubische.

Die Verdickung der Zellwand kann sich unter Umständen auch nur auf die Ecken beschränken, alsdann entsteht das sog. Collenchym[2]), welches wir in den Rinden und Samen sehr vieler Pflanzen antreffen (Fig. 109 *b*).

Uebrigens ist die relative Verdickung der einzelnen Zellen und Zellformen eine sehr manigfaltige. Während das Parenchym meist bis zum Abschlusse des Lebens dünnwandig bleibt, werden Holz und Bastzellen schon sehr frühzeitig starkwandig.

Baströhren und Steinzellen erweisen sich in dünnen Schnitten unter Glycerin im polarisirten Lichte betrachtet doppelt brechend (Fig. 77). Ein Querschnitt durch Chinafasern zeigt auf hell glänzendem Grunde vier dunkle Kreuzesarme (Fig. 77 I.).

In Vorstehendem wurden die morphologischen Veränderungen der Zellwandung im Verlaufe des Vegetationsprocesses besprochen, es bleibt uns noch übrig, die chemisch-physicalischen einer näheren Betrachtung zu unterwerfen[3]).

Die Zellwandung unterliegt chemischen und physicalischen Veränderungen entweder durch Einlagerung von Holzstoff, Lignin[4]) oder Korkfett, Suberin[5]), wie auch durch rückschreitende Umwandlung der Cellulose in Gummi und Schleim.

Aus reiner **Cellulose** bestehen alle jugendlichen Zellmembranen, ferner die meisten Wandungen der Zellen, die wir unter der Bezeichnung Parenchym kennen lernen werden, auch viele als Haare ausgebildete Anhängsel von Samen (*Baumwolle, Asclepias, Eriodendron, Salix*) bestehen aus reiner Cellulose. Stets unverholzt bleibt das Phloëm

---

[1]) VOGL, Nahrungs- und Genussmittel. Wien 1872, 111.

[2]) Von χόλλα Leim abgeleitet, da man früher (fälschlich) glaubte, dass die Collenchymzellen verschleimen könnten.

[3]) Ueber den Chemismus der Zellmembran vergl. besonders die auf Bastfasern bezüglichen neueren Arbeiten von CROSS und BEVAN, The chemistry of Bast Fibres, in Chem. News 1882; WEBSTER, on the analysis of certain vegetable Fibres, ebenda 1882; SCHUPPE, Beiträge zur Chemie des Holzgewebes, Inaugur.-Dissertat. Dorpat 1882, woselbst auch die ältere Literatur zu finden.

[4]) lignum Holz.   [5]) suber Kork.

(Leptom): Siebröhren und Cambiform. Aus Cellulose bestehende Membranen zeigen schon bei oberflächlicher microscopischer Betrachtung ein ganz anderes Lichtbrechungsvermögen als verholzte und verkorkte Membranen: sie erscheinen heller, stärker lichtbrechend, gallertartig (Collenchym, Zellmembranen der *Macis*). Cellulosemembranen sind verdaulich.

Wie schon Seite 107 angedeutet, gibt es ausnahmsweise Zellwände, die sich in Berührung mit Jodwasser ähnlich färben wie das Amylum. Durch Behandlung der reinen Cellulose mit Mineralsäuren kann man ihr diese Fähigkeit ganz allgemein ertheilen. Man befeuchtet die betreffenden Schnitte oder Objecte (z. B. *Baumwolle*) einen Augenblick mit Schwefelsäure von 1,84 spec. Gew., wäscht ohne Verzug mit viel Wasser aus und streut gepulvertes Jod auf das feuchte Präparat oder tränkt es mit Jodwasser (siehe unten, Microchemische Reagentien). Noch sicherer gelingt die Reaction mit Phosphorsäure, welche man im Wasserbade möglichst concentrirt. Wenn in lange aufbewahrter Jodlösung (siehe unten, Microchem. Reagentien) Jodwasserstoffsäure entstanden ist, so kann eine solche Lösung schon ohne Mitwirkung anderer Säuren die Blaufärbung der Cellulose herbeiführen. Die Reaction lässt sich ohne weiteres an durchfeuchtetem Pergamentpapier zeigen, welches man mit fein gepulvertem Jod bestreut. Chlorzinkjodlösung färbt Cellulosemembranen violett.

Pilzcellulose, verkorkte und verholzte Membranen färben sich nach der oben angegebenen Behandlung nicht; bei den letztern kann dieses jedoch erreicht werden, wenn man sie zuvor mit Salpetersäure (1,185 sp. G.) unter gelegentlichem Zusatze einiger Körnchen Kaliumchlorat („Schultze'sche Maceration") kocht. Die Pilzcellulose färbt sich jedoch auch nach dieser Behandlung nicht mit Jod.

Concentrirte Schwefelsäure (1,84 sp. G.) allein löst die Cellulose unter völliger chemischer Veränderung auf; letzteres ist nicht der Fall, wenn man Cellulose in Kupferoxydammoniak (siehe unten, Microchem. Reagentien) auflöst. Im Gegensatze zu der verholzten Membran besitzt reine Cellulose höchst geringe Neigung zur Aufnahme von Anilinfarben (Seite 140).

Reine Cellulose kann man sich durch successive Behandlung von aus Cellulose bestehenden Geweben (*Baumwolle*, Mark des *Holunders* und der *Aralia papyrifera*) mittelst Kali, Säuren, Wasser, Weingeist, Aether oder durch Fällen einer Lösung derselben in Kupferoxydammon mittelst Wasser darstellen.

Verholzte Membran.

Eine der verbreitetsten Modificationen der Cellulose entsteht durch Einlagerung von **Lignin** (Xylogen)[1]. Eine so veränderte Membran nennt man verholzt[2].

Die Verholzung tritt schon in sehr frühen Stadien bei den sog. Holzzellen ein. Die bei dem Dickenwachsthum der Dicotylen nach innen abgeschiedenen Holzzellen besitzen schon verholzte Membranen lange bevor sie sich verdicken. Auch die Bastzellen und viele Steinzellen (Sclereïden) sind oftmals verholzt. Regelmässige Verholzung der Membran findet sich auch bei den Gefässwandungen. Verholzte Membranen sind weniger lichtbrechend als solche aus reiner Cellulose und erscheinen meistens unter dem Microscope lichtgelb. Sie sind hart und elastisch und wenig quellbar.

Microchemisch sind lignisirte Membranen dadurch ausgezeichnet, dass sie durch Chlorzinkjod gelb (nicht violett) werden. In Kupferoxydammon und Schultze'scher Macerationsflüssigkeit (p. 139) lösen sie sich nicht. Durch Anilinsulfat und verdünnte Schwefelsäure werden sie strohgelb, durch Phloroglucin und Salzsäure kirschroth. Anilinfarben werden begierig aufgespeichert. Durch Kochen mit dem Schultze'schen Gemisch oder mit Alkalien wird das Lignin entfernt und die so behandelten Membranen zeigen alsdann die Cellulosereaction.

Keineswegs geht aber morphologische Veränderung mit Aenderung des chemischen und physicalischen Characters Hand in Hand. Während z. B. die Holzzellen schon in ganz jugendlichen Stadien, wenn ihre Wandung nur erst sehr wenig verdickt ist, stark verholzt und die sehr dünnwandigen Korkzellen stets verkorkt sind, bleibt das stark verdickte Collenchym und viele bis zum Verschwinden des Lumens verdickte Bastzellen unverholzt.

Kork.

Die dritte Modification der Cellulose ist der **Kork.** Er entsteht durch Einlagerung des Suberins, welches der Hauptsache nach aus den Glycerinestern (Propenylestern) der Stearinsäure und der Phellon-

---

[1] ξύλον Holz und γενάω erzeuge.

[2] Vergl. hierzu Stackmann, Studien über die Zusammensetzung des Holzes, Inaug.-Dissertat. Dorpat 1878 und die oben genannte Dissertation von Schuppe. — M. Niggl, Ueber die Verholzung der Pflanzenmembranen. (Histor. Ueberblick.) Jahresbericht der Pollichia. Kaiserslautern 1881, Ebermaier, Physiologische Chemie der Pflanzen 1882. Dort finden sich auch (p. 175) Angaben über den Ligningehalt einiger Hölzer. So enthält (nach Schulze) *Eichenholz* 54,12 pC, *Kiefernholz* 41,99 pC Lignin.

säure[1]), $C_{20}H_{42}O_3$[2]) besteht, zwischen die Cellulosemolecüle. Das Suberin scheint identisch mit dem Cutin zu sein[3]).

Die Epidermiszellen der zarteren Organe aller Landpflanzen sind von einem zarten Häutchen, der Cuticula, überzogen, die älteren, namentlich die Stammorgane, entwickeln dagegen an ihrer Oberfläche eine aus tafelförmigen Zellen bestehende Korkzellschicht. Cuticula und Kork entstehen beide durch Verkorkung (Suberin- resp. Cutineinlagerung in die Cellulosewandung).

Die Cuticula kann bisweilen sehr dick werden (Blätter von *Eucalyptus, Agave, Aloë*), ebenso entwickeln sich oftmals viele Schichten Kork (*Eiche*)[4]).

Da beide für Wasserdampf wenig durchlässig sind, so dienen sie den Pflanzenorganen als Schutz gegen zu starke Verdunstung.

Verkorkte Membranen sind meist braun; sie sind ebensowenig wie verholzte verdaulich, widerstehen aber, wie auch die Cuticula, sehr energisch der Fäulnis.

Microchemisch sind verkorkte Membranen dadurch characterisirt, dass sie sich weder in concentrirter Schwefelsäure, noch in Kupferoxydammon lösen. Kork und Cuticula bleiben daher zurück, wenn man Gewebe mit jener Säure behandelt.

Hierzu ist jedoch zu bemerken, dass die Gewebsmembranen von Drogen infolge der starken Infiltration mit Zellbestandtheilen, die während des Trocknens eintritt, den Reagentien oft sehr hartnäckig widerstehen, auch wenn keine Verkorkung etc. stattgefunden hat. Erst wiederholtes Kochen mit Alcohol, Wasser, Aether macht solche Membranen den Reagentien zugänglich.

Das Suberin lässt sich durch die gewöhnlichen Lösungsmittel der Fette nicht aus den Membranen entfernen, sondern erst durch alcoholisches Kali. Dasselbe ist also mit der Cellulose sehr fest (vielleicht chemisch?) verbunden.

Nahe verwandt mit den verholzten und verkorkten Membranen ist Intercellularsubstanz.

----

[1]) φέλλον Kork.

[2]) Von Kügler wenigstens für den Kork von *Quercus Suber* festgestellt (Ber. d. deutsch. botan. Ges. I, p. XXX und Inauguraldissertation, Strassburg 1884).

[3]) Neben Suberin findet sich im Kork noch ein wachsartiger Körper, das Cerin. Die Cuticula scheint von diesem mehr zu enthalten als der Kork.

[4]) Vergl. auch unten, Hautgewebe.

die sog. **Intercellularsubstanz** (Mittellamelle), diejenige Substanz, welche die Zellen untereinander verkittet (x in Fig. 64).

Die Intercellularsubstanz[1]) ist unlöslich in conc. Schwefelsäure und Kupferoxydammoniak, dagegen löslich in Salpetersäure unter Zusatz von Kaliumchlorat (doch nicht unzersetzt!) und in heisser Kalilauge. Anilinfarben werden von ihr stark aufgespeichert.

Anorganische Einlagerungen.   Die Zellmembran der lebenden Pflanze (und die der Drogen in erhöhtem Masse) enthält aber ausser den eben genannten Einlagerungsstoffen nicht nur durch Infiltration in dieselbe gelangte organische Inhaltsbestandtheile der Zelle, sondern, wie schon weiter oben (pag. 126 u. ff.) auseinandergesetzt, auch reichliche Mengen anorganischer Verbindungen[2]) — meist molecular eingelagert (Silicium[3])), seltener (Spicularzellen der *Welwitschia mirabilis*, Epidermis der *Dracaenenblätter*) auskrystallisirt.

Wachs.   Wie schon oben erwähnt, kommen neben dem Suberin auch wachsartige Körper in der Cuticula vor. Bisweilen tritt **Wachs** aus der Membran hervor und bildet alsdann aus Körnern, Stäbchen oder Krusten bestehende Ueberzüge[4]). Sind dieselben in geringer Menge über die Epidermis vertheilt, so erhalten die damit versehenen Pflanzenorgane ein bereiftes (pruinosus) Aussehen so die Blätter von *Eucalyptus, Ricinus, Kohl; Pflaumen* und viele andere verwandte Früchte, *Wacholderbeeren*. Bei einigen Pflanzen jedoch (besonders mehreren *Palmen*, Anacardiaceen, Myricaceen) ist die Aussonderung so erheblich, dass das Wachs in grosser Menge gesammelt wird, wie z. B. das Carnaubawachs von den jungen Blättern der ostbrasilianischen Palme *Copernicia cerifera* Martius. — Die verschiedenen Wachsarten sind Fettsäure-Ester, liefern jedoch bei der Verseifung nicht Glycerin, sondern andere (nicht dreisäuerige, sondern nur einsäuerige) Alcohole.

Gummi und Schleim.   An die Cellulose schliessen sich als nahe Verwandte derselben die **Gummiarten** und **Schleime** an[5]). Die Beziehungen

---

[1]) Vergl. hierzu unter and. R. F. Solla, Beiträge zur näheren Kenntnis der chemischen und physikal. Beschaffenheit der Intercellularsubstanz. Oesterr. botan. Zeitschr. 1879.

[2]) Der Gehalt der Membranen an Mineralbestandtheilen ist sehr verschieden. Die ausgesuchteste Baumwolle bei 100^0 getrocknet, gibt nur 1,12 pC Asche.

[3]) In den Kieselpanzern der Diatomeen, bei den Gräsern.

[4]) Vergl. de Bary, Botan. Zeit. 1871, No. 9, 10, 11, 34 und Anatomie 87 u. ff.

[5]) Vergl. hierzu auch Valenta, die Klebe- und Verdickungsmittel. Kassel 1884.

dieser Körper unter einander, sowie zur Cellulose sind noch nicht aufgeklärt.

Nach Giraud[1]) kann man diese Substanzen folgendermassen gruppiren:

1. Gewöhnliche Gummiarten: Arabin, Bassorin, Cerasin;
2. Pectose: *Traganthgummi* (Adragantin);
3. Pflanzenschleime im engeren Sinne:
      a) unlöslich in Alkalien und verdünnten Säuren (Cellulose des Quittenschleimes);
      b) unlöslich in Alkalien, mit Säuren Glycose und eine Art Dextrin bildend: *Leinsamen*, Knorpeltangschleim;
      c) in heissen concentrirten Alkalien löslich, durch Säuren in Dextrin und Glycose übergehend.

Die Schleimstoffe im weitesten Umfange unterscheiden sich auch durch ihr Verhalten zu Salpetersäure; einige liefern damit Schleimsäure $C^4 H^4 (OH)^4 (COOH)^2$, andere nicht. Ferner geben manche Gummiarten wässerige Lösungen, welche schon durch Bleizucker gefällt werden, andere werden erst durch Bleiessig gefällt[2]).

Das *Gummi arabicum* und *Kirschgummi* (Cerasin) sowohl, als der *Traganth* entstehen durch rückschreitende Metamorphose der Zellmembran[3]), also durch einen pathologischen Vorgang. Die ersteren beiden durch Vergummung der Membranen der peripherischen Schichten des „Hornbastprosenchyms[4])“, das letztere durch Metamorphose der Membranen im Mark und den Markstrahlen (Fig. 79).

In den Amygdaleen kommt jedoch auch Gummi reichlich in Gefässen und anderen Elementen des Holzkörpers vor, oftmals fallen sogar (bei der sog. Gummikrankheit) ganze Zellkomplexe des Holzkörkörpers der Vergummung anheim (Fig. 78 *g*).

---

[1]) Compt. rend. 80, 477, vergl. auch Husemann und Hilger, Pflanzenstoffe I (1882) 131.

[2]) Vergl. Kirchner und Tollens, Liebig's Annalen 175 (1874) 205.

[3]) Vergl. hierzu und zu dem folgenden: Mohl, Bot. Zeit. 1857, 33. — Frank, Journ. f. pract. Chem. 95, 479. idem, Pringsheim's Jahrb. für wissenschaftl. Botanik. V, 25. Wigand über die Desorganisation der Pflanzenzelle Pringsheim's Jahrb. III. 115. Prillieux, la formation de la gomme. Ann. des sc. nat. 6 Ser. Bot. I, 176.

[4]) Ueber Hornbast vergl. Wigand, Flora 1877, 369 und Lehrbuch der Pharmacognosie 1879, 9 und 38; ferner Flückiger, Pharmakognosie 349. Das Wort „Hornbast“ ist aus der neueren Terminologie zu streichen.

BEIJERINCK[1]) schreibt den Ursprung des arabischen Gummis, die
„Gummosis" der *Acacia*-Arten Africas, dem Pilze Pleospora gummi-
para OUDEMANS zu; ein anderer Pilz, Coryneum Beijerinckii
OUDEM., veranlasst die Gummosis der Amygdaleen. FRANK schliesst
sich dieser Ansicht nicht an. Jedenfalls muss man die eigentliche Gum-

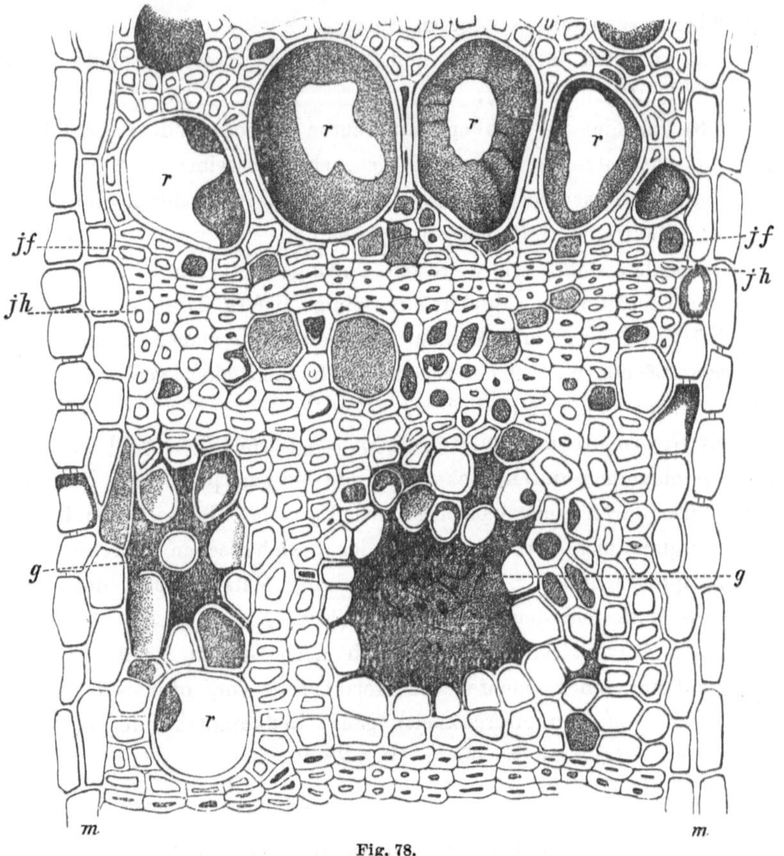

Fig. 78.

mosis, die sicher ein pathologischer Process ist, von der gewebeschützen-
den Gummibildung (siehe weiter hinten), die nur von physiologischem Ge-

---

[1]) Onderzoekingen over de Besmettelijkheid der Gomziekte bij planten.
Amsterdam, JOH. MÜLLER, 1884, 4°. 46 Seiten, 2 Tafeln.

---

78) Gummibildung im Kirschholz. *g* durch Metamorphose der Zellmembranen entstandene Gummidrusen, *r* mehr oder weniger mit Gummi erfüllte Gefässe, *m* Markstrahlen,
jf Jahresring, Frühjahrsholz, *jh* Jahresring, Herbstholz. (TSCHIRCH.)

sichtspuncte verständlich wird, trennen. Dieselben unterscheiden sich auch schon dadurch von einander, dass das „pathologische Gummi“ — und nur dieses interessirt uns hier — durch Metamorphose der Membran entsteht, das „physiologische Gummi“ ein Exsudat der Membranen in die Zellhöhlungen darstellt.

Die Umwandlung der Cellulose in Gummi und Schleim kann auch ohne so tiefe Veränderung der Zellen und Gewebe (wie beim *Gummi arabicum* und dem *Traganth*) vor sich gehen. Es wird in jenem Falle nur eine Schicht der Membran metamorphosirt, z. B. bei der Verschleimung der Algenzellfäden. — Der oft mit ätherischem Oel und Harz gemischte Gummischleim der Drüsenhaare (Leimzotten, Colleteren) vieler Laubknospen entsteht durch Verschleimung einer unter der Cuticula der Leimzotte liegenden Membranschicht (Collagenschicht)[1]. Auch der *Quitten*schleim und *Leinsamen*schleim entsteht wohl in erster Linie durch Verschleimung nur der secundären Membran der Epidermiszellen[2] der *Cydonia-* und *Leinsamen* (FRANK). Die Samen mancher Papilionaceen, z. B. von *Trigonella faenum graecum* (*Bockshornsamen*), bieten eine im innern Gewebe, nicht in der Epidermis, vor sich gehende Schleimbildung dar[3].

In Blättern scheint nur selten Schleim in grösseren Mengen zu entstehen. Ein sehr merkwürdiges derartiges Beispiel[4] zeigen die *Bukublätter* von *Barosma crenulata* HOOKER und anderen Arten.

Aber auch scheinbar ohne jede directe Betheiligung der Membran entstehen Schleime in der Pflanze. Sie erfüllen alsdann entweder alle Zellen der Gewebe (*Carageen*), oft in Verbindung mit Stärke (*Sphaerococcus lichenoides*), oder sind auf einzelne, oft in Form und Grösse ausgezeichnete Zellen beschränkt (*Zimmt, Ulmenrinde, Salep*)[5] —, oder werden endlich von intercellularen Secretbehältern abgeschieden (Cycadeen). Auch das an Wundstellen zum Verschluss der Gefässe, also zu physiologischen Zwecken, in den letzteren ausgeschiedene Gummi entsteht

---

[1] $\varkappa \acute{o} \lambda \lambda \alpha$ Leim und $\gamma \epsilon \nu \nu \acute{\alpha} \omega$ erzeugen. HANSTEIN, über die Organe der Harz- und Schleimabsonderung in den Laubknospen. Bot. Zeit. 1868. No. 43.

[2] BERG, Atlas, Taf. XXXXVI, Fig. 122, 123 σ.

[3] FLÜCKIGER, Pharmakognosie 1883, 934.

[4] FLÜCKIGER, Schweizerische Wochenschrift für Pharmacie, 1873, 435; FLÜCKIGER and HANBURY, Pharmacographia, 1879. 109; RADLKOFER, Sapindaceen-Gattung Serjania. München 1875, 100.

[5] BERG, Atlas, Taf. XXIII, Fig. 57.

nicht durch Vergummung der Membran, sondern wird in Form von
Tropfen von derselben abgesondert[1]) (siehe weiter oben).

Unzweckmässiger Weise[2]) hat man auf einen Theil der Schleime
die Bezeichnung Bassorin übertragen. Auflösungen von Pflanzenschleim werden nicht nur von basischem Bleiacetat (Bleiessig) nieder-
geschlagen, sondern auch schon von neutralem (Bleizucker). In seinem
Verhalten zu Wasser jedoch bietet der Pflanzenschleim in seinen verschiedenen Vorkommnissen alle Abstufungen von völliger Löslichkeit
in Wasser bis zu blosser, von nur äusserst spärlicher Auflösung be-
gleiteter Quellung dar. Zum Zwecke der microscopischen Untersuchung

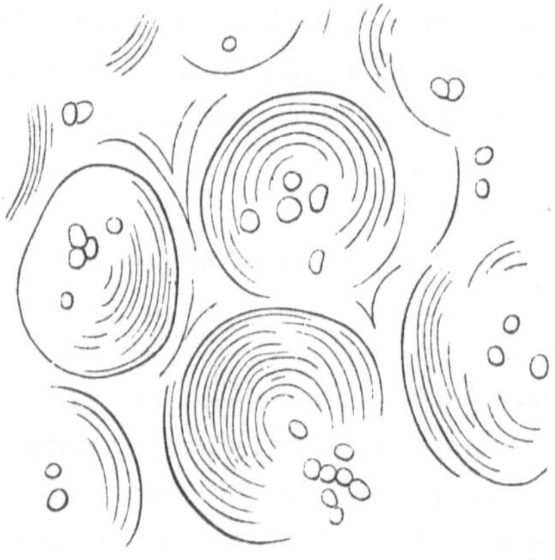

Fig. 79.

schleimhaltiger Gewebe dienen daher Flüssigkeiten, welche weniger auf
den Schleim wirken, concentrirtes Glycerin, Weingeist, fettes oder
ätherisches Oel. Der Schleim erscheint dann zu einer die Zelle nicht
mehr völlig ausfüllenden Masse zusammengezogen, wie etwa in *Bulbus
Scillae*. Bisweilen zeigen die Schleimmassen Schichtung, welche namentlich durch Alcoholzusatz deutlicher hervortritt, so in *Radix Althaeae*.
In solchen Fällen ist anzunehmen, dass ein allmäliger, wenn auch nur

---

 [1]) FRANK, Berichte d. deutsch. botan. Ges. II (1884) 322.

 [2]) Unzweckmässig in sofern als unter dem Namen Bassora-Gummi
verschiedene, nicht genau bekannte, dem *Traganth* ähnliche Schleimarten zu-
sammengeworfen sind; der Ausdruck Bassorin ist daher einer bestimmten
Definition nicht fähig und sollte aufgegeben werden.

---

 79) Querschnitt durch den *Traganth*. Man sieht noch die Reste der vergummten Zellmembran und einzelne Stärkekörner.

theilweiser Uebergang der Zellwand in Schleim stattgefunden habe, namentlich wenn der Schleim, wie in *Salep*, durch Jod und Schwefelsäure blau gefärbt wird oder gar noch in Kupferoxydammoniak löslich ist wie reine Cellulose. Letzteres ist der Fall bei dem als Endglied der Cellulose-Reihe sich den Schleimarten anschliessenden Lichenin (s. oben pag. 107, 148). Dass die Zellwände ganz und gar in Schleim übergehen können, ist schon oben (pag. 142) hervorgehoben worden. Bei der Bildung des *Traganths* sind nicht nur die Zellhäute, sondern auch die Stärkekörner betheiligt, welche vorher in dem Gewebe abgelagert waren und in geringer Menge noch im *Traganth* erhalten bleiben (Fig. 79). Auch sonst betheiligen sich an der Gummi- und Schleimbildung bisweilen Inhaltsbestandtheile der Zellen.

Bedeutende, aber nur erst an wenigen Beispielen[1] erwiesene Verschiedenheiten bieten die Schleimarten auch in optischer Hinsicht dar, indem einige die Rotationsebene des polarisirten Lichtes nach links, in demselben Sinne ablenken wie das gewöhnliche Gummi, während andere Schleime rechts drehen.

Ihrem chemischen Charakter nach sind Gummata und Schleime wenig bekannt — sie sind schwer von anorganischen Bestandtheilen und stickstoffhaltigen Substanzen zu befreien[2]. Das *Gummi arabicum* scheint aus Arabinsäure-Salzen des Calciums, Kaliums und Magnesiums, gemengt zu sein. Gibt man dem arabischen Gummi die Eormel $(C^{12} H^{21} O^{11})^2 Ca + 3 H^2 O$, so müsste dasselbe 13,3 pC Wasser und 1,9 pC Calcium enthalten; diese Zahlen entsprechen nahezu den thatsächlichen Verhältnissen.

Auch microchemisch sind Gummata kaum zu charakterisiren. Sie quellen meist in Wasser (das Wundgummi nicht) und werden durch Jod und Jod-Schwefelsäure nicht blau. Die Pflanzenschleime werden durch Jod gelb oder blau, durch Jod-Schwefelsäure blau oder violettbräunlich gefärbt. Beide sind unlöslich in Kupferoxydammon. Das ebenfalls hierher gehörige Amyloid SCHLEIDEN's färbt sich blau mit Jod, gelb mit Jodwasser und ist in siedendem Wasser löslich. In einigen Fällen, wie z. B. bei *Cydonia, Salep*, behält der Schleim die Fähigkeit,

---

[1] WIGGERS-HUSEMANN'scher Jahresbericht 1869. 154, oben.

[2] *Traganth* gibt 3 pC Asche. Im *Carrageen*schleime sind selbst nach wiederholter Reinigung immer noch 16 pC anorganischer Stoffe und 0,88 pC Stickstoff (= 6 pC Eiweiss) enthalten. WIGGERS - HUSEMANN'scher Jahresbericht der Pharm. 1868. 33. — Ueber viele andere Schleimarten vergl. FRANK, PRINGSHEIM's Jahrb. für wissenschaftliche Botanik V (1866) 161.

sich nach Behandlung mit Schwefelsäure durch Jod röthlich bis blau zu färben und steht hierin der Cellulose noch um eine Stufe näher. Damit ist aber keineswegs gesagt, dass die Schleime immer aus Cellulose hervorgehen. In *Semen Cydoniae, Sem. Lini, Sem. Sinapis albae,* auch in dem Samen von *Plantago Psyllium* findet man vor der Reife und vor dem Auftreten des Schleimes in den betreffenden Zellen Amylumkörner, welche nachher verschwinden, was höchst wahrscheinlich in bestimmter Beziehung zur Schleimbildung steht.

Einer Umwandlung und Auflösung der Cellulose werden wir auch später bei der Entstehung der Zellfusionen begegnen. Bei der Entstehung der Gefässe, Siebröhren und Milchsaftschläuche findet nämlich eine Resorption (Auflösung) der aus Zellstoff bestehenden Querwände, statt. Ausser dieser Auflösung findet aber auch bei der Entstehung der lysigenen Balsamgänge (siehe unten, Secretbehälter) eine Umwandlung der Cellulose in Secrete statt, so kann die Membran z. B. in Harz (vgl. dieses) umgewandelt werden[1]. Letzteres scheint auch bei der Bildung des Harzes von *Polypocus officinalis* FRIES der Fall zu sein.

Pectin.   Den Gummiarten und Schleimen reihen sich auch die **Pectinstoffe** an, deren Kenntnis noch sehr unvollständig ist.

Lichenin.   Gleichfalls in die Nähe der hier abgehandelten Körper gehört das **Lichenin**[2] (Flechtenstärke, Amylocellulose) ein in der *Cetraria islandica,* in *Usnea, Parmelia, Cladonia* abgelagertes Kohlehydrat. Nach BERG ist das Lichenin der erstgenannten *Flechte,* des *isländischen Moses,* ein Gemenge von 2 Substanzen, deren eine durch Jod gebläut und durch Chlorzink und Kupferoxydammoniak gelöst wird[3].

---

[1] Die Harzbildung kann erfolgen: 1. als wahres Secret durch eigene Secretionsorgane, 2. durch Verflüssigung der Aussenwand gewisser Zellen, 3. durch Metamorphose der gesamten Zellwand und des Zellinhaltes (lysigene und pathologische Harzbehälter), 4. durch Umwandlung gewisser Inhaltskörper, das nach 2. und 3. entstandene Harz vermehrend. (Vergl. HANAUSEK, Jahresbericht der Handelsschule in Krems 1880.) Siehe unten Secretbehälter.

[2] lichen, Flechte.

[3] Jahresbericht der Pharmacie 1873, 21. — Vergl. FLÜCKIGER, Pharmakognosie, 2. Aufl. 273 und Ueber Stärke und Cellulose, Archiv der Pharm. 196 (1871) 27.

II. Zellformen.

Trotz des unendlichen Formenreichthums der ausgebildeten Pflanzenzellen zeigen dieselben doch im Jugendzustande sehr ähnliche Umrisse. Ueberall da, wo Zellen sich ungehindert entwickeln können, nehmen sie die Kugelgestalt (Fig. 80), die Grundform aller Zellen, an (*Saccharomyces*, Sporenzellen, Pollen, Drüsenköpfchen, die Zellen weicher Gewebe, z. B. des Markes).

Die späteren Formverschiedenheiten werden entweder durch ungleichmässiges Flächen-, Dicken- oder Längenwachsthum der Zelle oder durch den Druck der benachbarten Zellen hervorgerufen.

Geht das Flächenwachsthum nicht gleichmässig vor sich, so

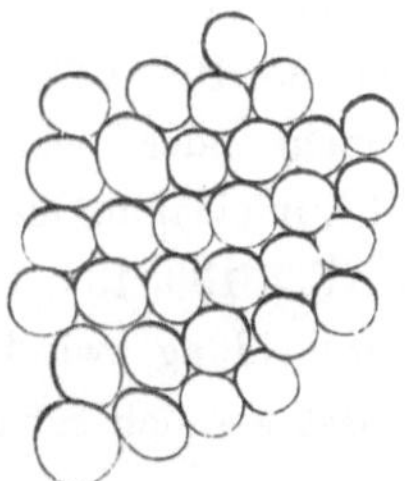

Fig. 80.

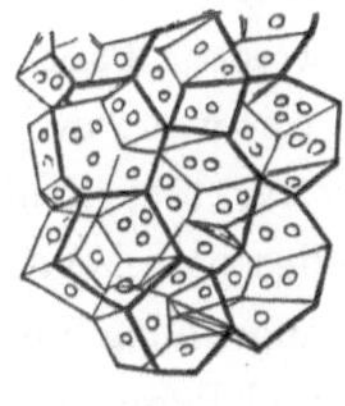

Fig. 81.

entstehen in grösster Manigfaltigkeit elliptische, tafel- oder halbmondförmige, ausgebuchtete, sternförmige (Fig. 152) oder gefaltete Zellen.

Ist das Dickenwachsthum ungleichmässig, so entwickeln sich alle die Formen, die schon oben bei Besprechung des Dickenwachsthums der Membran (p. 130) erwähnt wurden: die getüpfelten, leiter-, ring- und spiralartig verdickten Zellen (Gefässe, Fig. 66, 68), die Stein- und Bastzellen (Sclereïden und Stereïden[1]), Fig. 70, 110, 115, 116, 117). Ist das Dickenwachsthum auf die Ecken beschränkt, so bildet sich Collenchym (Fig. 109b).

Ist das Längenwachsthum ungleichmässig, d. h. vorwiegend auf zwei gegenüber liegende Seiten beschränkt, so entstehen langgestreckte

---

[1]) Siehe S. 136 Anmerkung 1.

---

80) Rundliche Zellen. Isodiametrisches Parenchym.
81) Parenchymatisches Gewebe aus dem *Holunder*mark.

Zellformen, Bast- und Holzzellen (Fig. 136), Siebröhren (Fig. 147, 148), ferner sichelförmige, S- oder U-förmige Zellen.

Auch der gegenseitige Druck bedingt manigfache Formverschiedenheiten. So gehen aus den rundlichen Zellen (Fig. 80) polyëdrische (Fig. 81) und mehr oder weniger geradlinige Formen hervor. Nur in sehr zarten und weichen Geweben (Fruchtfleisch, Mark, Blattzellen) und dort, wo die Membran an Luft grenzt (Epidermisaussenwand, Begrenzungsmembranen der Intercellularen), bleiben die runden Umrisse erhalten, in derben und harten Geweben (Holz, Fig. 180, Bastgruppen, Fig. 111, 112, 113) besitzen alle Zellen mehr oder weniger abgeplattete Querschnittsformen mit geradliniger Begrenzung.

Gewöhnlich unterscheidet man nach LINK's Vorgange[1]):

1. **Parenchym** [2]), dünnwandige, meist rundlich - polyëdrische und isodiametrische Zellen: Zellen des Grundgewebes, Markzellen, Fruchtfleischzellen, Merenchym [3]) der Blätter, wenn palissadenartig gestreckt: Palissadenzellen[4]) (Fig. 80, 81, 85, 108, 127, 128, 129).

2. **Prosenchym**[5]), aus dickwandigen, mehr oder weniger langgestreckten, spindelförmigen, mit den Enden in einander eingekeilten Zellen bestehend: Holzzellen, Bastzellen (Fig. 139, 136, 110, 111).

So augenfällig und bequem oft die Unterscheidung zwischen Prosenchym und Parenchym erscheint, so wenig lässt sie sich scharf durchführen.

Pilze und Flechten sind aus fadenförmigen Zellen, Hyphen[6]), zusammengesetzt, welche an den Enden fortwachsen und sich meist durch Querwände theilen und verästeln (Fig. 82). Sie sind nicht nur dicht mit einander verflochten, sondern haften, soweit sie nicht Hohlräume umschliessen, auch mit grosser Zähigkeit an einander. Das Gewebe (Pseudoparenchym [7])) der Sclerotien, z. B. des *Secale cornutum*, besteht aus auffallend kurzen Hyphen, so dass es auf dünnen Schnitten wie Parenchym aussieht. Ein Längsschnitt, den man durch verdünnte Chromsäure

---

[1]) Grundlehren der Anatomie und Physiologie der Pflanzen. Göttingen 1807.

[2]) $\pi\alpha\varrho\acute{\alpha}$ daneben, darauf und $\H{\epsilon}\gamma\chi\upsilon\mu\alpha$ das Eingegossene, die Zellen auf einander stehend gedacht.

[3]) Von MEYEN (Phytonomie, Berlin 1830) eingeführter Ausdruck.

[4]) Pālus, i, masc., der Pfahl.

[5]) $\pi\varrho\acute{o}\varsigma$ gegen, zwischen und $\H{\epsilon}\gamma\chi\upsilon\mu\alpha$ (s. oben) die Zellen zwischen einander eingeschoben gedacht.

[6]) $\upsilon\varphi\acute{\eta}$, das Gewebe.

[7]) $\psi\epsilon\tilde{\upsilon}\delta o\varsigma$ Täuschung.

(siehe unten, microchemische Reagentien) aufweicht, bringt erst die Fadennatur auch dieser Hyphen zur klaren Anschauung. Trotz ihrer geringen Länge schliessen sie dennoch sehr fest an einander.

Durch nachträgliche Resorption der Querwände einer mehr oder weniger langen Zellreihe (Zellfusionen) können lange Röhren entstehen, die den verschiedensten physiologischen Verrichtungen dienen, bald als

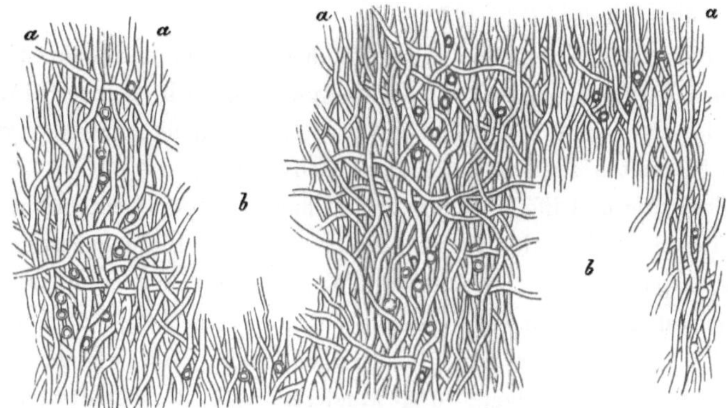

Fig. 82.

Gefässe (im Holzkörper), bald als Siebröhren (im Phloëm), bald als Milchsaftschläuche (im Grundgewebe): alle also zu Leitungszwecken bestimmt.

Liegen die Zellen dicht an einander, so sind sie durch die Intercellularsubstanz[1]) (Mittellamelle) fest mit einander verkittet (Fig. 64 x), stossen sie dagegen nicht mit allen Seiten an einander, so treten zwischen ihnen (namentlich an den Ecken) Intercellularräume auf, die meist mit Luft erfüllt sind (Fig. 127, 129, 151, 152, 155). *(Intercellularsubstanz. Intercellularen.)*

III. Zellgewebe.

Von den einzelligen Pflanzen und Pflanzenorganen (*Saccharomyces*, Trichomen, *Lycopodium*) und einigen nur einfache Zellfäden darstellenden Pilzen und Algen abgesehen, bestehen alle Pflanzen aus Zellgewebe[2]), *(Zellgewebe.)*

---

¹) inter, zwischen und cellula, Zelle.

²) Das innere saftige Gewebe reifender Früchte (*Tamarinden, Wacholder-*

---

82) Hyphen aus *Fungus Laricis*. *a* Hyphen, *b* der Länge nach durchschnittene Hohlräume (Poren). (BERG).

d. h. aus nach allen Richtungen des Raumes orientirten Zellen (Zellcomplexe). Niemals sind alle Zellen eines solchen Gewebes vollständig gleichartig, vielmehr unterscheiden sich schon in früher Zeit die einzelnen Partien in mehr oder weniger ausgesprochenem Masse. Während die Algenzelle alle Functionen, die die Pflanze zu erfüllen hat, zugleich erfüllt, findet bei den höheren Pflanzen eine **Arbeitstheilung** in der Weise statt, dass einzelne Gewebearten die eine, andere eine andere Aufgabe übernehmen.

Durch diese Arbeitstheilung entstehen alsdann im Pflanzenkörper **anatomisch-physiologische Gewebesysteme.** Ein solches Gewebesystem ist also ein in sich abgeschlossener, in seinem ganzen physiologischen Verhalten zusammengehöriger Zellverband.

Bildungs gewebe.　　Allein diese Differenzirung des Pflanzenkörpers entspricht erst den späteren Stadien der Entwickelung. An den Bildungsherden, den Vegetationspuncten (Stammscheitel, Wurzelspitze), ist eine derartige. Verschiedenheit der Gewebe noch nicht zu bemerken; vielmehr besteht das Gewebe hier aus gleichartigen, mehr oder weniger isodiametrischen, plasmahaltigen, dünnwandigen und in lebhaftester Theilung begriffenen Zellen. Ein solches Gewebe nennt man **Bildungsgewebe** oder Meristem[1]). Es steht als solches allen übrigen Geweben, *Dauer- gewebe.* die man wohl auch mit dem Namen **Dauergewebe** zusammenfasst, gegenüber. Auch das Cambium (Fig. 138) ist ein solches Bildungsgewebe.

Während nämlich die Zellen der Bildungsgewebe eine bestimmte bleibende Form noch nicht angenommen haben, sondern sich durch Theilung und gegenseitige Verschiebung verändern, sind die Zellen des Dauergewebes in ihrer Form endgiltig bestimmt oder verändern sich doch nur noch wenig. Bei weitem die meisten Drogen bestehen aus Dauergewebe.

Bei den Angiospermen sind am Vegetationspuncte drei Meristemzonen zu unterscheiden: das Dermatogen[2]), aus dem die Epidermis, das Periblem[3]), aus dem die Rinde, und das Plerom[4]), aus dem

---

beeren, Apfelsine, Kernobst) löst sich in einzelne Zellen auf, welche aber immerhin durch ihre Umgebung zusammengehalten werden.

[1]) μερίζω, ich theile.

[2]) δέρμα Haut und γεννάω, ich erzeuge.

[3]) περί ringsum, βλῆμα Bedeckung.

[4]) πληρῶμα Ausfüllung.

Gefässbündel und Mark entstehen. Bei den angiospermen Wurzeln tritt noch das Calyptrogen[1]) hinzu, welches das Bildungsgewebe der Wurzelhaube darstellt.

IV. Gewebesysteme.

Wenn man bei der Gruppirung der Gewebsformen zu Gewebesystemen nicht nur von rein anatomisch-topographischen Gesichtspuncten ausgeht, sondern zugleich sich die Frage vorlegt, in welcher Weise die Gewebe physiologisch gleichwerthig sind, so kann man dieselben folgendermassen eintheilen:

1) **Hautgewebesystem**, Function: Schutz der Organe nach aussen;

2) **Mechanisches Gewebesystem**, Function: Festigung der Pflanze;

3) **Assimilationssystem**, Function: Assimilation des Kohlenstoffs;

4) **Leitungsgewebesystem**, Function: Leitung, besonders Zuleitung des Wassers und der Nährsalze aus dem Boden und Ableitung der Assimilationsproducte;

5) **Speichersystem**, Function: Aufspeicherung der Reservenährstoffe und des Wassers;

6) **Durchlüftungssystem**, Function: Durchlüftung der Organe;

7) **System der Secretbehälter**, Function: Aufnahme der Secretionsproducte der Pflanze[2]).

1. Hautgewebesystem.

Während bei den einzelligen oder doch einschichtigen Pflanzen und Pflanzentheilen eine **Epidermis**[3]) fehlt, tritt schon bei nur wenige Zellschichten dicken Thallophyten und Cormophyten eine mehr oder weniger deutliche Ausbildung epidermaler Schichten hervor — die Zellen werden nach aussen meist kleiner und dickwandiger und oft

----

[1]) καλύπτρα Haube.

[2]) Sachs theilt die Gewebe ein in: Hautgewebe, Stranggewebe, Grundgewebe. In der obigen Eintheilung schliessen wir uns der Haberlandt'schen Eintheilung (Physiologische Pflanzenanatomie. Leipzig 1884) an, die auf Schwendener'schen Grundsätzen ruht. — Nichtsdestoweniger möge der Ausdruck „Grundgewebe" (Füllgewebe) im folgenden öfter der Kürze wegen gestattet sein, trotzdem ja das Grundgewebe die verschiedensten Gewebe umfasst.

[3]) ἐπί auf und δέρμα Haut.

gefärbt —, wenn es auch zu der Bildung einer echten Epidermis noch nicht kommt (*Secale cornutum*, *Fucus vesiculosus*, *Cetraria*, *Usnea*, *Sphaerococcus*, Mosstämmchen).

Erst bei den höheren Pflanzen wird eine echte Epidermis schon in den jugendlichsten Stadien angelegt und grenzt sich dieselbe morphologisch zuerst von allen übrigen Gewebesystemen scharf ab.

Sie besteht in den meisten Fällen aus einer Reihe tafel- oder plattenförmiger, seitlich lückenlos verbundener Zellen, die bei den Organen der Dicotylen der Regel nach von quadratischer Gestalt, bei den langgestreckten Monocotylenblättern und Stengeln aber meist in der Axe des Organs gestreckt sind (auf Flächenschnitten deutlich). An vielen Wurzeln ist die Epidermis auch durch eine andere Farbe und stark ausgestülpte Aussenwände von den übrigen Geweben scharf abgegrenzt. Eine solche Epidermis, die wir beispielsweise an den Nebenwurzeln von *Helleborus niger* und *Veratrum album* antreffen, nannte man früher Epiblema (Fig. 84, 119, 120, 121, 122).

Bisweilen ist jedoch die Epidermis auch mehrschichtig, so z. B. beim *Macis* (Fig. 85), bei vielen Blättern (*Ficus*). Diese mehrschichtige Epidermis, die man auch wohl Hypoderma[1]) nennt, besteht bei zarten Organen meist aus gleichartigen, dünnwandigen

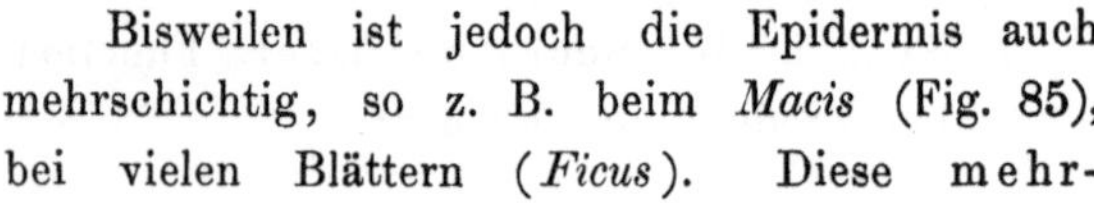

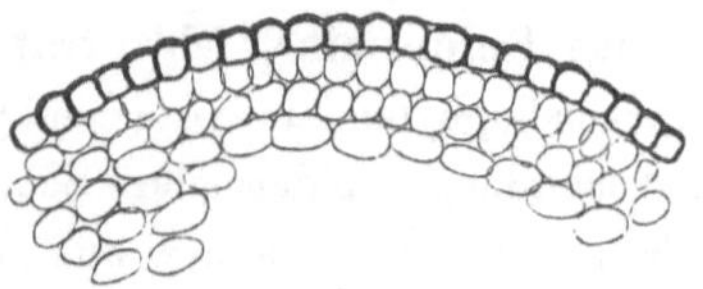

Fig. 84.

oder wenig verdickten Zellen (Blätter der Piperaceen *Chavica* und

[1]) ὑπό unter und δέρμα Haut, wir gebrauchen das Wort nur für die echt mehrschichtige Epidermis, nicht für die Verstärkungsschichten (Collenchym, Bastfasern) der einschichtigen.

83) Längsschnitt durch die äusserste Schicht der *Vanille*. *a* Epidermiszellen, Vanillinkrystalle enthaltend, *b* Spiralfaserzellen.
84) Wurzeloberhaut, Epiblema, im Querschnitt; die dunklen Zellen bilden die Oberhaut.

Peperomia, der Begoniaceen, *Ficus*arten), die äusserste Reihe ist jedoch auch hier meist etwas anders gestaltet.

Bei den meisten Früchten und Samen gehört nur die äusserste Zellreihe zur Epidermis; man hat hier nur fälschlich von einer mehrreihigen Epidermis gesprochen.

Die Zellwände der einschichtigen Epidermis sind meist derber als

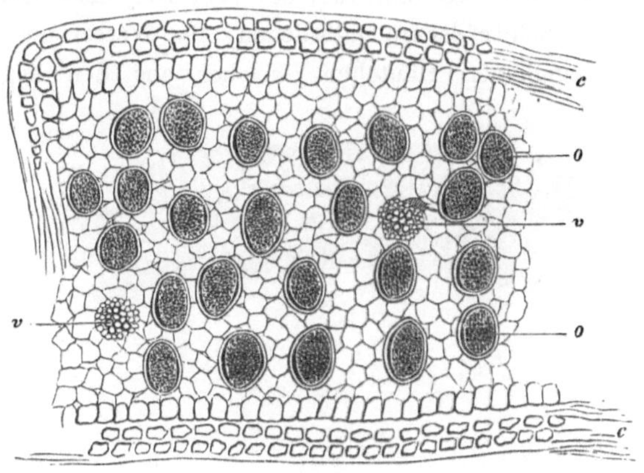

Fig. 85.

bei den darunter liegenden Geweben[1]) und an der Aussenseite stärker verdickt als an der Innenseite (Fig. 83, 85, 63, 109, 129, 155); bis-

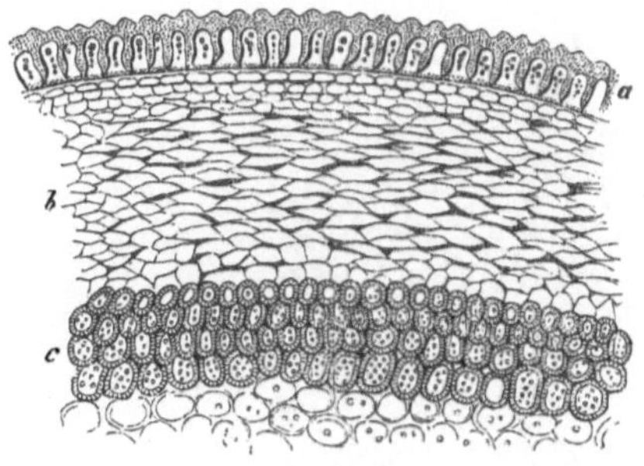

Fig. 86.

____

¹) Eine Ausnahme bilden die zarten verschleimenden Epidermiszellen der Samen von *Cydonia* und *Linum* (Berg, Atlas XXXXVI, 122. 123.)

85) Querschnitt durch den *Macis*, *c* Oberhaut, Epidermis, *o* Oelzellen, *v* Fibrovasalstränge.

86) Fruchtschale der *Coloquinthen* (in der käuflichen Frucht gewöhnlich abgeschält), *a* Epidermis, *b* Parenchym, *c* sclerenchymatische Schicht, welche an der geschälten Frucht meist die Oberfläche bildet.

weilen ist die Aussenwand sogar von ganz auffallender Dicke (*Caryophylli,
Macis,* Fig. 160).

Ein Beispiel, wo dieses nicht der Fall ist, bietet die Epidermis der
*Bilsen*samen. Hier wird die Aussenwand der Epidermiszellen der Samenschale auschliesslich von der zarten Cuticula gebildet.

Cuticula.   Die Aussenwand der Epidermiszellen ist stets von der **Cuticula**
(siehe oben pag. 141 und Fig. 155, 160, 63, 128, 161) überzogen, einem
meist zarten[1]), in Schwefelsäure unlöslichen, für Wasser und Wasserdampf undurchdringlichen Häutchen, welches aus den angeführten

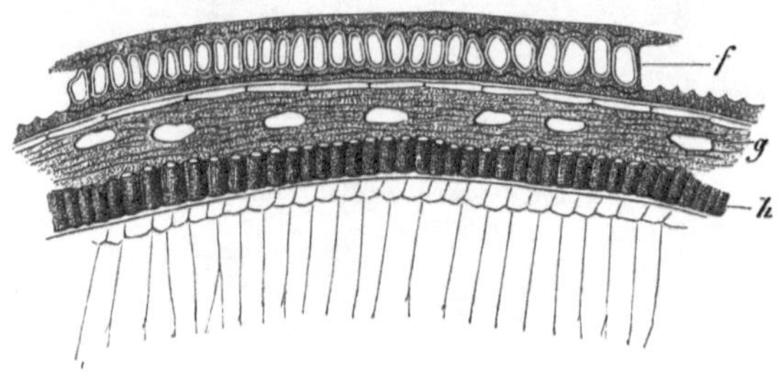

Fig. 87.

Gründen in erster Linie geeignet ist, die Aufgabe der Epidermis, Schutz
gegen zu starke Verdunstung, zu erfüllen.

Die Cuticula, oft schon auf Querschnitten unmittelbar sichtbar

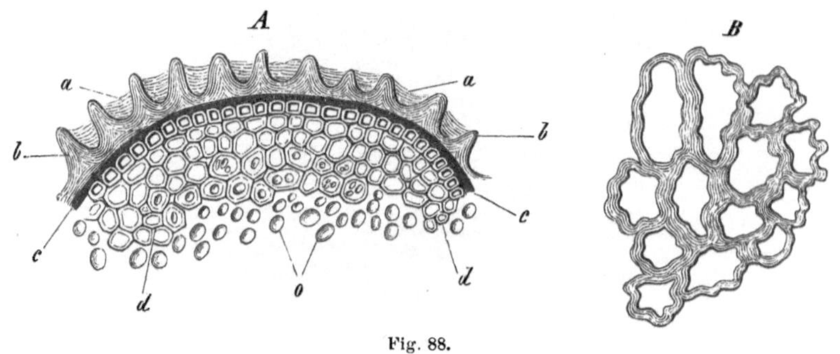

Fig. 88.

---

¹) Vergl. Tschirch, Ueber einige Beziehungen des anatomischen Baues
der Assimilationsorgane zu Klima und Standort, Linnaea IX (1881) 139.

---

87) *Semen Paradisi;* Querschnitt. *f* Epidermis, *g h* Samenschale.

88) *Semen Hyoscyami.* *A* Querschnitt, *a* Cuticula, *b* Epidermis, *c* Samenschale, *d* Eiweisszellen, *o* fettes Oel. — *B* tangentialer Schnitt durch die Zellen der Epidermis.

(Fig. 160, 161, 155) oder doch leicht durch verdünnte Chromsäure, Schwefelsäure, Jod oder Kali sichtbar zu machen, überzieht alle der Luft ausgesetzten Organe der Pflanze und kann bei günstigen Objecten als zusammenhängende Haut abgezogen werden.

Ist die Aussenwand dünn, wie z. B. bei den inländischen Laubholzblättern und allen officinellen Foliis, so schliesst sich an die Cuticula unmittelbar die Celluloseschicht an (Fig. 155), ist die Aussenwand jedoch sehr stark dickwandig, so sind die zwischen beiden liegenden Schichten der Aussenmembran der Epidermiszellen meist auch noch cuticularisirt (Cuticularschichten, Fig. 161 *cs*, 63), d. h. sie sind durch Cutineinlagerung der Cuticula selbst ähnlicher geworden. Diese Cuticularschichten springen oft zapfenförmig nach innen (Fig. 161, 63).

Die Aussenwand ist häufig etwas nach aussen gewölbt (Fig. 155), diese Vorwölbungen können zu förmlichen Ausstülpungen werden, wodurch die Oberfläche ein grubiges Ansehen erhält. Das gleiche Ansehen kann jedoch auch durch starkes Hervortreten dicker Seitenwände hervorgerufen werden (Samenschale von *Hyoscyamus*, Fig. 88, und Blätter der *Gentiana cruciata*). In letzterem Falle ist die Aussenwand

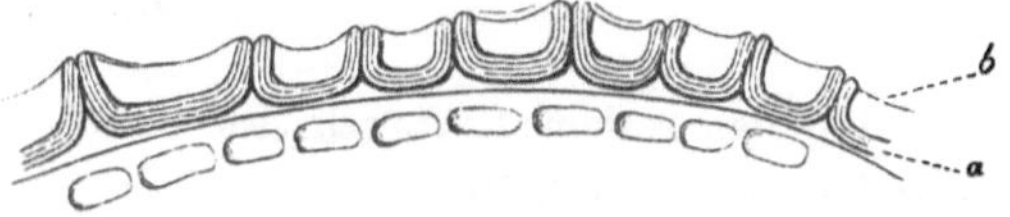

Fig. 89.

stets sehr dünn und nach innen eingebuchtet (Fig. 88 und 89). Bisweilen wird die Oberflächenzeichnung aber auch durch das Hervortreten scharf umgrenzter Gruppen von Epidermiszellen hervorgerufen.

Die Aussenwand zeigt (wie die dicken Seitenwände, Fig. 88, 89) der Regel nach eine deutliche Schichtung.

Ebenso wie die Aussenwände der Epidermiszellen der Regel nach dick, so sind die Seitenwände meist dünn. Die Fig. 63, 109, 129, 155 geben daher den Typus von Epidermiszellen wieder.

Auf Flächenschnitten erscheinen die Seitenwände in vielen Fällen (z. B. bei allen Gramineenblättern) gewellt (Fig. 88 *B*, 90, 154, 157, 158), so dass die einzelnen Epidermiszellen mit vielen Ausbuchtungen zahnartig

---

89) Querschnitt durch Fig. 88 *A*, stärker vergrössert.

in einander greifen (viele Blüthenblätter, Epidermis von *Semen Stramonii*, Fig. 90).

Der Regel nach enthalten die Epidermiszellen farblosen Inhalt ohne Chlorophyll, bisweilen treten jedoch auch Farbstoffe, im Zellsaft gelöst, in denselben auf. Gefärbte Epidermiszellen rufen z. B. die rothe Farbe vieler Stengel (*Buchweizen, Ricinus*) und anderer Organe

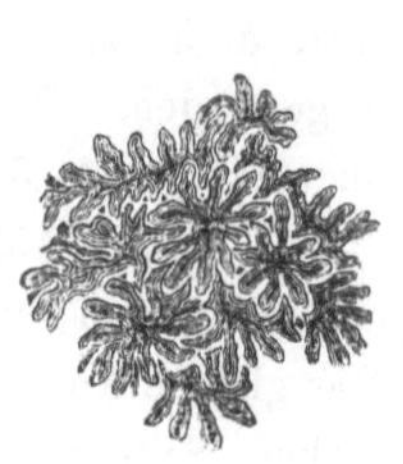

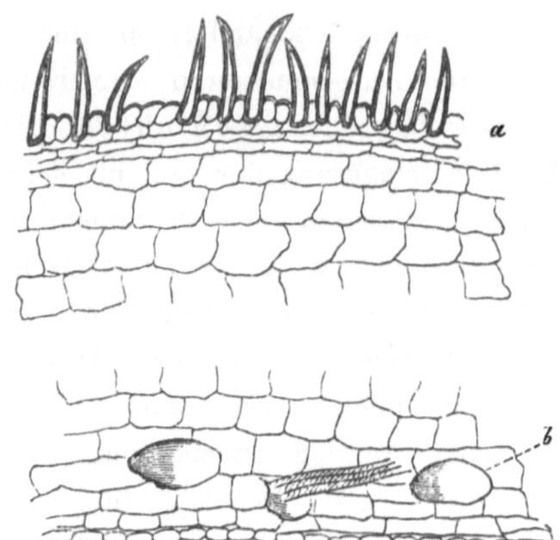

Fig. 90.   Fig. 91.

(*Aepfel*) hervor. Bei den rothen Kartoffeln ist der Farbstoff in unter dem Korke liegenden Zellen enthalten.

Anhängsel der Epidermis. Haarbildungen. Schon S. 157 wurde erwähnt, dass Epidermiszellen sich öfter nach aussen ausstülpen. Werden diese Ausstülpungen grösser, so entstehen **Haargebilde**[1]) oder **Trichome**[2]). In einfachster einzelliger Form finden sich dieselben bei den *Stipites Dulcamarae*, an *Herba Lobeliae*, bei den chinesischen *Gallen* (Fig. 91), auf den *Baumwollen*samen (Fig. 92, 114); auch die **Wurzelhaare** (*Rad. Sarsaparillae*, Fig. 126) gehören hierher.

---

[1]) Vergl. WEISS, die Pflanzenhaare im IV. und V. Heft der botan. Untersuchungen von KARSTEN 1867. RAUTER a. a. O. 31. MARTINET, Annal. d. sciences natur. XIV (1872) 91—232. PASCHKIS, Pharmacognostische Beiträge. Zeitschr. d. allg. österreich. Apothekervereins. 1880, No. 27, 28. HANSTEIN, Bot. Zeit. 1868, 725. DE BARY, Anatomie, dort (61), die Literatur bis 1877.

[2]) *θρίξ, τριχός* Haar.

---

90) Tangentialer Querschnitt durch die Epidermis von *Semen Stramonii*.

91) Querschnitt durch chinesische *Gallen; a* Epidermis, deren Zellen häufig in einfache Haare auswachsen, *b* Milchsaftzellen.

Die Haare sind bisweilen sehr lang (Blüthenknospe von *Althaea*

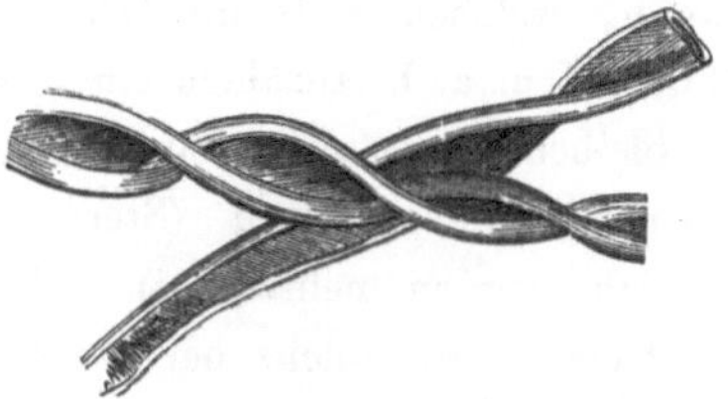

Fig. 92.

rosea[1]). Lange, spitze, verkieselte Haare nennt man Stachelhaare

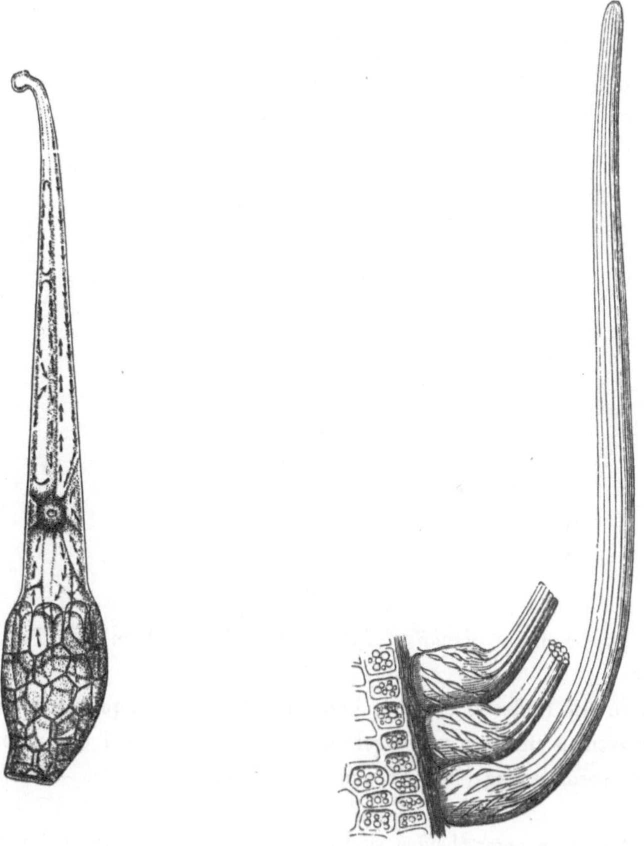

Fig. 93 a. Fig. 93 b.

---

[1]) SACHS, Lehrbuch der Botanik (IV) 101.

92) Baumwollenhaare.

93 a) Brennhaare der *Nessel* mit einem Köpfchen. Das Protoplasma des Haares ist in strömender Bewegung (Stromrichtung durch Pfeile angedeutet).

93 b) Haare der Epidermis von *Nux vomica*. (BERG.)

(Brennhaare der *Nessel*, Fig. 93 a). Derbere, kurze, nicht secernirende Trichome heissen Borsten, welchen z. B. die Haare der *Nux vomica* (Fig. 93 b), des *Anis* (Fig. 94) u. a. beizuzählen sind.

Die Haarbildungen bleiben aber nicht immer einfach haarförmig. Viele derselben nehmen andere Formen (Stern, Schild, Kopf, Fig. 95) an, verzweigen sich, werden mehrzellig[1]). Flach ausgebreitete mehrzellige Haare (Spreuhaare), wie solche bei den Farnen überhaupt

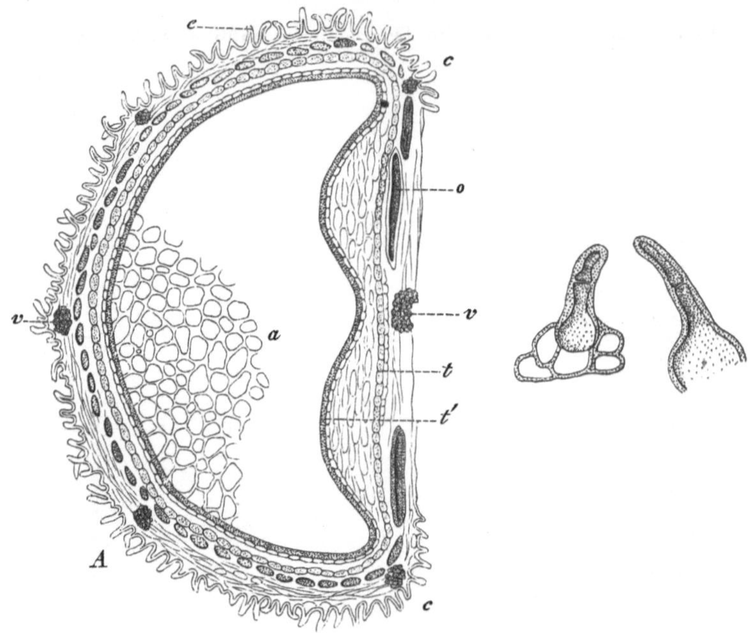

Fig. 94.

häufig (wie z. B. in *Aspidium Filix mas*) sind, bilden das Pengawar Djambi.

Wird die Endzelle eines mehrzelligen Trichoms kopfig aufgetrieben, so tritt oftmals Bildung von Tochterzellen und, z. B. bei den Labiaten, zugleich Absonderung eines Balsams oder ätherischen Oeles — oft neben

---

[1]) Davon zu unterscheiden sind die auf einem mehrzelligen Polster ruhenden einzelligen Klimmhaare des *Hopfens*.

---

94) *A* Querschnitt durch *Fructus Anisi; e* Epidermis, mit Haaren besetzt, *C C* Fugenfläche, *o* Oelräume, *t* Fruchthaut, *t'* Samenhaut, *v* Fibrovasalstränge (Rippen, costae), *a* Sameneiweiss, aus dessen Parenchym nur wenige Zellen angedeutet sind. *B* Haare, stärker vergrössert.

Schleimbildung — ein[1]) (Fig. 96, 129, 154). Solche Haare nennt man Drüsenhaare oder Colleteren[2]). Hierher gehören auch die Drüsen von *Dictamnus*[3]).

Bei den *Cistus*-Arten der Mittelmeerflora sind diese harzabsondernden Haargebilde[4]) so zahlreich und so ausgiebig, dass z. B. das Product des *Cistus ladaniferus* auf Candia und Cypern schon seit dem Altertum gesammelt und zu Räucherungen benutzt wird. Dieses *Ladanumharz* ist wohl das einzige Beispiel einer solchen von Trichomen herrührenden Droge[5]).

Bei *Kamala* und *Lupulin*, die ihrer Entwickelungsgeschichte nach

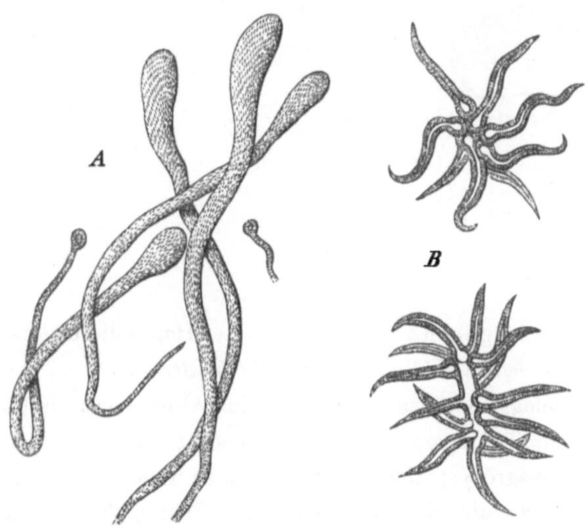

Fig. 95.

auch unter die Trichomgebilde gehören[6]), überwiegt die Bildung von Harz, der *Kamala* fehlt sogar das Oel ganz.

---

[1]) Die Morphologie und Entwickelungsgeschichte secernirender Trichome ist durch HANSTEIN (Bot. Zeit. 1868, 747) geschildert worden; vergl. auch DE BARY, Anatomie.

[2]) χολλητός zusammengeleimt.

[3]) MEYEN, Secretionsorgane der Pflanzen, Berlin 1837, Taf. I, Fig. 28, 29. DE BARY, Anatomie, 73.

[4]) DE BARY, l. c. 99, Fig. 36.

[5]) Vergl. THISELTON DYER, Pharm. Journ. XV (1884) 301.

[6]) Bezüglich der Entwickelung der Lupulindrüsen vergl. HOLZNER, Ent-

---

95) *Flores Verbasci.* *A* bandartige weiche Keulenhaare der drei kürzern Staubfäden, mit äusserst feinen, spiralig geordneten Höckerchen besetzt. — *B* Sternhaare von der Rückseite der Lappen der Corolle.

Wachsabsondernde Drüsen finden sich an den Blättern von *Globularia Alypum* L. und andern Arten[1], nectarabsondernde bei *Melampyrum*[2].

Die Form und Grösse der Haare, sowie das Verhältnis der Wanddicke zum Lumen bieten in einigen Fällen gute Anhaltspunkte zu Erkennung von Verfälschungen von Nahrungs- und Genussmitteln. So unterscheidet WITTMACK[3] das Weizen- und Roggenmehl nach den stets in geringer Menge darin vorkommenden Haarfragmenten des sog.

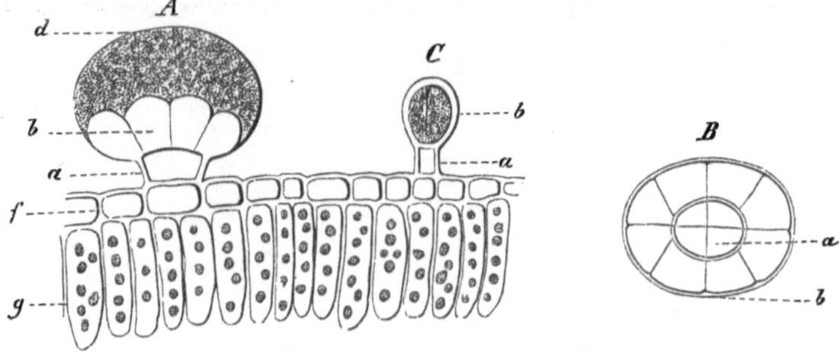

Fig. 96.

Schopfes und BELL gründet auf die Form der Haare die Unterscheidung von *Thee-, Holunder-, Weiden-* und *Schlehenblättern*[4].

Die physiologische Bedeutung der im Alter meist luftführenden Haare der Assimilationsorgane (Blätter) beruht in einer Herabsetzung der Transpirationsgrösse; die oft federartigen Haare der Samen sind Verbreitungsmittel, die derben Haare der Schlingpflanzen Klammerorgane.

Einige Stacheln, z. B. bei *Rubus*, sind gleichfalls, wie die Haare, epi-

wickelung der Trichome der Hopfendolden. Bayer. Bierbrauer 1877 No. 19. RAUTER, Denkschr. d. Wiener Akad. 1870, 31. LUERSSEN, Medizin.-pharmaceutische Botanik II, 527, HARZ, Samenkunde II, 896.

[1] HECKEL et SCHLAGDENHAUFFEN, Comptes rendus 95 (1882) 91.

[2] RATHAY, Ueber nectarabsondernde Trichome einiger *Melampyrum*-Arten. Wiener Akademie 1880.

[3] Anleitung zur Erkennung organischer und anorganischer Beimengungen im Roggen- und Weizenmehl. Leipzig 1884.

[4] BELL, Die Analyse der Nahrungsmittel. I (Berlin, 1882) 36.

---

96) Oeldrüsen der *Labiaten*, z. B. des *Rosmarins*. A Grosse Drüse im Längsschnitt, *a* Stilzelle, *b* 8 zartwandige Tochterzellen, welche das ätherische Oel erzeugen, durch dessen Austritt die Cuticula der Mutterzelle *d* aufgetrieben wird, *f* Epidermis des Blattes, worauf die Drüse entsteht, *g* Palissadenzellen. C Kleindrüse. B Querschnitt der Fig. A. Vergl. auch DE BARY, Anatomie, Fig. 39.

dermalen Ursprungs, also Trichome; an der Bildung der meisten e chte n Stacheln oder E m e r g e n z e n betheiligen sich jedoch auch unter der Epidermis liegende Gewebe, selbst Gefässbündel (*Rosa, Smilax*[1])).

Schliesslich sei auch der sog. in n e r e n H a a r e gedacht, welche bis-

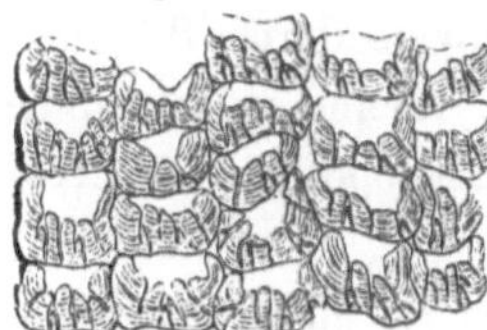

Fig. 97.

weilen in die Luftlücken hineinragen (Sternhaare der *Nymphaeen*, Drüsenhaare der *Wurmfarn*wurzel, Fig. 162).

Die E p i d e r m i s kann älteren mehrjährigen Pflanzenorganen nicht mehr genügen, da sie z. B. für Stämme und Aeste ein viel zu zartes Gewebe ist und — als Dauergewebe — dem Dickenwachsthum nicht zu folgen vermag. Daher wird bei diesen Organen unter der Epidermis und meist unabhängig von ihr ein anderes Gewebe, das **Periderm**[2]), Periderm.

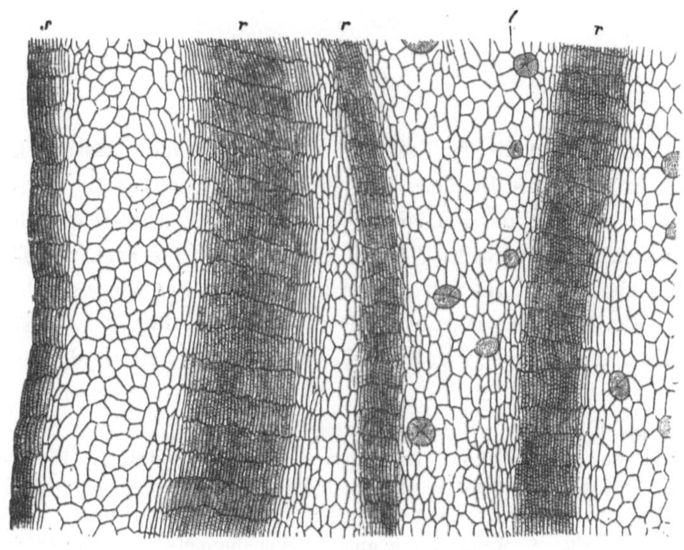

Fig. 98.

97) Zellen aus dem Phelloderma der Rinde von *Canella alba* (J. MOELLER.)
98) Querschnitt durch die Borke der *Calisaya-China;* *s* äusserste Korkschicht, *r* Korkbänder im innern Gewebe, *l* Bastzellen. (BERG.)

11*

Phellogen.

Phelloderm.

angelegt. Dasselbe besteht aus einem Dauergewebe, dem **Korke** und einem Bildungsgewebe, dem **Phellogen**[1]) oder Korkcambium.

Das Phellogen bildet durch tangentiale Theilung seiner Zellen die Korkzellen, ausserdem ist es aber auch im Stande, zur Vermehrung des Rindenparenchyms durch Bildung parenchymatischer Elemente beizutragen. Sanio[2]) nennt so entstandene, bisweilen einseitig verdickte (Fig. 97, 149) Zellcomplexe Phelloderma[3]), Korkrindenschicht.

Der Sitz des Phellogens ist nicht ausschliesslich an die Region un-

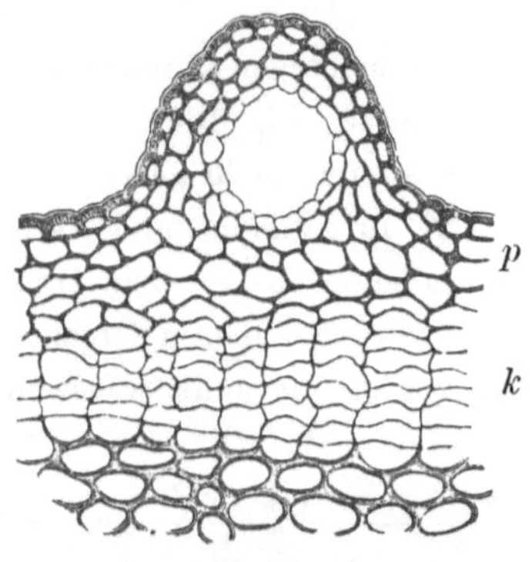

Fig. 99.

mittelbar unter (innerhalb) der Epidermis gebunden, sondern dasselbe kann sich auch in Form von Bändern und Streifen im Grundgewebe mancher Rinden oder sogar in der Phloëmschicht entwickeln. Ausserhalb solcher Schichten von Binnenkork (Fig. 98) können daher, je nach der Tiefe, in welcher sie liegen, die verschiedensten Gewebe der Rinde (Phloëmelemente, Fig. 100, Bastzellen, Fig. 98, Steinzellen, Fig. 101, ja sogar Harzkanäle und Oelräume, Fig. 99, 100) vertreten sein; sie werden durch

---

[1]) φελλός Kork und γεννάω, ich erzeuge.

[2]) Bau und Entwickelung des Korkes, Pringsh. Jahrb. II (1860) 47. H. v. Mohl, Entwickelung des Korkes und der Borke der baumartigen Dicotylen (1836). Verm. Schrift. Tübingen 1845, 225. F. von Höhnel, Ueber Kork und verkorkte Gewebe überhaupt, Sitzungsberichte der Wiener Akademie 76 (1877). Hanstein, Bau und Entwickelung der Baumrinde. Berlin 1853. Hofmeister, Handbuch der phys. Botanik I, 252. de Bary, Anatomie.

[3]) φελλός Kork und δέρμα Haut.

---

99) Querschnitt durch ein älteres Internodium von *Juniperus communis* L. *p* Aussenschicht der primären Rinde mit einem Harzkanal, *k* Binnenkork. (J. Moeller.)

jene Lamellen von Binnenkork aus dem Kreislaufe der Säfte herausgerückt und entweder als Schuppen abgeworfen (in sehr schöner Weise bei der *Platane*, den *Eucalypten*), oder aber sie bleiben noch lange mit dem

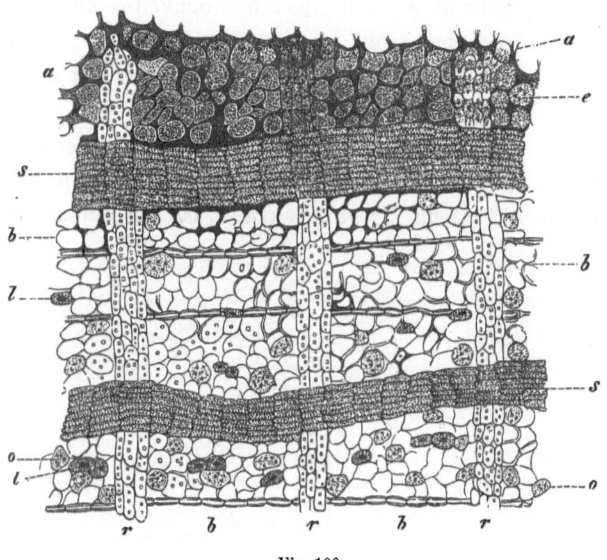

Fig. 100.

Stamm verbunden und erscheinen nur infolge des Dickenwachsthums zersprengt und zerrissen (Borke, Rhytidoma[1])).

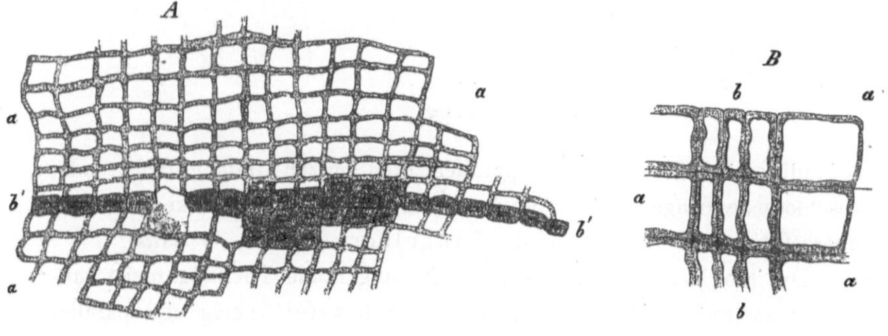

Fig. 101.

---

[1]) ῥυτίς, ῥυτίδος Falte, Runzel und δωμάω, ich baue.

---

100) Borke von *Cortex Sassafras radicis;* Querschnitt. *a a* verwitterte Oberfläche, *s s* Korkbänder, *b b* Phloëm, *o* Oelzellen, *r* Markstrahlen.

101) *A* Kork der *Korkeiche; a a* orkzellen, *b′ b′* Steinzellen. — *B* stärker vergrösserte Korkzellen.

 Die Borke unserer Laubbäume, z. B. der *Eiche*, enthält neben Korkzellen alle Elemente der äusseren Rinde (Parenchym, Steinzellen).

Ob die Rinden der Borkenbildung anheimfallen oder eine einfache Korkhülle tragen, scheint zu den Eigenthümlichkeiten der Art zu gehören. Bei den *Cinchonen* trifft man z. B. bald Borke, bald nicht. Auch Wurzeln sind fähig Borke zu bilden, sehr schön ist dieses z. B. bei *Radix Sassafras* zu beobachten.

Nehmen die im Innern der Rinde entstehenden Peridermlagen nur einen Theil des Umfanges ein, so entsteht die Schuppenborke (*Robinia, Platanus, Cinchona, Pinus silvestris, Quercus*), bilden jedoch die

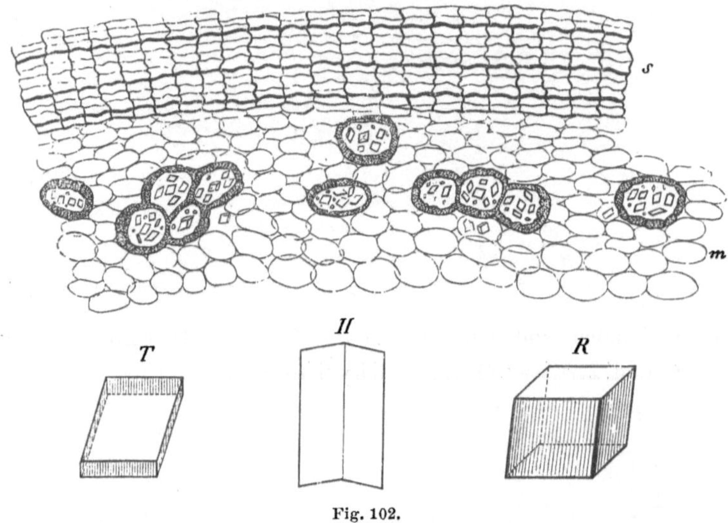

Fig. 102.

secundären Peridermschichten parallele, den ganzen Umfang umfassende, geschlossene Ringe, so werden hohlcylindrische Rindenstücke in Borke übergeführt, und es entsteht die Ringelborke (*Vitis, Clematis*).

Kork. Die Korkzellen sind, weil durch tangentiale Theilung meist tangential gestreckter Zellen entstanden, flach tafelförmig und parallepiped. Sie schliessen lückenlos an einander und führen Luft, niemals festen Inhalt. Da die Theilungen im Phellogen sehr regelmässig vor sich gehen, so verlaufen die Querwände der Korkzellen häufig durch

---

102) Rindenschicht der *Radix Calumbae; s* Kork, *m* Grundgewebe mit eingestreuten Steinzellen, welche Oxalatkrystalle einschliessen. *R, T* stärker vergrösserte Krystalle, *H* Zwillingskrystall.

das ganze Korkgewebe hindurch in einer und derselben Linie (Fig. 102,
103, 108).

Der gewöhnliche Kork, von *Quercus Suber*, entspricht in seiner Form

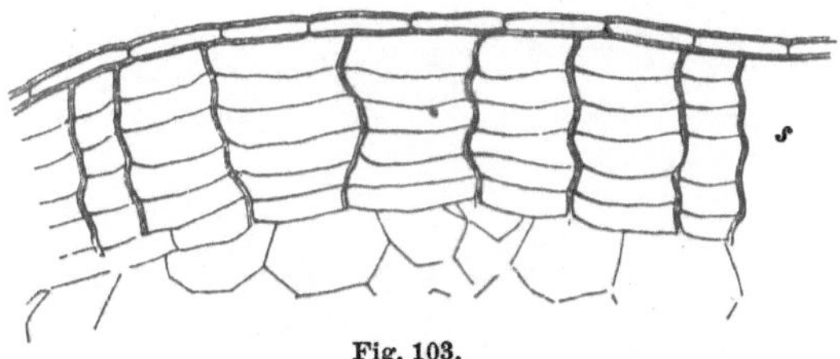

Fig. 103.

dem obigen Typus[1]). Abweichungen von dieser Grundform beruhen
auf mehr wellenförmigem, obwohl im Querschnitte im ganzen immerhin

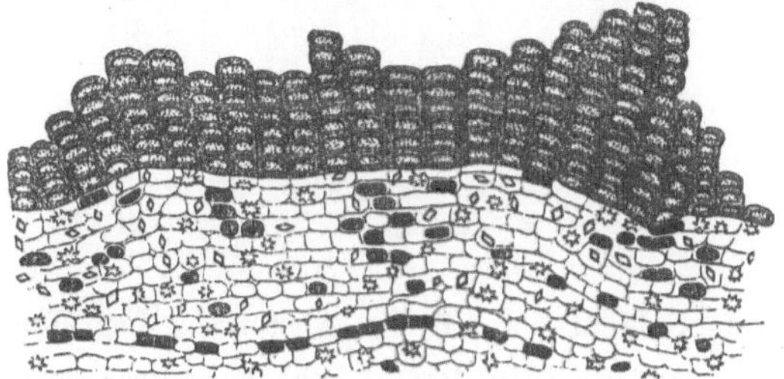

Fig. 104.

radialen Verlaufe der Querwände oder auf ein- oder allseitiger Ver-

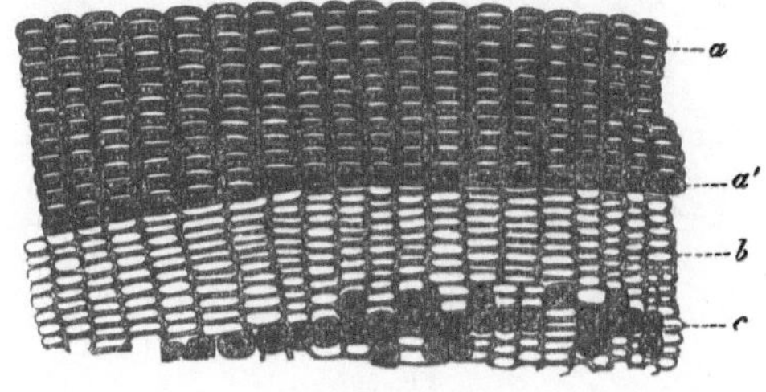

Fig. 105.

[1]) Doch finden sich im Flaschenkorke zahlreiche Steinzellen (Fig. 101).

___

103) Querschnitt aus *Rhizoma Curcumae; s* Kork.

104) *Cortex Cascarillae;* Korkschicht und primäre Rinde mit Calciumoxalatkrystallen und
Farbstoff.

105) *Cortex Guaiaci; a* verdickte Korkzellen, *a'* Phellogenschicht, *b* primäre Rinde und *c*
sclerenchymatische Schicht.

dickung der (wie aus Fig. 102, 103, 108 ersichtlich) gewöhnlich dünnen Wände (Fig. 97, 104, 105).

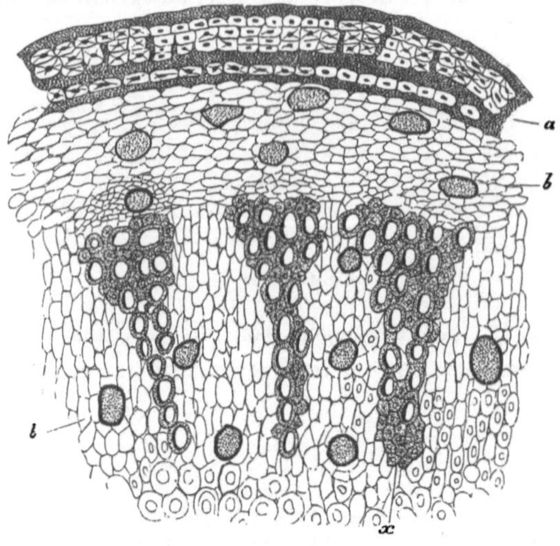

Fig. 106.

Die äusserste Schicht ist oft im Absterben begriffen (collabirt), wie z. B. bei der *Kartoffel* (Fig. 108). Während diese zu Grunde geht,

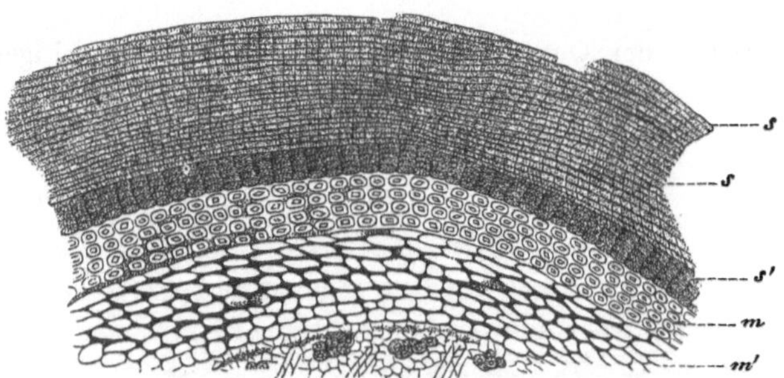

Fig. 107.

wird dauernd von innen her neuer Kork gebildet (*Cortex Quassiae jamaicensis*, Fig. 107).

---

106) *Radix Pyrethri romani;* a verdickte Korkzellen, b Oelräume, x Xylemstrahlen (Holzbündel).

107) Querschnitt durch die Rinde (Periderm) des *Jamaica-Quassiaholzes;* s Kork, s′ Korkcambium oder Phellogen, m krystallführende Schicht der primären Rinde m′.

Selbst an Blättern tritt bisweilen locale Korkbildung auf[1]) (*Eucalyptus*, Fig. 128 *k*).

Die physiologische Aufgabe des Korkes ist Schutz der darunter liegenden Gewebe gegen zu starke Verdunstung und gegen mechanische Verletzung. Sehr auffällig tritt ersteres bei der Kartoffel hervor, wo die 5 bis 10 Korkschichten das ganze innere Gewebe sehr lange vollsaftig erhält.

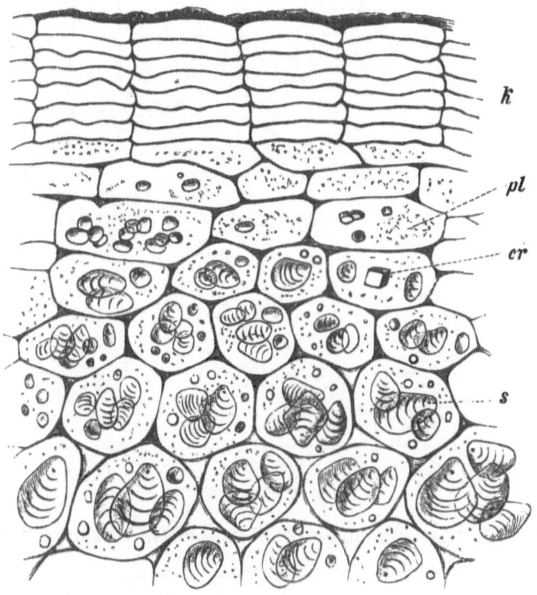

Fig. 108.

An Wunden entsteht häufig sogenannter **Wundkork** (Fig. 109 a). Derselbe bewirkt, ebenso wie die Thyllen[2]) und der Gummiverschluss der Gefässe, den Abschluss der inneren, unverletzten Gewebe gegen die Wunden[3]).

---

[1]) BACHMANN, Korkwucherungen auf den Blättern. PRINGSHEIM's Jahrb. XII, 1880.

[2]) SACHS, Lehrbuch der Botanik IV (1874) 27 u. 782; WEISS, Anatomie 21.

[3]) Ueber die Lenticellen siehe unten beim Durchlüftungssystem.

---

108) Querschnitt durch die äusserste Schicht einer **Kartoffelknolle**. *k* Korkzellen, *s* Stärkekörner, *cr* Proteïncrystalloïd, *pl* Plasma. (TSCHIRCH.)

2. Das mechanische Gewebesystem.

Das Mecha-
nische Ge-
webesystem. Wenn wir von den niederen Pflanzen absehen so finden wir, dass alle uns angehenden höheren Pflanzen mit eigenthümlich ge-

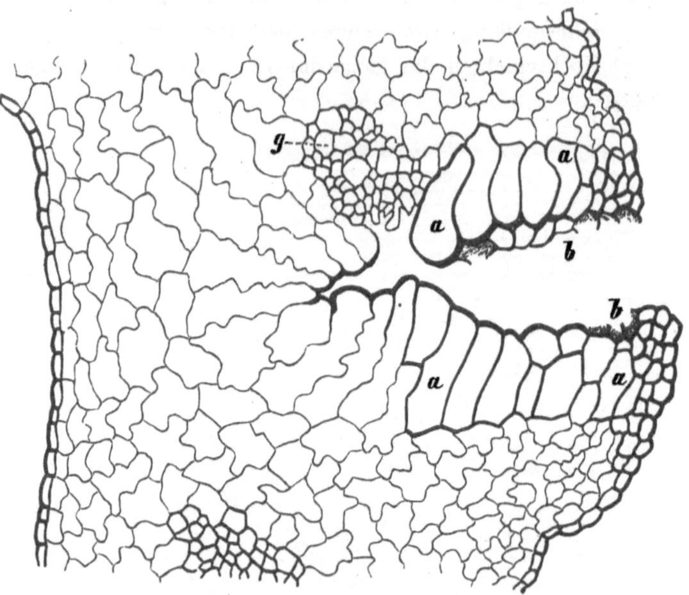

Fig. 109 a.

formten und charakteristisch angeordneten Zellen versehen sind, deren

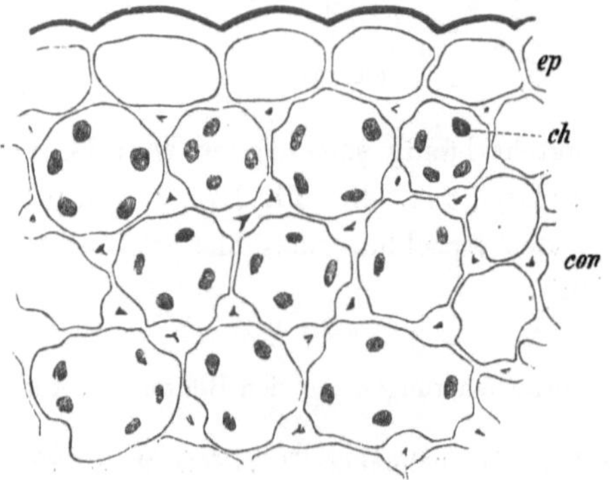

Fig. 109 b.

---

109 a) Querschnitt durch eine *Vanillenfrucht*, die vor dem Abnehmen durch den Stich eines Insektes bei *b — b* verletzt worden war und die Wunde durch Wundkork *a — a* verschlossen hatte, *g* Gefässbündel (Tschirch.) Vergl. Pharm. Zeit. 1884. No. 22.

109 b) Collenchym. *ep* Epidermis, *con* Collenchymzellen, *ch* Chlorophyllkörner.

(Tschirch.)

ausschliessliche Aufgabe, wie SCHWENDENER[1]) gezeigt hat, die Herstellung der nöthigen Festigkeit der Pflanze ist. Während in jugendlichen noch wachsenden Organen das **Collenchym**[2]) (Fig. 109 *b*, 129 *coll*) das mechanische System darstellt, wird in älteren und ausgewachsenen diese Function von den **Bastzellen** (Stereïden[3])) übernommen (Fig. 110, 111).

Bastzellen und Collenchym.

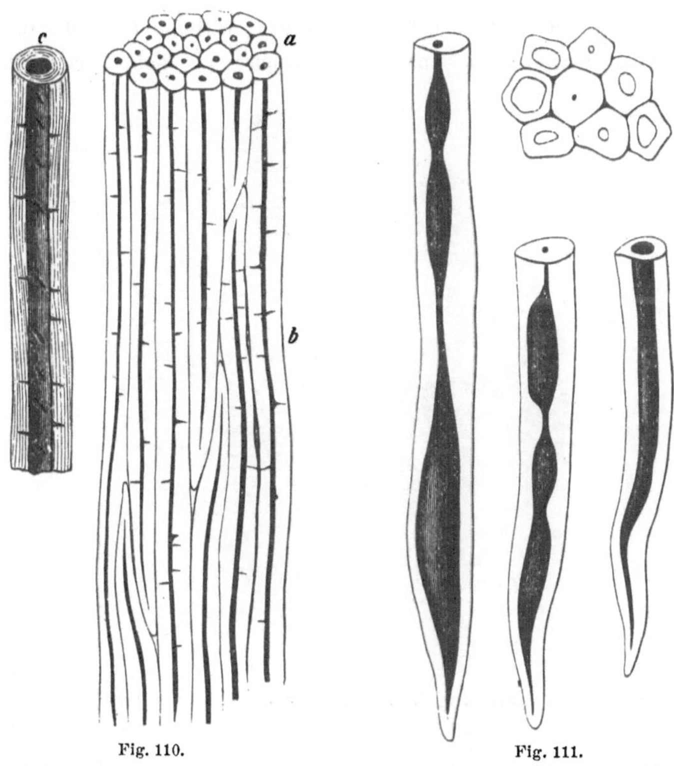

Fig. 110. Fig. 111.

[1]) Das mechanische Prinzip im anatomischen Baue der Monocotylen. Leipzig 1874.

[2]) AMBRONN, Ueber die Entwickelungsgeschichte und die mechanischen Eigenschaften des Collenchyms, PRINGSHEIM's Jahrb. XII. — E. GILTAY, Het Collenchym, Inauguraldissert. Leiden 1882.

[3]) Das Bastzellengewebe kann man Stereom nennen. (MEYEN's Pleurenchym.)

110) Typisches Bastzellbündel bei *a* im Quer-, bei *b* im Längsschnitt, *c* Stück einer Bastzelle, die Streifung der Membran und die linksschiefen Tüpfel zeigend. (TSCHIRCH.)

111) Bastzellen aus *Corchorus olitorius* (*Jute*) mit verschieden weitem Lumen, oben im Quer-, unten im Längsschnitt. (TSCHIRCH.)

Die letzteren, die specifisch mechanischen Elemente der ausgewachsenen Pflanze, bilden sehr langgestreckte, an beiden Enden zugespitzte, mit linksschiefen Poren versehene (Fig. 110), oft bis zum Verschwinden des Lumens verdickte, luftführende Zellen. Sie besitzen ein Tragvermögen, welches fast dem des Schmiedeeisens gleichkommt, und eine zehnmal grössere Dehnbarkeit als dieses, sind daher schon an sich vortrefflich für die mechanischen Zwecke der Pflanze geeignet. Dazu kommt, dass sie stets zu Constructionen verbunden sind, die den besten Bauconstructionen unserer Ingenieure in nichts nachstehen[1]).

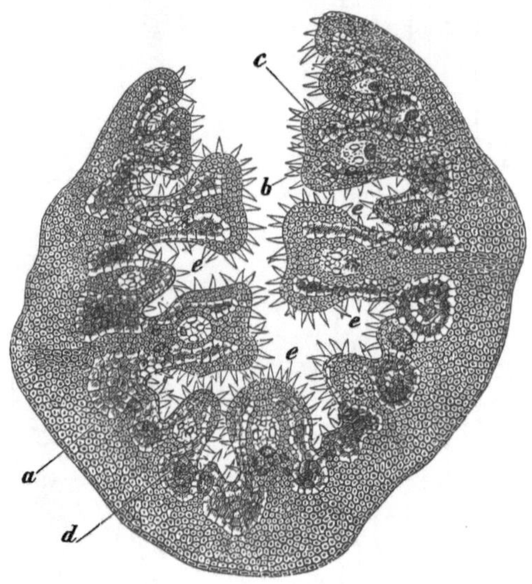

Fig. 112.

Die Bastzellbündel umgeben bei den Monocotylen entweder sichelartig die Gefässbündel (*Mais*stengel, Fig. 133), oder liegen als isolirte Bänder, Ringe, Stränge, ihrer jeweiligen Function entsprechend, bald innen, bald

---

[1]) Bez. der Festigkeit der Bastzellen vergl. SCHWENDENER's Hauptwerk, ferner TH. V. WEINZIERL, Beiträge zur Lehre von der Festigkeit und Elasticität vegetabilischer Gewebe. Sitzungsberichte der k. Academie der Wissensch. Wien 1877. Band 76. F. LUCAS, Beiträge zur Kenntnis der absoluten Festigkeit von Pflanzengeweben. Sitzungsberichte der Wiener Akademie 1882. B. 85 und 1883 B. 87.

---

112) Querschnitt durch ein einrollbares Blatt des *Alfagrases* oder *Esparto (Macrochloa tenacissima)*. *a* Bastzellpanzer der Aussen-(Unter)Seite, *d* Assimilationsgewebe, *c* Prismen der Oberseite, *b* Haare. (TSCHIRCH.) Vergl. Pharm. Zeit. 1882. No. 68.

aussen in die übrigen Gewebe eingebettet, oder umgeben die Aussenseite als zusammenhängender Panzer[1]) (*Alfagras*, Fig. 112). Bei den
Dicotylen liegen sie in der Rinde (Fig. 113).

Die hohe mechanische Leistungsfähigkeit der Bastzellen wurde denn

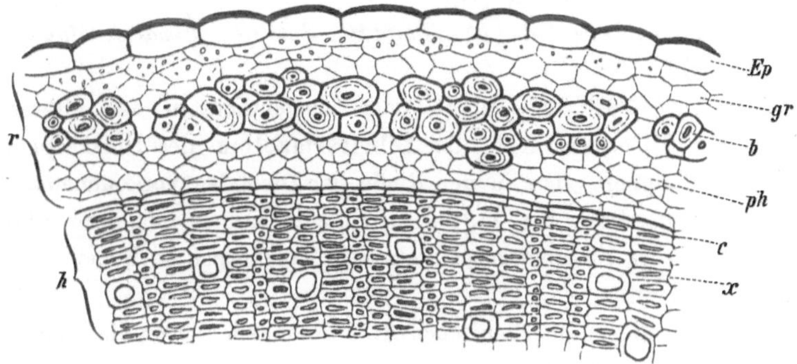

Fig. 113.

auch schon früh erkannt. Die Verwendung der Bastfasern *Hanfes* und
des *Leines* (Fig. 113) zu Geweben ist eine sehr alte.

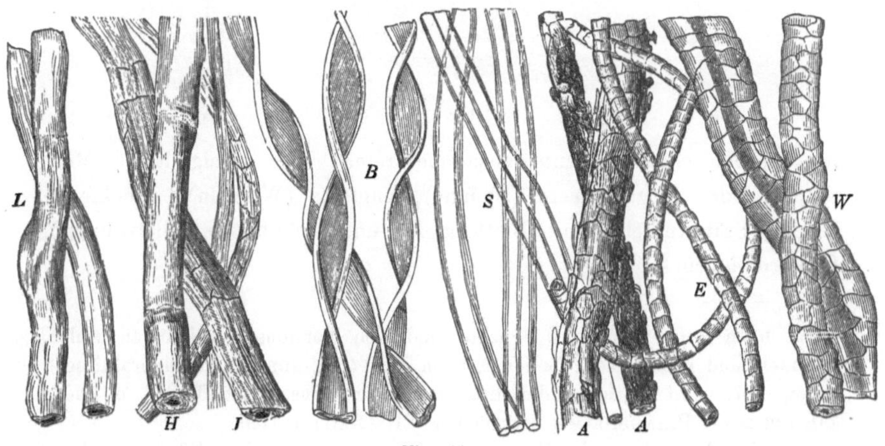

Fig. 114.

[1]) In einigen dieser Fälle (besonders bei den Steppengräsern), dienen
sie dem Einrollungsmechanismus der Blätter (TSCHIRCH, PRINGSH. Jahrb. XII).

113) Querschnitt durch einen Stengel von *Linum usitatissimum*. *ep* Epidermis, *gr* grüne
Rinde, *b* Bastzellen (als Flachs verwendet), *ph* Phloëm (Siebtheil), *c* Cambium, *x* Xylem (Gefässtheil), *r* Rinde, *h* Holz. (TSCHIRCH.)

114) Musterkarte der wichtigeren technisch verwertheten Fasern. *L Leinfaser, H Hanf-
faser, J Jute, B Baumwolle, S Seide, A* Alpacawolle, *E* Electoralwolle, *W* Schafwolle.

Die in der Praxis verwendeten Spinnfasern kann man folgendermassen gruppiren (vgl. Fig. 114):

1) **Thierische Fasern:** a. Haare: *Wolle (W)*, b. Fäden: *Seide (S)*.
2) **Pflanzliche Fasern:**

     a. Haare: *Baumwolle (B)*,

     b. Bastzellen: *Lein (L), Hanf (H), Jute (J), Esparto, Manila-hanf*[1]).

Ausser den Bastfasern übernehmen namentlich in den älteren Stämmen der Dicotylen auch die **Libriformzellen** des Holzkörpers mechanische Function. Die in der Rinde der Dicotylen vorkommenden Bastzellen (*Hanf, Lein,* Fig. 113, *Linde*) dienen nur so lange der Biegungsfestigkeit des Stammorganes, als der Holzkörper noch nicht genügend erstarkt ist.

Den verschiedenen mechanischen Anforderungen, die an die Pflanze gestellt werden, entsprechend, sind auch die Constructionen, zu denen

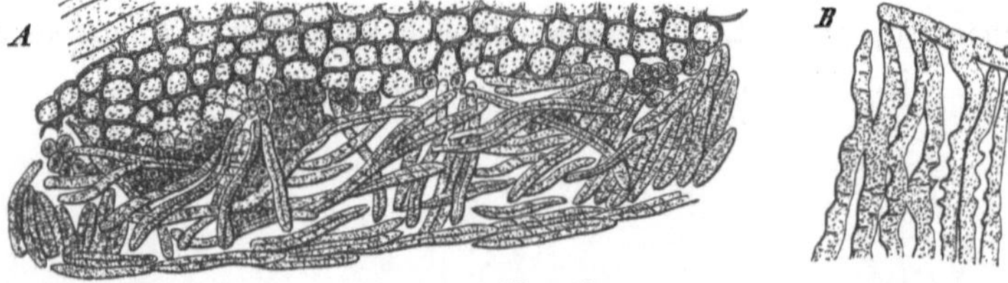

Fig. 115.

die mechanischen Elemente zusammentreten, sehr manigfaltige. Man unterscheidet biegungsfeste (Stengel), zugfeste (Wurzeln), druckfeste (einige Stützwurzeln und Blattorgane) und schubfeste (Blattränder) Constructionen.

Auch beim Aufspringen der Früchte und den Torsionserscheinungen vieler Grannen sind mechanische Zellen mit im Spiel (STEINBRINCK, Inauguraldissertation 1873 und Berichte der deutsch. botan. Ges. I (1883) 270 u. and., ZIMMERMANN, PRINGSHEIM's Jahrbücher XII (1881) 4. Heft).

[1]) Vergl. namentlich WIESNER, Die Rohstoffe des Pflanzenreiches. Leipzig 1873. REISSEK, Die Fasergewebe des *Leines, Hanfes,* der *Nessel* und *Baumwolle.* Denkschr. d. Wiener Akad. 1852. BERTHOLD, Ueber die mikroskopischen Merkmale der wichtigsten Pflanzenfasern. Zeitschr. f. Waarenkunde 1883. No. 3/4. DOKOUPIL, Materialien zu einem Lehrbuche der chemischen Technologie für Gewerbeschulen. Jahresber. d. Gewerbeschule Bistritz 1882.

---

115) *A* Sclerenchym, aus der innern Schicht des Fruchtgehäuses von *Fructus Cocculi.* — *B* Einzelne ästige Zellen aus demselben, stärker vergrössert.

Auch die **Steinzellen** (Sclereïden[1]), vgl. auch pag. 136, 149) dienen, Steinzellen.

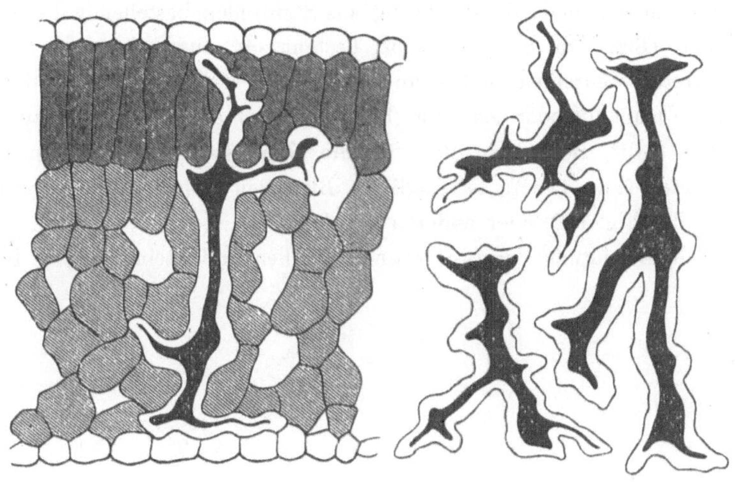

Fig. 116

wie einer von uns (T.) gezeigt hat, verschiedenen mechanischen Func-

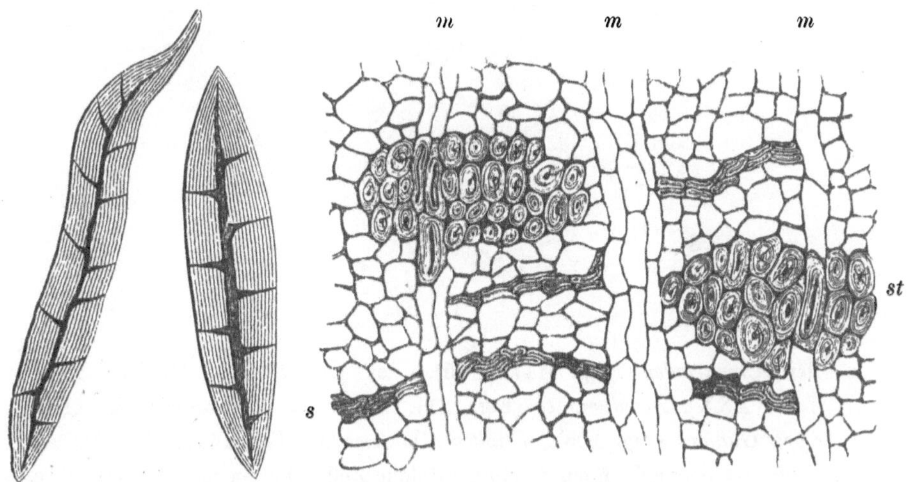

Fig. 117.   Fig. 118.

[1]) Das Steinzellengewebe kann man mit METTENIUS Sclerenchym

116) Querschnitt durch ein *Theeblatt* mit den charakteristischen verzweigten Sclerenchymzellen. Das chlorophyllreichere Palissadenparenchym ist dunkler gehalten. Rechts durch Maceration isolirte Sclereïden. (TSCHIRCH.)

117) Kurze Bastzellen aus *Chinarinden*.

118) Querschnitt durch den Siebtheil der *Cort. Coto. st* stabförmige Bastzellen, *m* theilweis sklerotisirte Markstrahlen, *s* Stränge zusammengefallener Siebröhren. (MOELLER.)

tionen. Bei den Samen, die nicht ein dickwandiges Endosperm besitzen, findet sich z. B. eine harte, aus Steinzellen bestehende **Fruchtschale** (Fig. 115, 87). Dieselbe besteht oft aus sehr verschieden gerichteten Zellreihen und kann daher auch starken Druck und eine starke Dehnung oder Zerrung (beim Keimen) ertragen, ohne zu zerreissen. Die Bedeutung der für die *Thee*blätter so bezeichnenden Sclereïden (Fig. 116[1])) ist fraglich. Bisweilen führen die Steinzellen Krystalle (Fig. 102) oder anderen Inhalt.

Die Bedeutung der **isolirten** Bastzellen und Steinzellen, z. B. in

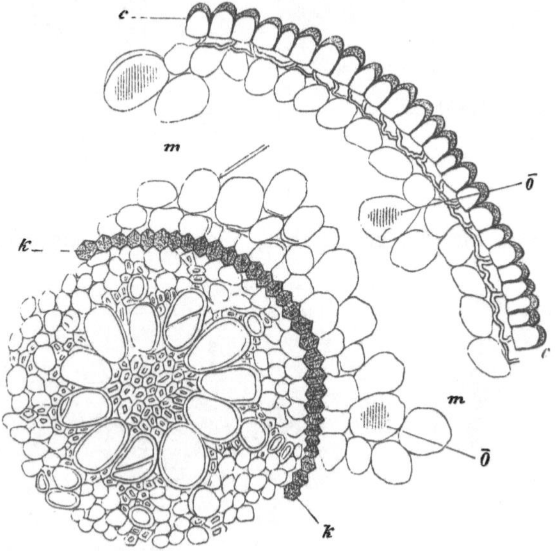

Fig. 119.

den *Chinarinden* (Fig. 117, 145), der *Granatwurzel* (BERG, Atlas, Taf. XXXX), *Aconitwurzel* (Fig. 121), *Simaruba, Cotorinde* (Fig. 118), *Cort. Guaiaci* (Fig. 105), *Stipites Dulcamarae* (Fig. 144), der *Eichenrinde*, ist ebenfalls noch fraglich. Solche Zellen bieten jedoch durch ihre

---

(oben p. 136 u. 150) nennen. Vergl. TSCHIRCH, Beiräge zur Kenntnis des mechan. Gewebesystems. PRINGSHEIM's Jahrb. 1885.

[1]) Jungen Theeblättern fehlen jedoch diese Astrosclereïden.

---

119) Querschnitt einer Nebenwurzel des *Rhizoma Veratri;* $c\,c$ Epiblema (p. 154), m Grundgewebe, nur zum Theil gezeichnet, $\bar{o}$ Krystallnadeln, $k\,k$ Kernscheide.

Querschnittsform und Anordnung sehr brauchbare Anhaltspuncte für die Characteristik mancher Drogen (*China*)[1]).

Hier ist auch, als ebenfalls mechanische Functionen besitzend, die Kernscheide.

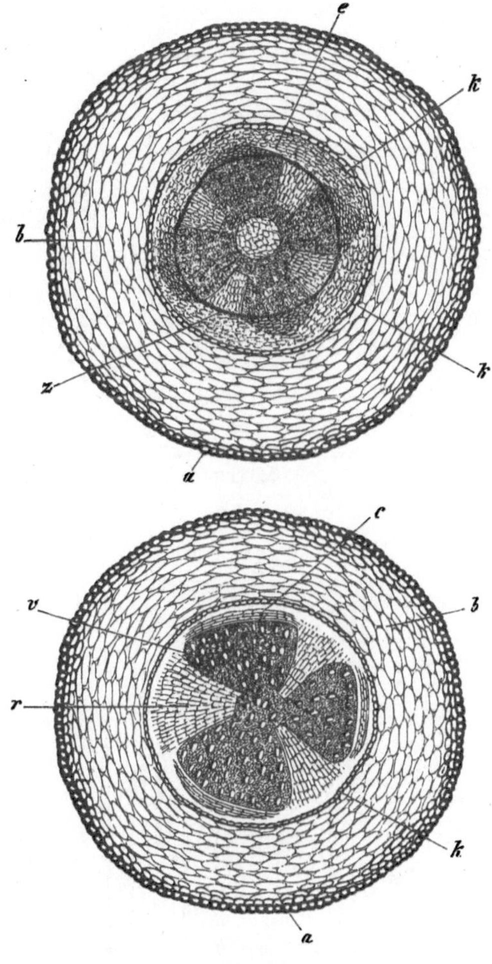

Fig. 120.

Kernscheide, Gefässbündelscheide oder **Schutzscheide** (Endo-

---

[1]) Vergl. hierzu auch Koch, Beiträge zur Anatomie der Gattung Cinchona, 35 S. 8°. 2 Taf. Freiburger Dissertation 1884, besonders S. 20.

---

120) Querschnitt durch Nebenwurzeln der *Actaea spicata;* a Epiblema, b Grundgewebe, c Phloëm, e Innenrinde, k Kernscheide, z Cambium, r Markstrahlen, v Xylem.

derm'is[1])) zur Sprache zu bringen, welche in den Wurzelbildungen
der Gefässcryptogamen, der Monocotylen und einiger Dicotylen vor-

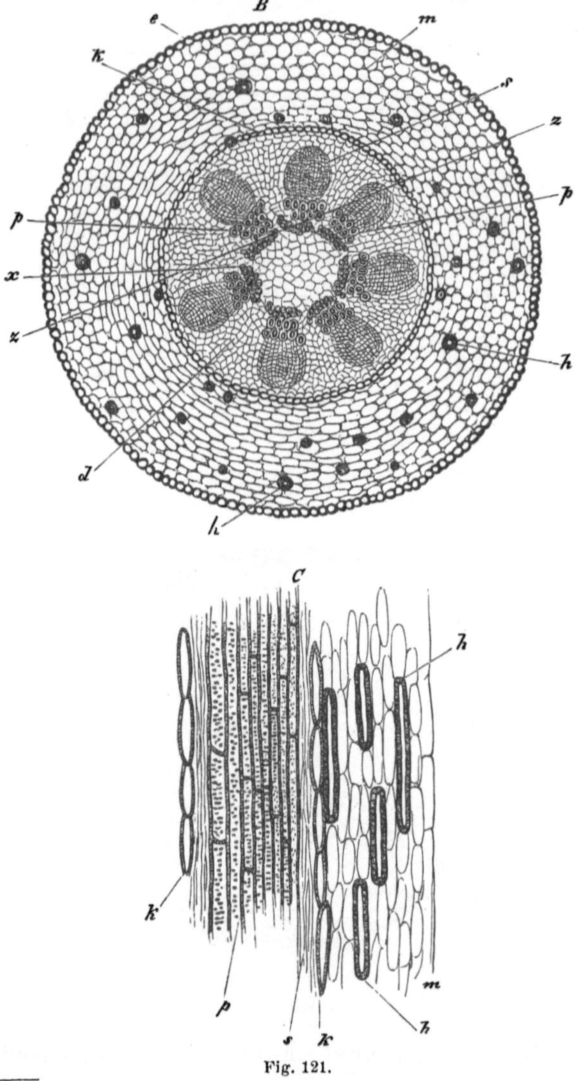

Fig. 121.

[1]) ἔνδον inwendig und δέρμα Haut. Vergl. SCHWENDENER, die Schutzscheiden und ihre Verstärkungen. Abhandl. der Berliner Akademie, 1882.

121) Nebenwurzeln von *Aconitum Napellus*. *B* Querschnitt, *C* Längsschnitt in radialer
Richtung; *e* Epiblema, *m* Grundgewebe, *h* Steinzellen, *k* Endodermis, *p* Gefässbündel, *z* Xylem,
s Phloëm.

kommt[1]). In diesen Organen nämlich, wenigstens in den uns näher angehenden Fällen, ist die Gesamtheit der Stränge oder die überwiegende Zahl derselben durch eine einzige Zellenreihe (*Sarsaparille*) oder doch durch eine im Querschnitte nur schmale, wenigzellige (*Galanga*) Schicht, die Endodermis, umschlossen. Sämtliche Gefässbündel stehen innerhalb der Endodermis, z. B. bei *Radix Sarsaparillae, Rhizoma Caricis,* in den Nebenwurzeln von *Actaea spicata* (Fig. 120), *Aconitum* (Fig. 121),

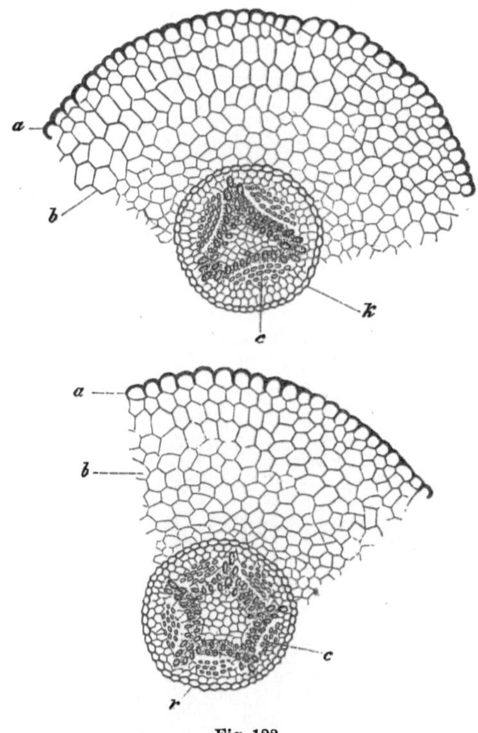

Fig. 122.

Helleborus (Fig. 122), *Serpentaria, Valeriana, Veratrum* (Fig. 119). Dagegen enthält bei *Rhizoma Calami, Rh. Graminis, Rh. Iridis, Rh. Cur-*

---

[1]) Vergl. C. VAN WISSELINGH, De Kernscheede bij de wortels der Phanerogamen. Amsterdam, J. MÜLLER, 1884. (Aus: Verslagen en Mededeelingen der k. Academie van Wetenschappen, Afdeeling Natuurkunde, 3de Reeks, Deel I, p. 141 bis 178, mit 1 Tafel.)

---

122) Nebenwurzeln aus *Helleborus viridis;* a Epiblema, b Grundgewebe, c centraler Strang, k Endodermis.

cumae, Galangae, Zedoariae, Zingiberis auch das Grundgewebe ausserhalb der Scheide vereinzelte Stränge.

Die Endodermis ist z. B. bei *Sarsaparilla* aus prismatischen, axial stark verlängerten Zellen zusammengefügt (Fig. 123), welche in der That eine Röhre oder Scheide darstellen, die mitten im Grundgewebe steckt und in ihrem Innern die Stränge birgt. In einigen *Sarsaparill*-Sorten, auch in *Rhizoma Graminis* sind diese letztern als dichter Kreis

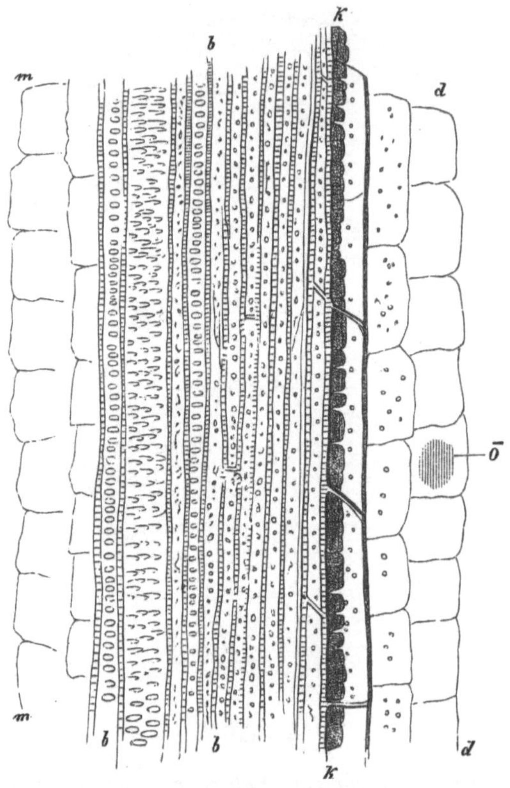

Fig. 123.

an die Scheide gedrängt, in andern Fällen zerstreut, wie etwa bei *Rhizoma Veratri, Rhizoma Caricis*, oder noch weit mehr in *Tuber Aconiti*, oder es ist nur ein einziger centraler Strang vorhanden, wie in den Nebenwurzeln von *Veratrum*.

---

123) Radialer Längsschnitt aus der Endodermis (*k*) der *Sarsaparrilla*; *d* Mittelrinde, *b* Stränge, *m* Mark, $\overline{o}$ Calciumoxalat.

Nicht immer sind die Zellen der Scheide verlängert, sondern oft nahezu cubisch oder nur wenig gestreckt. Oft sind sie auch dünnwandig, enthalten Amylum und werden dann mit dem Namen stärkeführende Schicht oder Stärkescheide belegt.

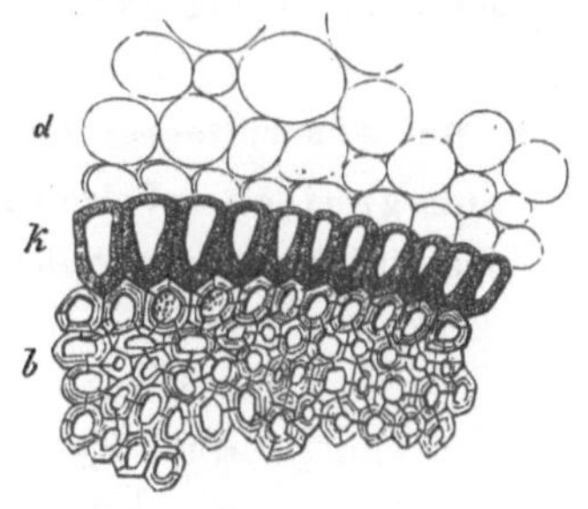

Fig. 124.

Diese Stärkescheide gehört nicht zum mechanischen Gewebesysteme, sondern zu den stoffleitenden Geweben und wird daher erst bei diesen (siehe Leitungsgewebe) abgehandelt werden.

Die der Axe zugekehrten Wände der Endodermis sind gewöhnlich verdickt; auch bei den Seitenwänden ist dieses manchmal der

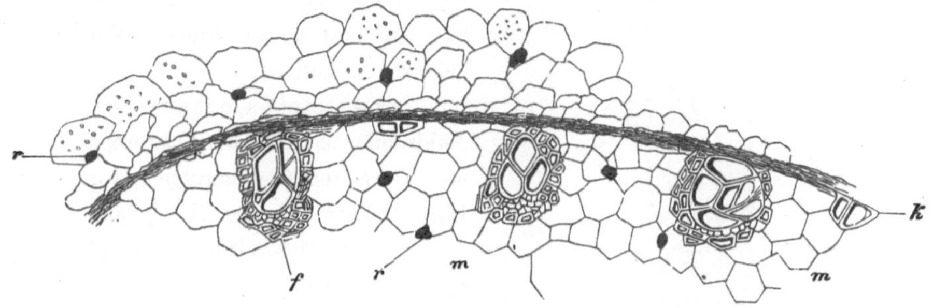

Fig. 125.

Fall, so dass das Lumen, z. B. in der *Sarsaparilla* von Vera-Cruz (Fig. 124), sehr beschränkt wird. Die Querschnitte dieser Kernscheidezellen sehen daher je nach der Mächtigkeit der Verdickungsschichten verschieden aus und gewähren dadurch zur Erkennung der einzelnen Sorten einiger Drogen brauchbare Merkmale[1]).

---

[1]) Vergl. SCHLEIDEN, Beiträge zur Kenntniss der *Sassaparille*, Archiv

---

124) Querschnitt durch die Endodermis der *Vera-Cruz-Sarsaparilla.*

125) Querschnitt durch die Endodermis (*k*) des *Rhizoma Galangae; f* Fibrovasalstränge, *r* Harzzellen, *m* Grundgewebe.

Während die Kernscheiden in den meisten angeführten Beispielen aus einer einzigen Reihe gleichartiger Zellen gebaut sind, weichen die Wurzelstöcke der Zingiberaceen in dieser Hinsicht beträchtlich ab. In der That ist die Endodermis der *Rhizome* von *Curcuma, Galanga, Zedoaria* und *Zingiber* mehrreihig[1]) (Fig. 125).

3. Das Absorptionssystem.

Das Absorptionssystem. Die Aufnahme der anorganischen Salze aus dem Boden geschieht mit Hilfe der Wurzeln, namentlich vermittelst der Wurzelhaare. Die letzteren, echte Trichome, verwachsen, indem sie manigfache Ausstülpungenbilden, aufs innigste mit den Bodenpartikeln.

Wurzelhaare finden sich nur noch an wenigen officinellen Wurzeln (z. B. *Sarsaparille*, Fig. 126), meist sind sie beim Ausgraben abgestossen, oder schon beim Einsammeln nicht mehr vorhanden gewesen, da die Wurzelhaarbildung nur an bestimmten jungen Wurzelpartieen auftritt.

Zur Absorption organischer Nährstoffe senken die phanerogamen Parasiten (Schmarotzer), sog. Haustorien, in ihre Nährpflanze (*Cuscuta*). — Diesen Haustorien entsprechen die meist aus palissadenförmigen, wurzelhaarartig ausgestülpten Zellen bestehenden, dem Endosperm anliegenden Zellflächen, die man vornehmlich am Scutellum der Gramineen antrifft. Sie dienen zum Aufsaugen der Reservestoffe.

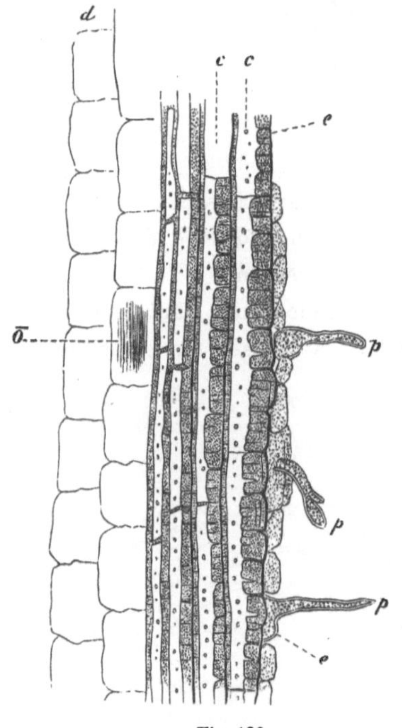

Fig. 126.

der Pharm. 1847. ARTHUR MEYER, Archiv der Pharm. 218 (1881) 280 und ff. BERG, Atlas, Taf. IV. FLÜCKIGER, Pharmakognosie 295.

[1]) Vergl. ARTHUR MEYER, Archiv der Pharm. 218 (1881) 419.

126) Längsschnitt durch *Radix Sarsaparillae; e* Epiblema, *p* Haare, *cc'* einseitig verdickte Rindenzellen, *d* Parenchym, $\overline{o}$ Calciumoxalat.

Um dem Embryo während der Keimung Nahrung zuzuführen, findet sich bisweilen auch eine Längsspalte im Endosperm (*Strychnos nux vomica*, *Coffea*)[1]).

4. Das Assimilationssystem.

Das Assimilationsgewebe dient in erster Linie der Bildung organischer Substanz aus Kohlensäure und Wasser unter Einfluss des Lichtes, welchen Vorgang man mit dem Namen Assimilation belegt hat. Jenes Gewebe ist erfüllt von Chlorophyllkörnern (vgl. oben pag. 87), und seine Zellen besitzen Formen, welche auf eine möglichst allseitige Durchleuchtung und schnelle Entfernung der Producte der Assimilation hinzielen[2]).

Das Assimilationsgewebesystem.

Die dem Lichte vornehmlich ausgesetzte Blattfläche wird zur Assi-

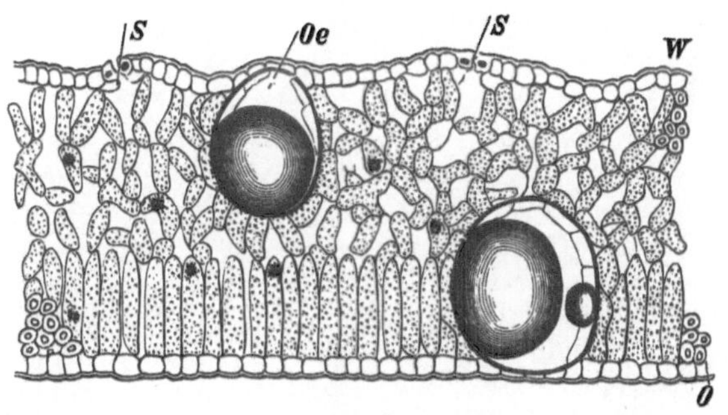

Fig. 127.

milationsseite. Bei bifacialen[3]) Blättern, d. h. solchen, die flach ausgebreitet sind und deren Ober- und Unterseite verschieden ausgebildet ist (bei den herzförmigen *Fol. Eucalypti*, Fig. 2*b*, 127, 129, *Lactuca sativa*), ist dies die Oberseite, bei centralen, d. h. solchen, die senkrecht gestellt und beiderseits gleich gebaut sind (*Fol. Eucalypti*, Säbelform, Fig. 2*a*, 128, *Lactuca Scariola*), sind es beide Seiten.

Die Zellen der stets dunkler grün gefärbten Assimilationsseite sind mit zahlreichen, wandständigen Chlorophyllkörnern erfüllt und

---

[1]) JÄGER, Endosperm der *Coffea*. Bot. Zeit. 1881, 336.
[2]) Vergl. hierzu HABERLANDT, PRINGSHEIM's Jahrb. XIII (1881).
[3]) bis, zweifach und facies, Seite.

---

127) Querschnitt durch ein herzförmiges (bifaciales) Blatt von *Eucalyptus globulus*; *oe* Oelraum, *s* Spaltöffnungen, *w* Unter-, *o* Oberseite nach TSCHIRCH, Pharm. Zeit. 1881, No. 88.

mehr oder weniger senkrecht zur Längsaxe des Blattes palissadenartig gestreckt (Fig. 96 *g*, 127, 128, 129 *pal*, Palissadenparenchym[1])). Die besondere Ausbildung eines Palissadenparenchyms unterbleibt nur bei typischen Schattenpflanzen[2]). Dagegen sind beide Seiten bei allen central gebauten Blättern mit Palissaden versehen (Fig. 128). Oft ist die Assimilationsoberfläche durch Faltung der Membran vergrössert (Coniferennadeln). Um die gebildeten Producte aufnehmen und schnell fortleiten zu können, sitzen die Palissadenzellen dann und wann trichterförmigen Sammelzellen auf, die mit den eigentlich leiten-

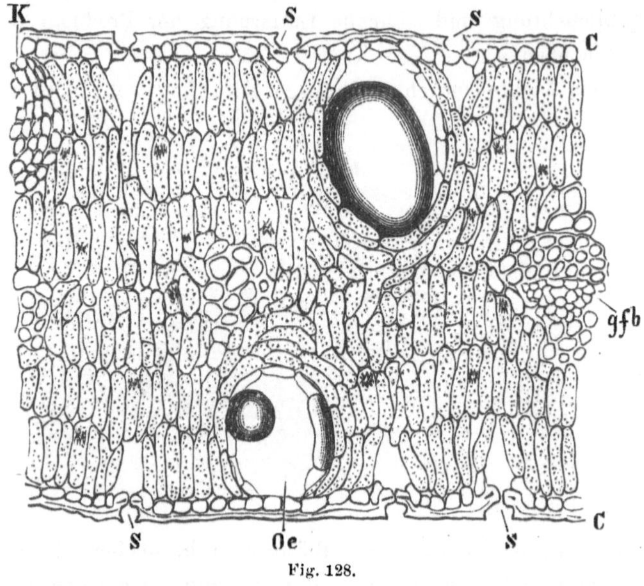

Fig. 128.

den Zellsträngen (Leitbündel), welche als vielverzweigtes, in feinste Endigungen ausstrahlendes System in den Nerven der Blätter verlaufen (Fig. 130), in Verbindung stehen (Fig. 161).

[1]) Von dem französischen Worte Palissade und dieses aus dem lateinischen Masculinum Palus (nicht Pallus!), daher nicht, wie man oft fälschlich schreibt, Pallisade.

[2]) *Globularia Alypum* L. und andere Arten bieten ein bemerkenswerthes Beispiel eines homogenen Blattgewebes ohne Palissadenschicht.

128) Querschnitt durch ein säbelförmiges (centrales) Blatt von *Eucalyptus globulus;* oe Oelräume mit Oeltropfen, *gfb* Gefässbündel, *s* Spaltöffnungen, *k* Korkwucherung, *c* Cuticula (TSCHIRCH). Vergl. auch Fig. 2 *a* u. *b*.

Die stets heller grüne Blattunterseite enthält viel weniger Chlorophyllkörner als die Oberseite und ist von weiten Luftcanälen durchzogen (Schwammparenchym, Blattmerenchym, Fig. 129 *sch*).

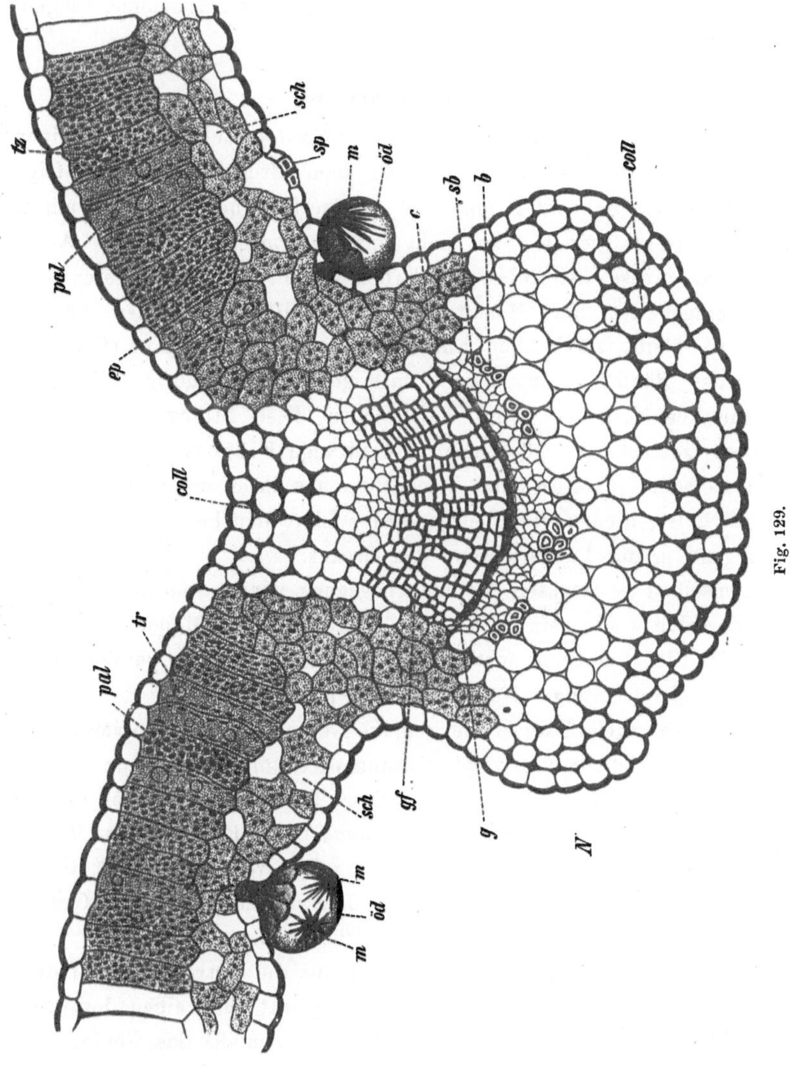

129) Querschnitt durch ein Blatt von *Mentha piperita*, am Mittelnerv (N). *gf* Gefässbündel, *c* Cambium, *sb* Siebtheil (Phloëm), *g* Gefässtheil (Xylem), *b* Bastzellen, *coll* Collenchym, *ep* Epidermis, *pal* Palissaden-Gewebe, *sch* Schwammparenchym, beide, besonders ersteres mit Chlorophyllkörnern erfüllt und mit Oeltropfen (*tr*) versehen, *öd* Oeldrüse mit ätherischem Oel und Krystallen von Menthol (*m*), *sp* Spaltöffnung. (TSCHIRCH.)

Das ganze, von den beiden Epidermisseiten eingeschlossene Blatt-
innere, mit Ausnahme der Gefässbündel, nennt man das Mesophyll[1]).

ADOLF MEYER[2]), sowie LEMAIRE (oben, Seite 43) haben die Anatomie der Blätter, besonders der Epidermis und der Trichome, diagnostisch verwerthet.

5. Leitungssystem.

Leitungs-
system.

Wenn man ein Blatt des *Wegerichs* (*Plantago*) abreisst oder einen
*Mais*stengel zerbricht, so ragen aus dem Bruche zahlreiche feine
Fäden hervor. Schneidet man die zerfaserte Bruchstelle mit einem
scharfen Messer gerade, so sieht man schon mit blossem Auge,
dass eine grosse Anzahl von derben Inseln in ein zarteres Gewebe eingebettet ist. Giebt man den *Mais*stengel der Fäulnis
preis, so bleibt schliesslich nur ein von einer zarten Haut (Cuticula)
umgebenes Bündel sehr langer, faseriger Stränge übrig. Wie ein
anatomischer Vergleich zeigt, entsprechen diese Stränge den Inseln
auf dem Querschnitt. Man nennt die Stränge Fibrovasalstränge[3]),

Gefäss-
bündel.

Gefäss- oder Leitbündel. Wie schon aus ihrer erheblichen Länge
ersichtlich ist, dienen dieselben in erster Linie der Leitung der Stoffe,
vorwiegend in der Längsrichtung des Organs.

Denselben gestreckten Strängen begegnen wir im *Mais*blatte. Hält
man dasselbe (oder ein beliebiges, langgestrecktes Monocotylenblatt)
gegen das Licht, so sieht man eine grosse Anzahl nahezu parallel strei-
chender hellerer Stränge (Nerven) in dem grünen Gewebe.

Nicht so regelmässig erscheinen die Nerven in dem Dicotylenblatte.
Hier sind sie vielfach verzweigt, anastomosiren mit einander und bilden
ein zartes Netzwerk feiner Linien. Dieses tritt besonders schön hervor,
wenn man ein solches Blatt, z. B. von *Digitalis* (Fig. 130), *Datura, Matico,*
durch längeres Einlegen in Weingeist (ungefähr vom sp. G. 0,9) durch-
sichtig macht, oder durch Fäulnis von dem parenchymatischen Grundgewebe[4]) befreit (ETTINGSHAUSEN's Blattskelette).

Was für Blatt und Stamm, gilt auch für die Wurzeln. Auf dem
Querschnitte von *Rhizoma Filicis* z. B. bemerkt man einen doppelten
Kreis derartiger Stränge (Fig. 131*f*), welche ebenfalls das Gerüste des

---

[1]) μέσος in der Mitte, φύλλον Blatt.

[2]) Anatomische Charakteristik officineller Blätter und Kräuter, Abhandl.
der naturforschenden Ges. Halle XV (1882).

[3]) Fibra, Faser, faserförmige Zelle und vas, Gefäss.

[4]) Grundgewebe in dem Seite 153 auseinandergesetzten Sinne.

Wurzelstockes darstellen, wenn die übrigen Gewebe entfernt sind. Legt man einen solchen Wurzelstock in faulende Fleischlauge, so ist nach kurzer Zeit das Parenchym zerstört, und nach dem Abspülen der Reste desselben bleiben allein die weit widerstandsfähigeren Stränge zurück.

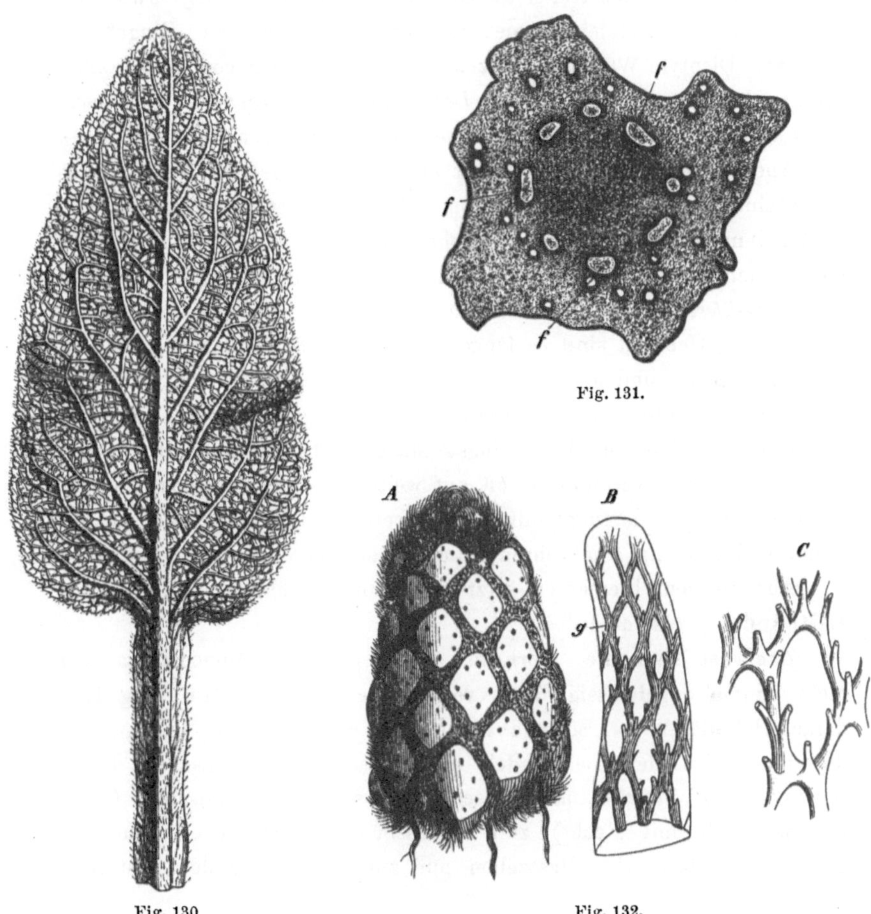

Fig. 131.

Fig. 130.

Fig. 132.

Dieselben verlaufen hier nicht parallel, sondern manigfach verschlungen (Fig. 132).

130) Blatt von *Digitalis purpurea*. (PLANCHON.)

131) Querschnitt durch den unterirdischen Stamm von *Filix mas*. *f* Stränge. (BERG.)

132) *Rhizoma Filicis maris* (SACHS). — *A* vorderes Ende des Stammes, in den hellen rhombischen Feldern die Austrittstellen der Stränge in die (abgeschnittenen) Blattbasen zeigend. *B* gefaultes Stammstück, *g* Stränge. *C* stärker vergrössertes Strangstück.

In den Zingiberaceenwurzelstöcken und in *Rhizoma Caricis* sind zahlreiche Einzelstränge im Grundgewebe vertheilt, in der *Sarsaparille* und in *Rhizoma Graminis* sind dieselben zu einem Ringe (Gefässbündelring) zusammengeschoben. Anders gebaut wie diese (vgl. unten), aber im Ganzen ähnlich treten die Gefässbündel in den Dicotylenwurzeln, ebenso wie im Dicotylenstamme, zu einem continuirlichen „Ringe" zusammen. Dicotyle Wurzeln besitzen oftmals nur einen centralen, axilen Strang (*Ipecacuanha, Taraxacum, Levisticum*, Nebenwurzeln von *Arnica, Valeriana, Helleborus*; man vergleiche auch die Figuren 119, 120, 122).

Aber auch sonst begegnen wir allenthalben diesen Strängen. Das Fruchtmus der *Tamarinden* ist von solchen derben, strickartigen Gefässbündeln durchzogen und die Schale der Mandel damit belegt. Sie finden sich im Arillus der *Myristica* (*Macis*), wie in den Mericarpien der *Umbelliferen*, in dem Kelche der *Gewürznelke*, wie in den Narben des *Crocus*: Ueberall sind es lange Stränge, die der Zufuhr und Ableitung organischer und anorganischer Baustoffe dienen.

Die Elemente der Leitbündel sind so gebaut, dass die Bewegungshindernisse auf das geringste Mass beschränkt sind. Die Querwände sind stark vermindert, oft auf weite Strecken gar nicht vorhanden oder, wenn vorhanden, mit Poren[1]) versehen (Gefässe), oder gar mit Löchern durchbohrt (Siebröhren), die Diffusionsflächen stark vergrössert.

Elemente der Gefässbündel. Aus welchen Elementen setzt sich nun ein solches **Gefäss- oder Leitbündel**[2]) zusammen?

Zunächst sind die, übrigens selbst bei den Monocotylen gar nicht einmal regelmässig damit verbundenen, Bastzellen (Fig. 133) daraus loszulösen[3]). Solange man noch nicht erkannt hatte, dass die Bastbelege der Leitbündel ausschliesslich mechanischen Functionen dienen, durfte man dieselben (aus rein anatomischen Gründen ja auch mit Recht) zum Gefässbündel rechnen. Allein seit man weiss, dass alle Bastzellen nur zur Herstellung der Festigkeit

---

[1]) Poren oder Tüpfel nennt man alle diejenigen verdünnten Membranstellen, die nur noch von der Mittellamelle verschlossen werden. Im Alter werden Tüpfel bisweilen zu wirklichen Löchern (*Coniferen*holz), vergl. S. 134.

[2]) Ueber den Bau der Leitbündel, der hier nur kurz berührt werden kann, vergl. DE BARY, Anatomie, 328 u. ff.

[3]) Die Bastbelege des Siebtheils nannte man Bast, die des Gefässtheils Libriform. Vergl. die Tabelle auf p. 190.

der Pflanze dienen und mit der Leitung der Stoffe nichts zu thun haben,

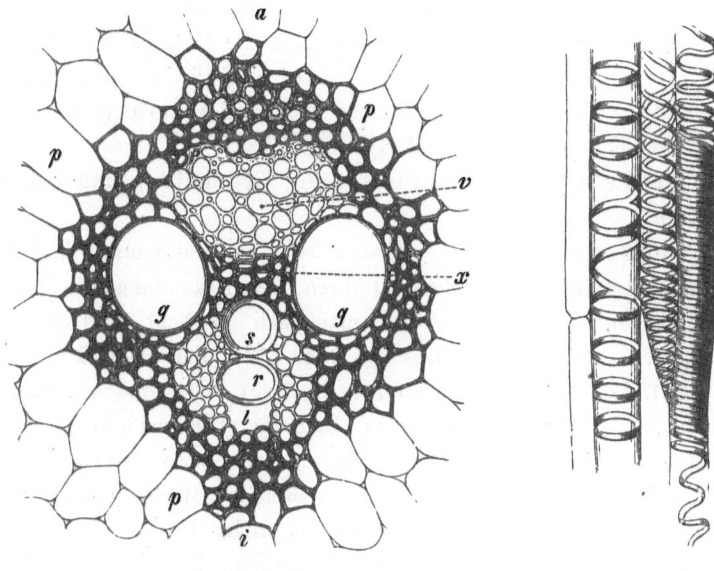

Fig. 133.   Fig. 134.

muss man sie auch von den leitenden Strängen trennen.

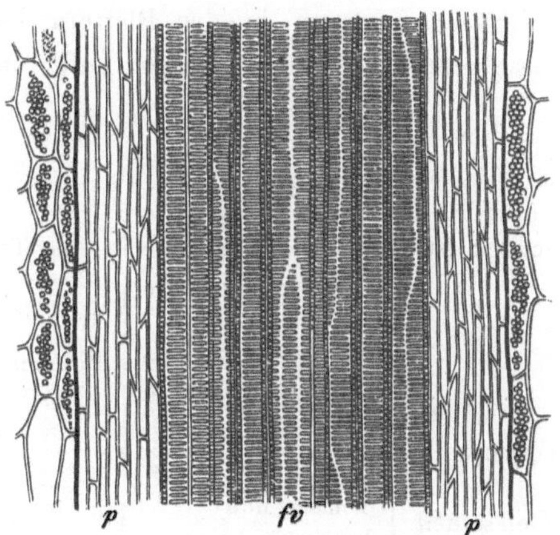

Fig. 135.

---

133) Querschnitt durch ein collaterales Bündel des *Maisstengels* (monocotyler Typus). *a* aussen, *i* innen, *p* Grundgewebe, *r* Ring-, *s* Spiral-, *g* Tüpfelgefäss, *l* Intercellularraum (luftführend), *x* Holzzellen, *v* Phloëm. Das ganze Bündel ist von einer Scheide von Bastzellen umgeben. (SACHS.)

134) Abrollbare Spirale und Ringgefäss aus *Bulbus Scillae* (Längsschnitt).

135) Treppenförmig verdickte Gefässe (*fv*) aus *Rhizoma Filicis*. (BERG.)

Ein typisches Leitbündel (Fig. 133) besteht demnach nur aus dem
Gefässtheil (Fig. 133 *x r s g*, Xylem[1]) zum Theil) und dem Siebtheil
(Fig. 133 *v*, Phloëm[2]) zum Theil). Fasst man die Begriffe Xylem und
Phloëm so, dass die Bast- und Libriformzellen nicht als notwendige
Bestandtheile dazu gerechnet werden, so decken sich die Begriffe Sieb-
theil und Phloëm, Gefässtheil und Xylem[3]).

Der **Gefässtheil** besteht aus Gefässen, Tracheïden und Holzparenchym.

Die **Gefässe** (Tracheen) sind sehr lange, oft das ganze Pflanzen-
organ ununterbrochen durchziehende Röhren, deren Wandungen in Folge
ungleichmässigen Dickenwachsthums manigfach verdickt sind (Ringgefäss Fig. 134, 133 *r*, Spiralgefäss Fig. 134, 133 *s*, Leisten- und Leiter-
gefäss Fig. 135 *fv*, 133 *g*, 142, getüpfelte Gefässe). Sie entstehen durch
Schwinden der Querwände in einer Zellreihe (Zellfusion[4])). Dem
Coniferenholze fehlen die Gefässe der Regel nach (*Lignum Juniperi*).

Die **Tracheïden** (Holzzellen) sind prosenchymatische, gleichfalls
langgestreckte Zellen, die aber bei weitem nicht die Länge der Gefässe erreichen. Ihre Wandung ist meist getüpfelt. Bei dem Coniferenholze, das der Regel nach nur aus Tracheïden besteht, treten Hoftüpfel
auf (Fig. 64, 72, 136).

Die letzten Nervenendigungen in den Blättern bestehen nur aus
Tracheïden. Gefässe und Tracheïden führen Luft und Wasser; sie

----

[1]) ξύλον Holz.

[2]) φλοῖον Baumrinde.

[3]) Der Deutlichkeit halber seien die Begriffe in eine Tabelle gefasst:

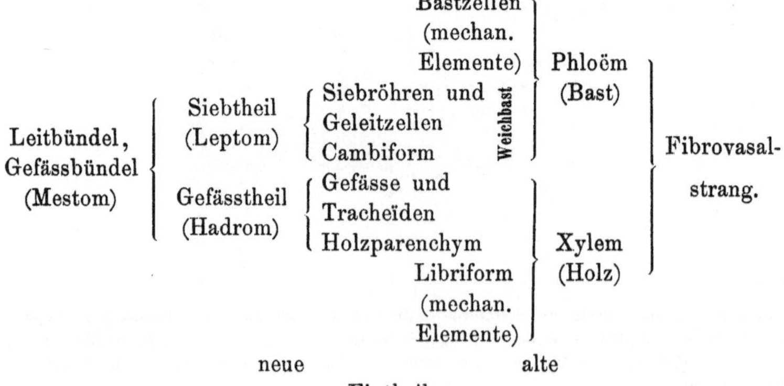

[4]) fusio, das Verschmelzen.

Gefässtheil (Xylem). — Gefässe. — Tracheïden.

bilden das Leitungssystem für das Wasser und die anorganischen Nährstoffe.

Nicht nothwendig vorhanden, aber in vielen Fällen entwickelt ist das **Holzparenchym.** Es besteht, im Gegensatze zu dem prosenchymatischen, trachealen Gewebe, aus dünnwandigen, mit manigfachen Stoffen (Plasma, Stärke, Oxalat, Gerbstoff) erfüllten Zellen, die durch Poren mit den benachbarten Gefässen und Markstrahlzellen

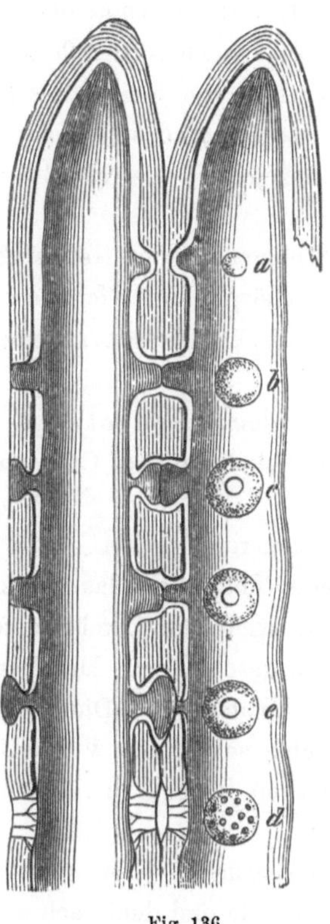

Fig. 136.

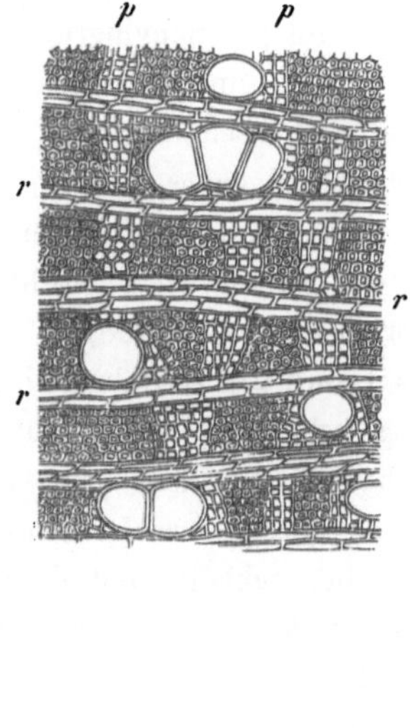

Fig. 137.

in Verbindung stehen. Das Holzparenchym dient zur Leitung der Kohlehydrate und zur Stärkespeicherung und durchsetzt entweder den Gefässtheil in Form mehr oder weniger isolirter Zellen, oder tritt in Form von Bändern auf (*Lignum Campechianum, Fernambuci, Guaiaci, Sandali*).

---

136. Schematische Darstellung des Längsschnittes zweier Tracheïden aus dem Coniferenholz mit den verschiedenen Formen der Tüpfelung der Membran (*a—d*) auf der Quer- und Flächenansicht. (HARTIG.)

137) Querschnitt aus *Lignum Quassiae jamaicense;* die zweireihigen oder dreireihigen Markstrahlen *r* durch Querbänder von Holzparenchym *p* verbunden. Dazwischen Libriform.

Bei *Lignum Quassiae* (Fig. 137), in dessen sehr dichtem Holze Parenchymgruppen (*p*) auftreten, laufen diese in Form von Bändern quer von Markstrahl zu Markstrahl und durchschneiden den Holzkörper in zahlreichen, genäherten, concentrischen Ringen[1]). Durch ihre weiteren, nicht verdickten Zellen contrastiren sie auf das bestimmteste mit den Zonen, welche die grossen Gefässe umgeben, so dass man bei der eben genannten und anderen von tropischen Bäumen stammenden Holzarten Jahresringe zu sehen glaubt. Allein schon der Querschnitt lehrt bald, dass diese Parenchymbänder nicht in sich zurücklaufende Ringe bilden und auch sonst wesentlich von den Jahresringen abweichen. Noch deutlicher zeigt der Längsschnitt, dass sie aus parenchymatischem Gewebe bestehen. Man bezeichnet sie als Scheinringe[2]).

Holz.   Solche Holzparenchymgruppen kommen niemals in den Gefässtheilen der Monocotylen und dem jugendlichen Holzkörper der Dicotylen vor, wohl aber nicht selten in dem älteren Holzkörper, dessen allgemeiner Bau hier alsbald angeschlossen werden mag.

Cambium.   Der ausgeprägteste Unterschied zwischen dem Monocotylen- und dem Dicotylenstamme beruht in der Entwickelung eines Cambiums in letzterem (Fig. 129, 138).

Das **Cambium** (Cambiumring, Verdickungsring) gehört unter die Bildungsgewebe und ermöglicht durch seine Thätigkeit das Dickenwachsthum. Wo also, wie bei den Monocotylen, ein Cambium fehlt, ist auch das (secundäre) Dickenwachsthum ausgeschlossen. Die Stämme bleiben daher schlank und dünn (*Palmen, Bambusa*)[3]). Die isolirten Stränge der Monocotylen werden als solche schon im Vegetationspuncte angelegt, zwischen Gefäss und Siebtheil bleibt keine bildungsthätige Schicht erhalten (vergl. Fig. 133).

Anders bei den Dicotylen und Gymnospermen. Hier zeigt sich zwischen dem nach innen zu gelegenen Gefässtheile und dem nach aussen

---

[1]) Vergl. auch BERG, Atlas, Taf. XXVIII, Fig. 65 (*Lignum Campechianum*), Taf. XXVII, Fig. 64 (*Lign. Guaiaci*).

[2]) Die feine Querwellung oder horizontale Streifung, die man auf Tangentialschnitten vieler Hölzer (*Picrasma excelsa, Pterocarpus santalinus, Guaiacum, Caesalpinia, Diospyros* u. and.) beobachtet, rührt nach VON HÖHNEL (Berichte d. deutsch. bot. Ges. II, 3), von der Horizontalreihung der gleichgrossen Markstrahlen oder (*Tamarindus*) von einer stockwerkförmigen Anordnung der Tüpfel der Tracheïden oder von beiden Ursachen zugleich her.

[3]) Nur einige baumartige Liliaceen (*Aloë, Dracaena, Yucca*) besitzen secundäres Dickenwachsthum.

gerichteten Siebtheile eine aus sehr dünnwandigen[1]), plasmareichen, tafelförmigen Zellen bestehende, in lebhafter tangentialer Theilung begriffene Schicht, die durch ihre Thätigkeit nach innen zu Gefässe, nach aussen zu Siebelemente abscheidet (Fig. 138).

Da diese Thätigkeit nicht das ganze Jahr hindurch mit der gleichen Ausgiebigkeit, sondern im Frühjahr lebhafter vor sich geht als im Herbst, so sind die Elemente des Frühjahrsholzes zahlreicher und Jahresringe.

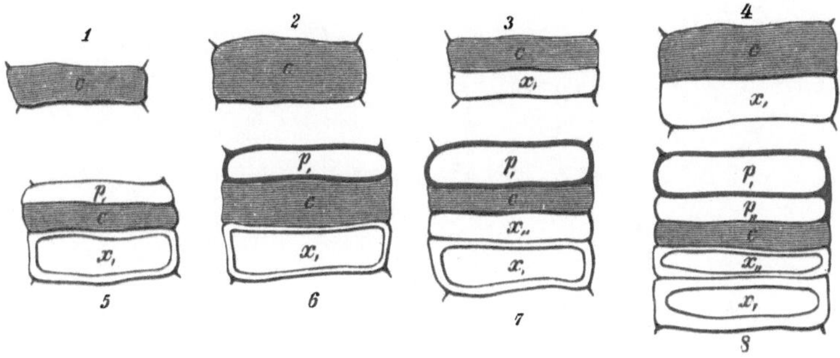

Fig. 138.

weiter als die des Herbstholzes[2]). Da nun im Winter die Thätigkeit des Cambiums gänzlich ruht, so ist es erklärlich, dass auf die engen Herbstzellen unmittelbar die grossen Frühjahrszellen folgen müssen. Dadurch entsteht eine auf dem Querschnitte sichtbare Zeichnung meist concentrischer Ringe, die man mit dem Namen der **Jahresringe** (Fig. 180 jg) bezeichnet. Bei den dicotylen Laubhölzern wird der Unter-

---

[1]) In den Drogen sind die Cambiumzellen daher entweder zerrissen oder doch stark verzerrt und verbogen. Auf dem Querschnitte der Stämme und Wurzeln der Dicotylen erscheint die Cambiumzone häufig als eine durch dunklere Färbung ausgezeichnete Kreislinie (*Rad. Liquiritiae, Rad. Calumbae, Rhiz. Rhei, Stipites Dulcamarae*).

[2]) Dieses Enger- und Schmalerwerden der Zellen gegen den Herbst zu, rührt nicht (wie SACHS, DE VRIES u. andere wollen) von einem im Herbst vermehrten Rindendrucke her.

---

138) Schematische Darstellung der Thätigkeit einer (schraffirten) Cambiumzelle (c), 1 vor Beginn der Thätigkeit 2, die Zelle hat sich radial gestreckt und (3) getheilt: es ist eine Xylemzelle abgeschieden worden (x_i). In 4 ist die Cambiumzelle wieder gestreckt, während die Xylemzelle sich schon verdickt hat. 5 die Cambiumzelle hat durch abermalige tangentiale Theilung diesmal eine Phloëmzelle abgeschieden (p_i). Während sich die erstgebildete Xylemzelle (x_i) weiter verdickt, streckt sich die Cambiumzelle wieder (6), abermals tritt eine tangentiale Wand in ihr auf und die zweite Xylemzelle (x_{ii}) und bald darauf (8), die zweite Phloëmzelle (p_{ii}) wird abgeschieden. Erstere verdicken sich stark, letztere bleiben zartwandig. (TSCHIRCH.)

schied zwischen Herbst- und Frühlingsholz auch dadurch noch erhöht, dass letzteres viel reicher an Gefässen ist[1]) (Fig. 78 jf).

Der sog. Holzring der Dicotylenstämme entsteht dadurch, dass die ursprünglich in einem lockeren Kreise angelegten isolirten Gefässbündel durch die Thätigkeit eines (intrafascicularen) Cambiums sowohl in ihren Gefäss-, als ihren Siebtheilen zusammenfliessen.

Die Elementarorgane des Holzes[2]), wie man den Gefässtheil der

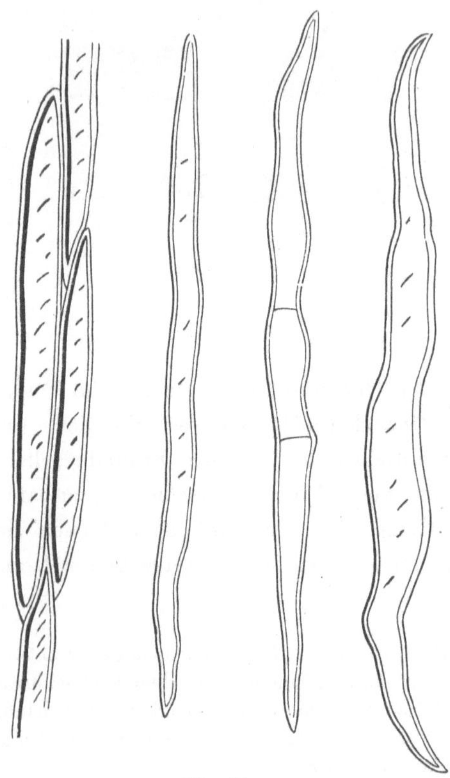

Fig. 139.

Stämme kurz nennen kann, sind folgende: die Gefässe und Tracheïden, als wasserleitende Röhren, die Holzparenchymzellen,

---

[1]) Berg, Atlas, Taf. XXV, 60 und Taf. V, 21.

[2]) Die Anatomie der Holzkörper ist von Nördlinger (Anatomische Merkmale deutscher Wald- und Gartenholzarten, Stuttgart 1881) diagnostisch verwerthet worden.

---

139) Libriform aus *Quassiaholz*.

welche zur Leitung der Kohlehydrate dienen, und die **Libriformzellen**, die specifisch mechanischen Elemente des Holzes. Ausserdem wird der Holzkörper in radialer Richtung von den **Markstrahlen** durchzogen.

Die drei ersten Zellformen sind schon oben besprochen worden.

Die **Libriformzellen**[1] (Holzzellen, Holzfasern) sind die Bast- zellen des Holzes (Fig. 137, 139), gehören daher streng genommen zum mechanischen System (siehe dieses). Sie dienen jedoch, namentlich in den Uebergangsformen zu den anderen Elementen des Holzes, bis- weilen auch der Leitung und Speicherung von Nährstoffen, und führen daher bisweilen Inhalt. Sie sind prosenchymatisch, dickwandig, mit spaltenförmigen, linksschiefen Poren versehen, niemals so lang als die echten Bastzellen.

Die **Markstrahlen** (Spiegelfasern, Parenchymstrahlen) sind aus ein oder mehreren Reihen bestehende Zellcomplexe, die, aus immer stark radial gestreckten Zellen gebaut (Fig. 78, 137, 144, 149), vom Marke durch das Cambium und den Siebtheil oft bis tief in die Rinde Rindenstrahlen) hinein führen (Fig. 100 *r*, 118 *m*, 149, 137 *r*, 180, 181 [2])).

Wenn das Innere der Stämme von Grundgewebe, sogenanntem Marke, erfüllt ist, so wird es also durch jene strahlenförmigen Zellen- züge mit dem an der Peripherie der Fibrovasalstränge gelegenen Ge- webe der äusseren Rinde in Verbindung gesetzt. Jene Zellenreihen heissen daher ganz treffend Markstrahlen. Ihre Entwickelung in verticaler Richtung ist durch die Zahl der stockwerkartig über einander gelagerten Zellenreihen bedingt. Sehr häufig ist diese Zahl nicht be- trächtlich, so dass sich der Markstrahl auf einem Durchschnitte, wel- cher vertical auf seine Langseite geführt wird (tangential zu der Ober- fläche des Stammes), als eine durch Parenchym ausgefüllte Spalte (Fig. 140) darstellt. In der Breite bieten die Markstrahlen bald nur eine einzige Zellenreihe dar, wie z. B. bei *Lignum Juniperi* (Fig. 141), *L. Guaiaci, L. Quassiae surinamense*[3]), bald zwei bis drei derselben, wie bei *Lign. Quassiae jamaicense* (Fig. 137), bald noch mehr, wie etwa bei der *Rhabarber* (Fig. 142). Hieraus folgt, dass die Fibrovasalstränge im Querschnitte entweder nur strahlig gereiht oder durch mächtige Mark- strahlen auseinander getrieben erscheinen müssen. Das Gewebe der

Libriform.

Mark-
strahlen.

---

[1] liber, Bast und forma, Gestalt. Vergl. SANIO, Vergleichende Unter- suchungen über die Elementarorgane des Holzkörpers, Bot. Zeit. 1863, 101.

[2] Vergl. auch BERG, Atlas XXXVI bis XL, Fig. 86—94 *r*.

[3] BERG, Atlas, Taf. XXV bis XXVIII.

13*

Markstrahlen besteht, wenigstens im Bereiche des Strangsystems, fast durchweg aus cubischen oder horizontal (radial) gestreckten (parallelepi-

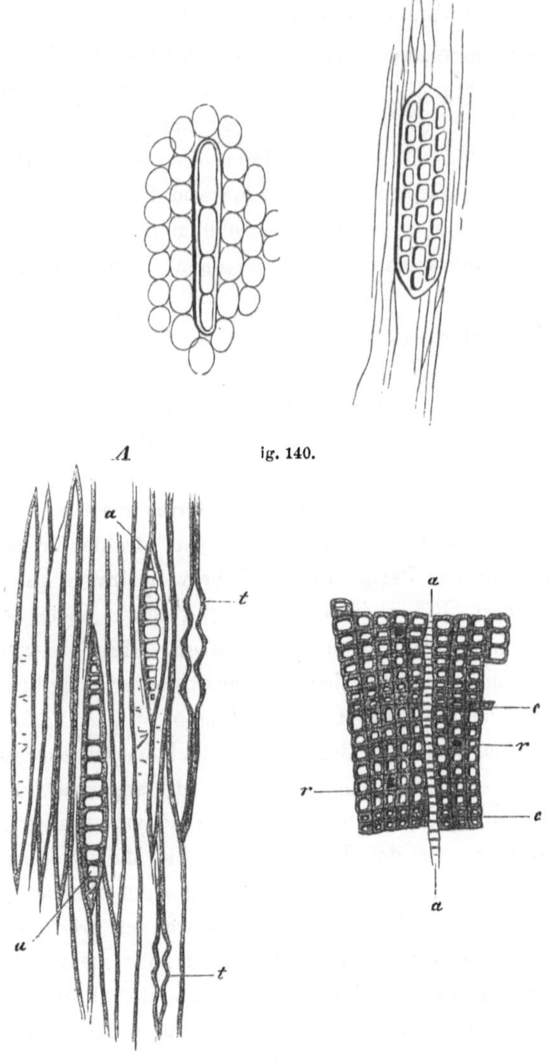

Fig. 141.

140) Quer durchschnittene einreihige und dreireihige Markstrahlenzellen; tangentialer Längsschnitt eines dicotylen Stammes.

141) Markstrahlen aus *Lignum Juniperi,* aus einer einzigen Zellenreihe *a* bestehend.

A tangentialer Längsschnitt, *a* Markstrahl.

C Querschnitt durch das Wurzelholz, *a* Markstrahl, *c* Jahresringe.

pedischen) dünnwandigen Zellen, welche ohne Zwischenräume mauer-
förmig zusammenschliessen (Fig. 143). Diese Regelmässigkeit verliert
sich da, wo die Markstrahlen in die Rinde übergehen (Fig. 144).

In der cambialen Zone entwickeln sich oft nachträglich, wenn das
Dickenwachsthum schon ziemlich fortgeschritten ist, weniger mächtige
Markstrahlen, welche man als secundäre bezeichnet; sie sind

Secundäre
Mark-
strahlen.

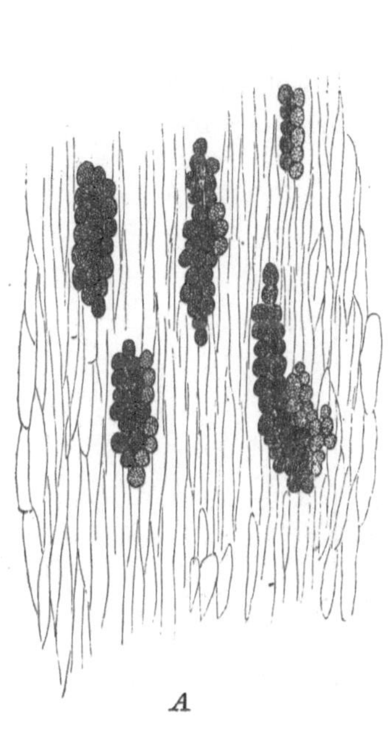
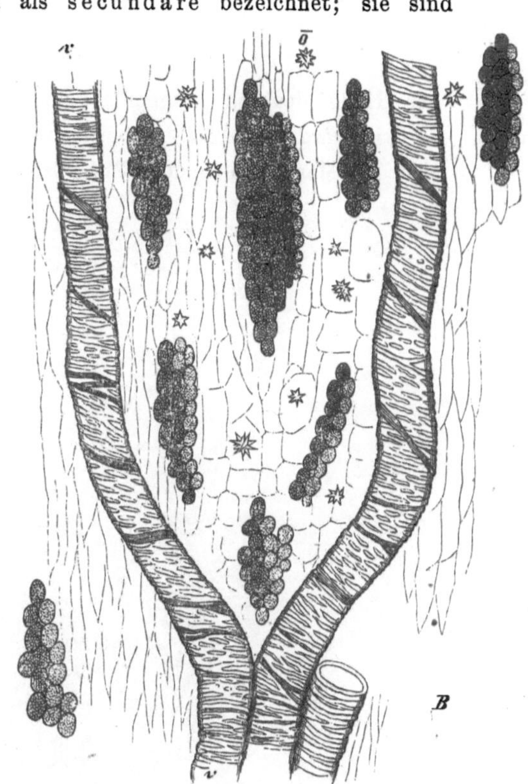

Fig. 142.

z. B. bei den *Chinarinden* häufig anzutreffen (Fig. 145) und werden, je
nachdem sie im Xylem oder Phloëm liegen, secundäre Xylem- (Mark-)
oder Rindenstrahlen genannt.

Die grosse Manigfaltigkeit der besonderen Züge im Bau der Markstrahlen liefert sehr bemerkenswerthe Kennzeichen für die Characteristik

---

142) Tangentialer Längsschnitt aus der *Rhabarber*. *A* Grundgewebe der Rinde mit
5 Markstrahlen, welche quer durchschnitten sind.

B Schnitt aus dem Xylemtheile, welcher von ansehnlichen Netzgefässen *v* durchzogen
ist, ō Oxalatdrusen.

mancher Drogen[1]).   Es genüge, hier z. B. im Gegensatze zu entschieden
strahlig gebauten Wurzeln, wie etwa *Rad. Rhapontici* (Fig. 146*a*), auf
solche zu verweisen, wo die Markstrahlen weder im Holze, noch in

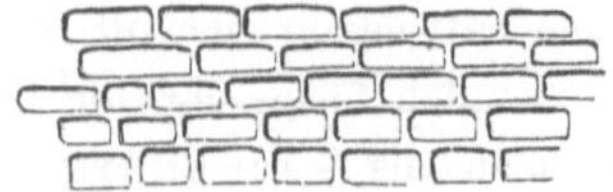

Fig. 143.

der Rinde deutlich ausgeprägt sind.   So z. B. in *Radix Ipecacuanhae*
und in *Rad. Taraxaci*.   Sehr characteristisch im Verlauf und Inhalt
sind die Markstrahlen der *Rhabarber* (Fig. 146 *b*), welche nur im Rin-

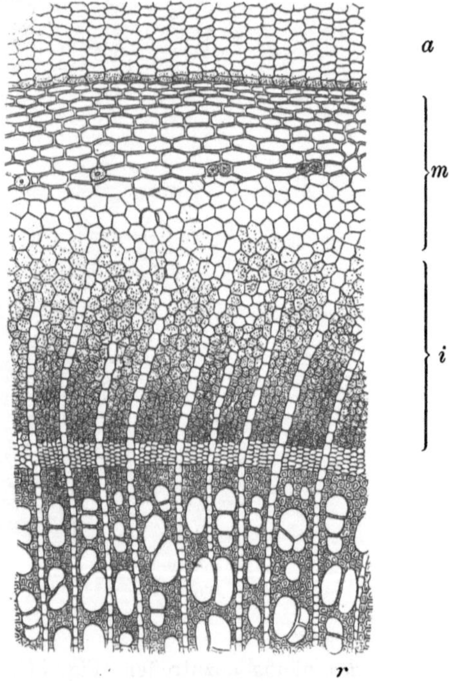

Fig. 144.

[1]) Wie ESSNER (Abhandl. d. naturforsch. Ges. Halle 1882) gezeigt hat,
besitzen Anzahl und Höhe der Markstrahlen, sowie Form und Grösse der
Markstrahlzellen bei den Coniferen keinen diagnostischen Werth.

143) Mauerförmige Markstrahlzellen aus *Lignum Juniperi* im radialen Längsschnitte.
144) Einreihige Markstrahlen *r* in *Stipes Dulcamarae*, welche sich allmälig in der Rinde
verlieren, *i* Innenrinde, *m* Mittelrinde, *a* Aussenrinde. (BERG.)

dentheile regelmässig auftreten. Innen sind sie manigfach geschlängelt und rufen daher, da sie aus Zellen mit rothgelbem Inhalte bestehen,

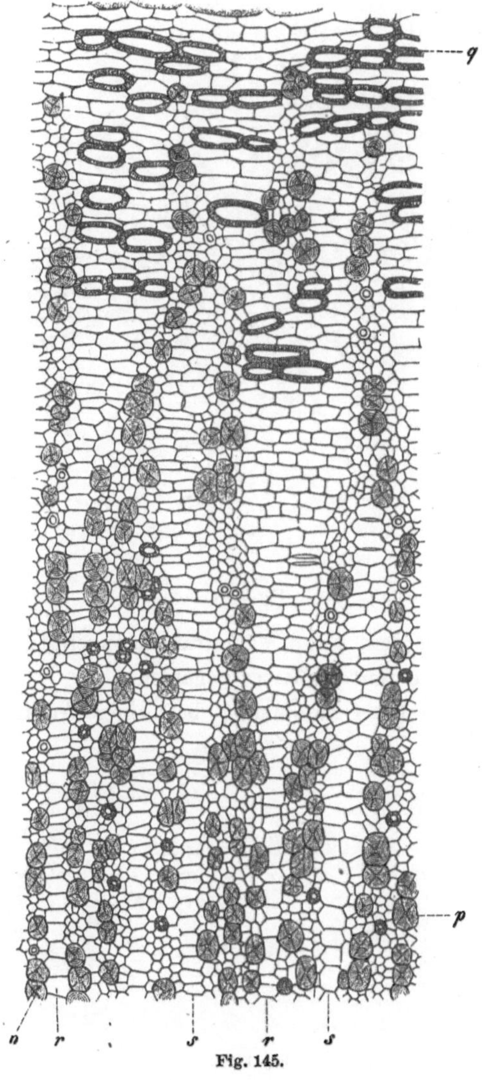

Fig. 145.

die eigenthümlichen Maserungen der Oberfläche des geschälten Rhizoms und die Marmorirung des Innern hervor[1]).

---

[1]) BERG, Atlas, Taf. XII.

---

145) Querschnitt durch den Phloëmtheil der Rinde von *Cinchona lancifolia,* *r* primäre Markstrahlen, *s* secundäre Markstrahlen, *q* Steinzellen, *p* Bastzellen. (BERG.)

In denjenigen Strängen, wo die Thätigkeit des Cambiums durch die Bildung der Stränge selbst ihren Abschluss schon am Vegetations-

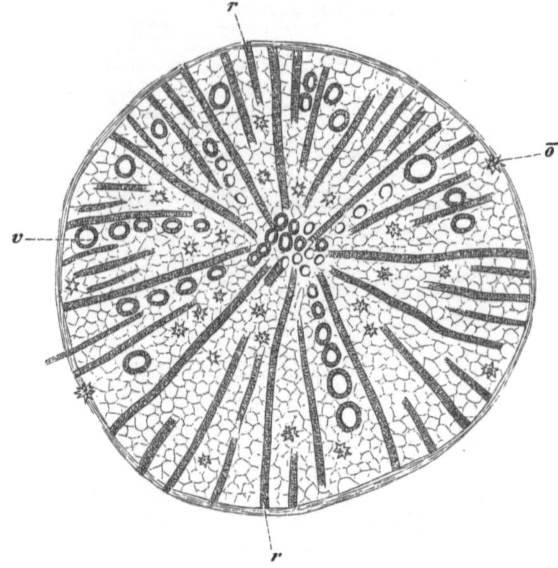

Fig. 146 a.

puncte erreicht, werden keine Markstrahlen angelegt; sie fehlen also den Monocotylen und den Gefässcryptogamen.

Obwohl z. B. die Gefässbündel bei einer Anzahl monocotyler

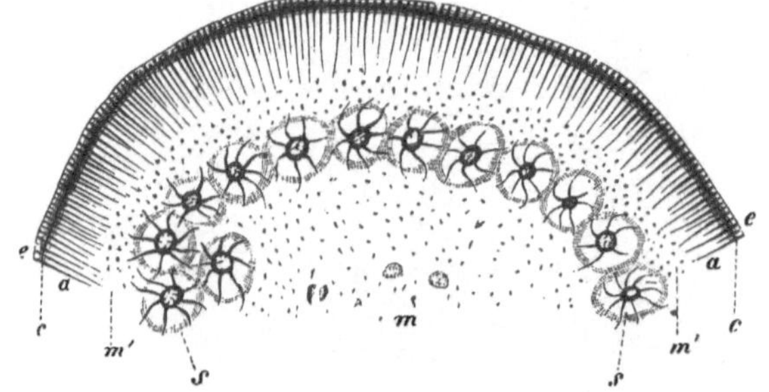

Fig. 146 b.

Wurzeln eng aneinander schliessen und zu festen geschlossenen Ringen

---

146 a) Querschnitt durch die geschälte Wurzel von *Rheum Rhaponticum*; *r* braunroth gefärbte Markstrahlen, *v* Gefässe, $\bar{o}$ Oxalatkrystalle.

146 b) Querschnitt der *Rhabarber*. *e* Reste der weggeschälten Rinde, *c* Cambium *a* Markstrahlen der Randpartie, *s* Masern, *m* Grundgewebe.

geordnet sind (*Rhiz. Graminis, Rhiz. Caricis, Rad. Sarsaparillae,* Nebenwurzel von *Veratrum*), fehlen diesen Ringen doch die Markstrahlen.

Die Markstrahlzellen sind in radialer Richtung leitende Zellzüge.
Aber sie sind auch Reservebehälter. Man findet daher in ihnen oftmals, besonders im Winter, Stärke (*Quercus*).

Bei älteren Stämmen und Aesten kann man das **Kernholz** und Kernholz
und Splint.

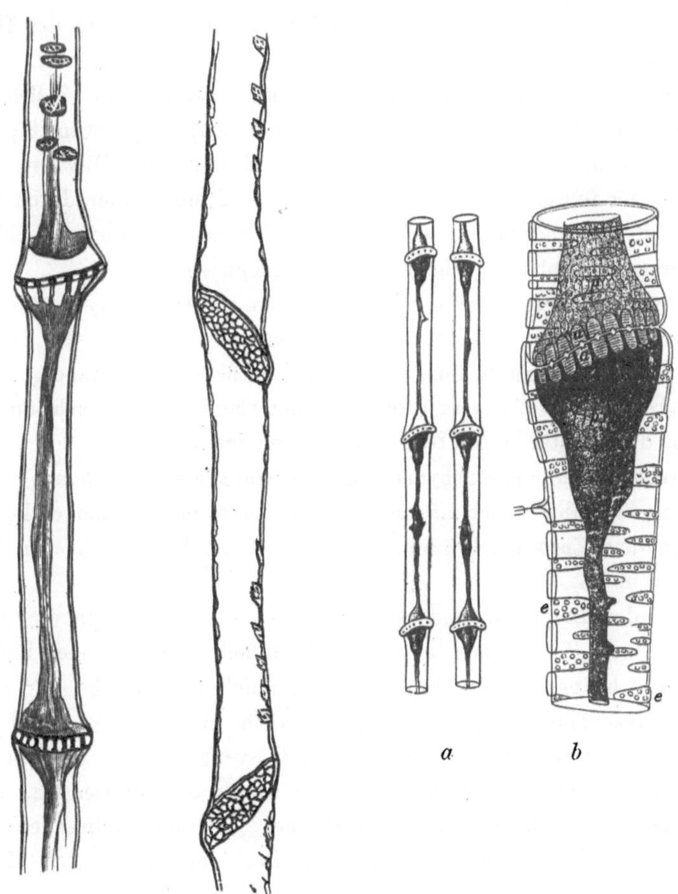

Fig. 147.   Fig. 148.

den **Splint** unterscheiden. Das meist schon durch eine dunklere Farbe
(*Blauholz, Rothholz* und andere Arten *Farbeholz, Guaiac*) ausgezeichnete

---

147) Siebröhren aus *Fructus Papaveris.* (DIPPEL.)

148) Siebröhren von *Acer,* a bei schwacher, b bei starker Vergrösserung. *a* Siebplatte
im Querschnitt, *e* dieselbe in der Flächenansicht, *p* der contrahirte plasmatische Inhalt der
Siebröhren. (HARTIG.)

Kernholz besteht aus den älteren, nicht mehr lebensthätigen Holzschichten, während der Splint durch das jüngere, oft nur einige Jahrringe umfassende Holz gebildet wird.

Siebtheil (Phloëm). Der zweite Bestandtheil eines Leitbündels ist der **Siebtheil**[1] (Phloëm zum Theil).

Derselbe besteht aus Siebröhren (mit Geleitzellen) und Cambiformzellen; seine Elemente verholzen nie (die Elemente des Holzes dagegen regelmässig).

Siebröhren. Die. **Siebröhren**[2] sind langgestreckte, zartwandige Zellen, die ihrem ganzen Baue nach den Gefässen (im Xylem) entsprechen (Fig. 147, 148). Sie dienen der Leitung von nicht diosmirenden Eiweisssubstanzen — sie führen dieselben reichlich — und sind daher durch meist schiefgestellte Querplatten, welche von zahlreichen Löchern durchbohrt erscheinen (Siebplatten, Fig. 148 *a*), abgetheilt, septirt.

Die Siebröhren werden oft von kleinen, entwickelungsgeschichtlich zu ihnen gehörigen Geleitzellen begleitet.

Cambiform. Die **Cambiformzellen** sind langgestreckte, dünnwandige, sehr plasmareiche, tüpfellose, in ihrer Form den Cambiumzellen sehr ähnliche Zellen, die leichter diosmirende Substanzen leiten.

Auch andere parenchymatische Elemente als die schon oben erwähnten betheiligen sich an der Leitung der Stoffe, so namentlich die **Stärke-** und **Zuckerscheiden,** welche die Gefässbündel umgeben (siehe weiterer unten).

Rinde. Bei den Dicotylen und Gymnospermen durchschneiden die Markstrahlen der Regel nach auch den Siebtheil (Rinden- oder Phloëmstrahlen), bleiben jedoch oft fast unmerklich im Gewebe der Rinde (*Radix Ipecacuanhae*[3]). Sind sie deutlich sichtbar, so nennt man den Theil der **Rinde**[4]), durch welchen sie verlaufen, die Innenrinde (Fig. 144 *i*, 149 *i*), den sich daran nach aussen anschliessenden, meist aus einem Gemisch von parenchymatischen, chlorophyllführenden (Rindenparenchym) und mechanischen (Bast-, Stein- und Collenchym-) Zellen

---

[1]) Fälschlich auch „Weichbast“ genannt. Der Name „Bast“ muss auf die mechanischen Elemente der Bastzellen beschränkt bleiben.

[2]) WILHELM, Beiträge zur Kenntnis des Siebröhrenapparates dicotyler Pflanzen. Leipzig 1880. — JANCZEWSKI, Vergleichende Untersuchungen über die Siebröhren. Sitzungsber. d. Krakauer Akademie 1881. — DE BARRY, Anatomie, 179.

[3]) ARTHUR MEYER, Archiv der Pharm. 221 (1883) 737.

[4]) Ueber den Bau der Rinde vergl. namentlich MOELLER, die Anatomie der Baumrinden. Berlin, Springer 1884.

bestehenden die Mittelrinde (grüne Rinde, Fig. 144 *m*, 149 *m*) und die Epidermis (Kork) die Aussenrinde (Fig. 144 *a*, 149 *a*).

Rinde finden wir naturgemäss nur bei den Dicotylen und Gymnospermen. Man bezeichnet damit alle die ausserhalb des Cambiums liegenden Zellcomplexe. Doch nennt man wohl auch bei Monocotylen

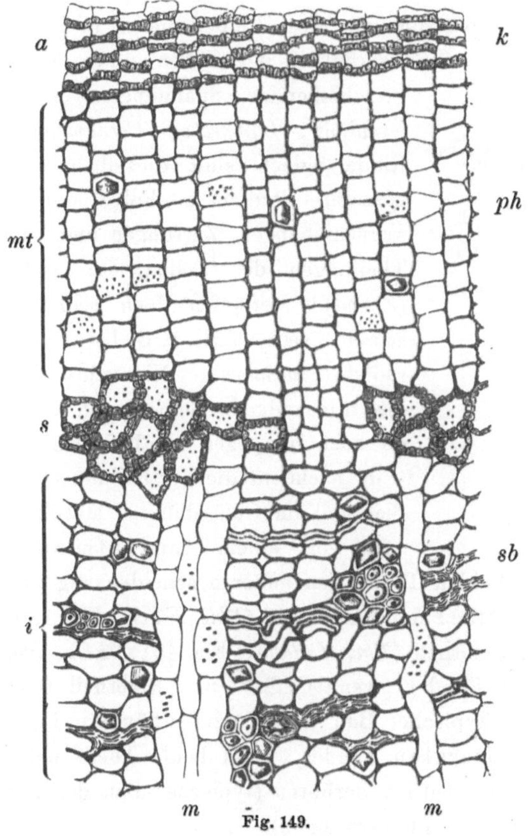

Fig. 149.

den ausserhalb der Kernscheide liegenden Theil des Gewebes aus Bequemlichkeit (fälschlich) ebenfalls Rinde.

In der Mittelrinde findet man oftmals ganze Zellenzüge, die mit Oxalatkrystallen erfüllt sind. Dieselben sind häufig Begleiter der Bastzellen und legen sich bisweilen so dicht an diese an, dass

---

149) Querschnitt durch die Rinde eines älteren Stammes von *Ceratonia Siliqua L.* *k* sclerotisirte Korkzellen, *s* Sclereïden, *m* Markstrahlen, *sb* Siebröhren, *i* Innenrinde, *mt* Mittelrinde, *a* Aussenrinde. (MOELLER.)

Ausbuchtungen entstehen. Die Krystallzellen erscheinen mit den Bastzellen „verzahnt", so in „*China alba*"[1]) (Fig. 150) und in der Rinde von *Aspidosperma Quebracho*[2]).

Ist die Thätigkeit im ganzen (cambialen) Verdickungsringe eine gleichmässig vorwärts schreitende, so liegen die abgeschiedenen Holz- und Rindenelemente in streng radialen Reihen.

Beim Holzkörper bleiben diese Reihen meist in Folge der Dickwandigkeit der Zellen und der Abwesenheit verschiebender Spannungen erhalten (Coniferenholz, *Campeche*, *Fernambuc*). In der Rinde jedoch sind dieselben namentlich in späteren Stadien in Folge der manigfachen Verschiebungen, Zerrungen und nachträglichen Theilungen der Zellen etc. selten deutlich (*Zimmt*). Verlaufen doch selbst die Rindenstrahlen selten (wie z. B. bei der *Weide*) genau radial (*Cinchonen*). Nichtsdestoweniger kann man die radialen Reihen der Rindenelemente oft noch bis gegen die Epidermis verfolgen.

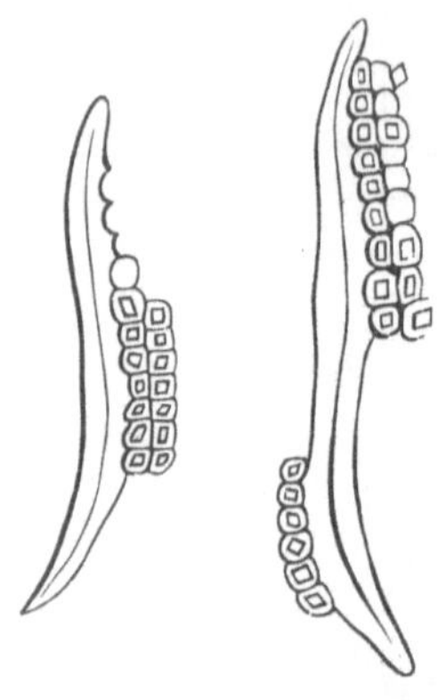

Fig. 150.

Je nachdem die Vertheilung von Gefäss- und Siebtheil im Gefässbündel stattfindet, spricht man von einem concentrischen Bündel, wenn einer der beiden Theile den anderen scheidenartig umgiebt, also entweder der Siebtheil den Gefässtheil (*Rhiz. Filicis*, Fig. 135), oder der Gefässtheil den Siebtheil (*Rhiz. Calami*, Fig. 151, *Rhiz. Iridis*[3])), von einem radialen Bündel, wenn Gefäss- und Siebtheil strahlig hinter einander liegen (typischer Bau der Wurzelleitbündel, Fig. 120, 121), von einem collateralen Bündel, wenn beide Theile neben einander verlaufen und sich seitlich berühren (typischer Bau der Leitbündel in Stamm und Blatt der Phanerogamen).

Beim Blatte liegt der Siebtheil stets der Unterseite, der Gefässtheil stets der Oberseite zugekehrt (Fig. 129 *g. sb*).

Markscheide. Findet durch die Thätigkeit des Cambiums die Bildung von se-

---

[1]) FLÜCKIGER, Neues Jahrbuch für Pharmacie XXXVI (1871) 293.
[2]) HANSEN, Die *Quebracho*-Rinde. Berlin 1880.
[3]) Vergl. BERG, Atlas, Taf. XXI, Fig. 51.

---

150) Baströhren aus *China alba Payta* mit Eindrücken der benachbarten Krystallzellen.

cundärem Holze statt, so rücken die primären, schon vorher ohne
Thätigkeit des Cambiums im Scheitel angelegten Bündel immer weiter
nach innen und springen in allen den Fällen, wo sie relativ weit von
einander entfernt liegen, gegen das Mark hin bogenförmig vor und
bilden die Markkrone oder **Markscheide.**

Die äusserste, sehr lange in bildungsfähigem, also parenchymatischem Zustande bleibende Schicht des Fibrovasalkörpers der Wurzeln,
in der die Nebenwurzeln angelegt werden, nennt man das Peri-
cambium.

Zu den Leitungsgeweben gehört auch die Stärkescheide[1] (vgl.
oben p. 181 u. 202). Sie wird gebildet durch eine Reihe Zellen, die entweder die einzelnen Gefässbündel (Monocotylen: *Mais*), oder den ganzen
Gefässbündelkreis (Dicotylen: *Bohne*) umgiebt. Sie enthält stets kleine
Körnchen transitorischer (S. 104) Stärke.

Stärke-
scheide.

6. Das Speichersystem.

Da die Pflanze nicht alle Stoffe, welche sie aufnimmt oder bildet,
alsbald verbraucht, so muss sie Einrichtungen besitzen, um diese Stoffe für
künftige Zwecke aufspeichern zu können. Die Pflanze entwickelt daher
Reservestoffbehälter, in denen sie die Baustoffe niederlegt. Solche
Reservebehälter sind die Samen[2], Früchte, die Rhizome, Knollen,
Zwiebeln, perennirende Wurzeln, ja selbst der Stamm (besonders die
Markstrahlen[3])) kann zum Reservestoffbehälter werden.

Die in diesen Organen niedergelegten Stoffe sind meist feste; leicht
lösliche Substanzen (Zucker, Dextrin) vermeidet die Pflanze in der Regel
(in der *Zuckerrübe* ist jedoch der Zucker Reservestoff). Es sind entweder Kohlehydrate (Stärke, Inulin, Cellulose, z. B. bei *Phytelephas*-
samen), Fette (Oel) oder Eiweissubstanzen (Kleber, Aleuron);

Speicher-
system.

---

[1] Ueber die Stärkescheide vergl. SACHS, PRINGSHEIM's Jahrbücher Bd. 3,
196 und Ueber die Leitung der plastischen Stoffe durch verschiedene Gewebe-
formen, Flora 1863, 33. — DE VRIES, Landw. Jahrbücher, Bd. 8, 441 u. 446.
PFEFFER, Landw. Jahrbücher, Bd. 5, 111. — SACHS, Botan. Zeitung 1859, 177.
SACHS, Vorlesungen über Pflanzenphysiologie, 433. — DE BARY, Anatomie
132, 431.

[2] Eine sachgemässe anatomische Behandlung haben die Samen erhalten
in HARZ, Landwirthschaftliche Samenkunde. Berlin 1885.

[3] Schon MALPIGHI, Anatomes plantarum idea (1671), erkannte die Markstrahlen als Reservebehälter.

aber auch Wasser wird sowohl für die Keimpflanze (Zwiebeln[1])) ge-
speichert, als auch von der fertigen Pflanze energisch zurückgehalten
(epidermales Wassergewebe[2])).

7. Das Durchlüftungssystem.

Durchlüf-
tungs-
system.

In dem Stoffwechsel der Pflanze spielt der Gaswechsel eine grosse
Rolle. Die Pflanze braucht Kohlensäure (und Sauerstoff) aus der
Atmosphäre und giebt ihrerseits Sauerstoff (und Kohlensäure), sowie
Wasserdampf an dieselbe ab. Um diesen Gasaustausch zu ermög-
lichen, sind Gewebelücken nothwendig, welche die Gase sammeln, und
Ausführungs- beziehentlich Einführungscanäle, welche die Gase von
aussen nach innen und umgekehrt führen.

Aus diesen Gründen ist die Pflanze, besonders in den Theilen,
in denen sich lebhafte Stoffwechselprocesse vollziehen, mit reichlichen

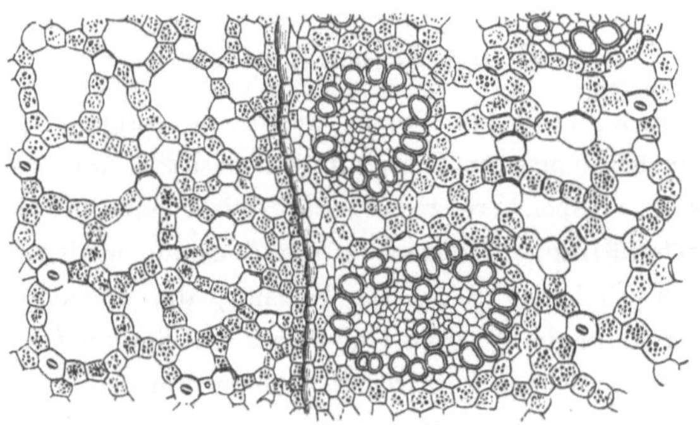

Fig. 151.

Intercellularräumen versehen (Fig. 129, 127). Während die Zellen
der Epidermis, des Cambiforms, des Cambiums und der Markstrahlen
dicht und lückenlos an einander schliessen, besitzt das Holz, die Rinde
und das Blattgewebe reichlich solche meist 3- oder 4-eckige Inter-
cellularlücken. Auch die Wasserpflanzen, besonders ihre untergetauch-
ten Theile, zeigen sehr grosse und zahlreiche Intercellularen (*Rhiz.*

---

[1]) Alle Zwiebeln (*Bulbus Scillae)* ziehen infolge ihres Gehaltes an Schleim
und Zucker reichlich Wasser an.

[2]) WESTERMAIER. PRINGHEIM's Jahrb. XIV, 43.

---

151) Rosenkranzförmiges Gewebe aus *Rhizoma Calami.* Querschnitt durch die Kernscheide;
o Oelzellen.

Calami (Fig. 151), *Carex*blätter, Rhizom der *Nymphaea*, *Carex arenaria* und *Gratiola*[1]). Die durch Auseinanderweichen der Zellen — in Folge durch das Wachsthum eintretender Spannungen — entstehenden Zwischenzellräume können die verschiedensten Formen annehmen und an räumlichem Inhalte schliesslich die Zellen selbst bei weitem übertreffen.

Ausgezeichnete Beispiele hierfür liefern die Randwülste der *Siliqua dulcis*, das mittlere Gewebe von *Fructus Aurantiorum* (Fig. 152), das Rhizom des *Calmus* und ein Theil des inneren Gewebes der *Gewürznelke* (Fig. 153).

Schliesslich können auch noch weite luftführende Hohlräume (Luftlücken, Lacunen) zwischen den Geweben dadurch entstehen, dass zartwandiges parenchymatisches Gewebe, besonders das Mark in seiner Ent-

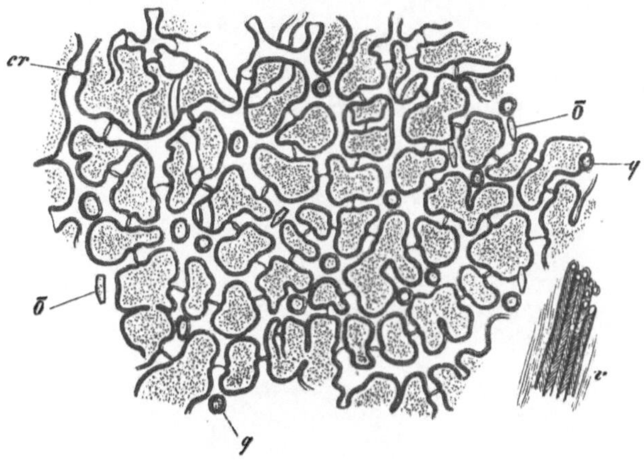

Fig. 152.

wickelung mit dem Dickenwachsthum der anderen Gewebe nicht Schritt zu halten vermag, so dass die Zellen desselben allmälig zu Grunde gehen. So entstehen die hohlen Stengel (Gramineen, Umbelliferen, *Dulcamara*) und Wurzeln (*Rhiz. Graminis*). Auch einige der Luftlücken in vielen Wurzeln und Blättern (Wassergräser) mögen so entstehen, man findet wenigstens an ihren Rändern oft Zellmembranfetzen. Schliess-

---

¹) BERG, Atlas, Taf. XXII, Fig. 55.

---

152) Querschnitt aus dem Fruchtfleische von *Cortex Aurantiorum;* die grossen verzweigten Zellen an ihren Verbindungsstellen siebartig porös, z. B. bei *cr*; *q* quer durchschnittene Zellenäste, *ō* unvollkommen ausgebildete grosse Oxalatkrystalle. Die punctirten Stellen sind die Luftlücken, *v* Fibrovasalstrang.

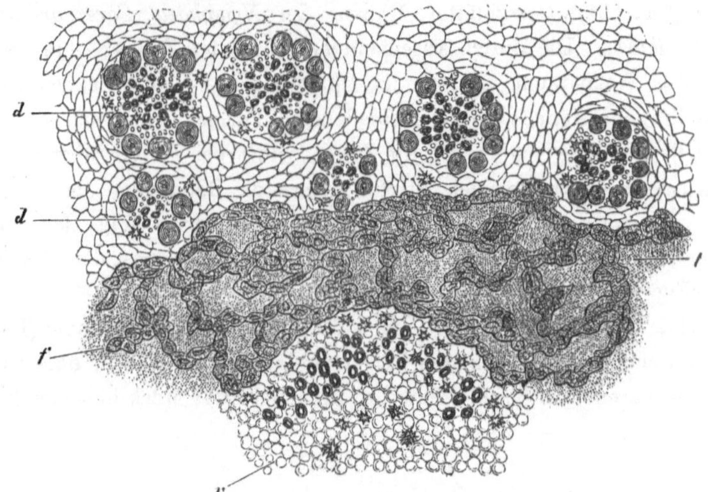

Fig. 153.

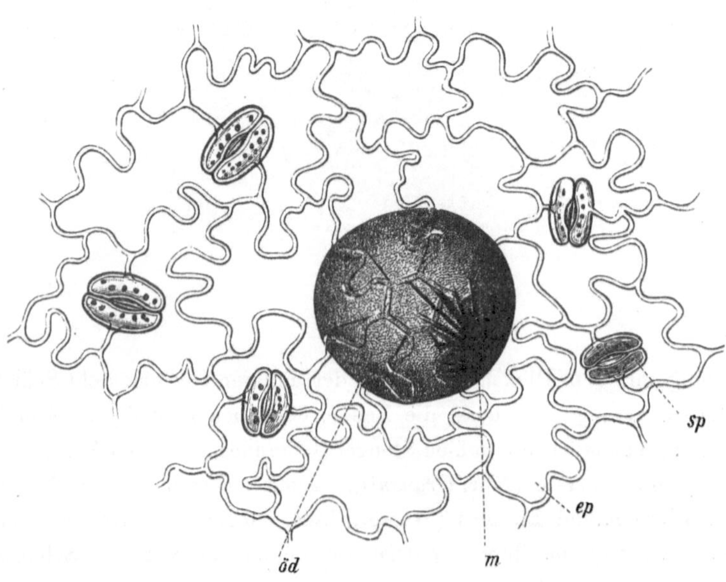

Fig. 154.

153) Querschnitt durch *Caryophylli*, innere Gewebe. *f* lockere verzweigte, durch grosse Luftlücken *t* unterbrochene Zellen, *d* Fibrovasalstränge, *v* centraler Fibrovasalstrang.

154) Flächenansicht der Epidermis eines Blattes von *Mentha piperita*. *ep* gewellte Epidermiszellen, *sp* Spaltöffnung, *öd* Oeldrüsen (von oben gesehen) mit einer Krystallgruppe von Menthol (*m*) (TSCHIRCH.) Vergl. auch Fig. 129.

lich seien noch die Lücken erwähnt, die in vielen Drogen durch nachträgliches Zerreissen entweder von Zellenzügen der Markstrahlen (*Radix Bardanae, Carlinae*) oder der Rinde (besonders der Rindenstrahlen, *Rad. Arnicae*, Fig. 182 *b*, *R. Levistici*, *R. Pimpinellae*) entstehen.

Namentlich ist es aber die Unterseite der Blätter, die besonders reich durchlüftet ist (Transpirationsgewebe, Fig. 127, 129). An dieser befinden sich auch vornehmlich die Ausführungscanäle, die meist in der Höhe der Epidermis gelegenen oder doch nur wenig unter dieselbe gedrückten S t o m a t a oder **Spaltöffnungen** (Fig. 129 *sp*, 155), welche die unmittelbare Verbindung der Zwischenzellräume des inneren Gewebes mit der Atmosphäre herstellen. Ausser an Blättern finden sich Spaltöffnungen auch an Fruchtgehäusen, jungen Axenorganen (Stengeln), selbst an Fruchtknotenwandungen, niemals an Wurzeln.

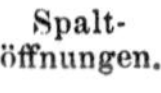

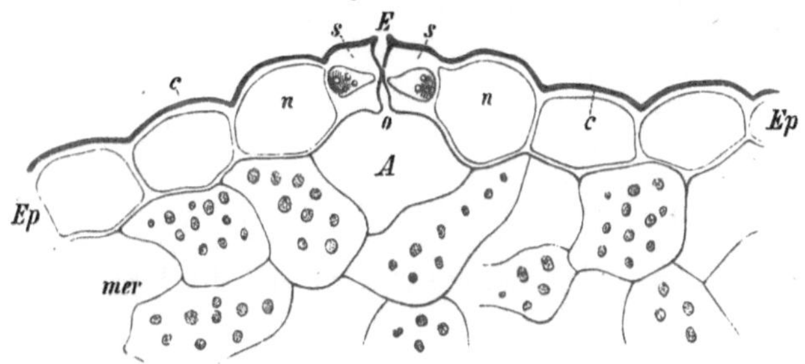

Fig. 155.

An den Blättern treten dieselben meist nur an der Unterseite auf (Fig. 127, 129) oder diese ist wenigstens mit zahlreicheren Spaltöffnungen besetzt als die Oberseite. Dieses gilt jedoch nur für die bifacialen Blätter, die centralen (siehe S. 183) haben Stomata auf beiden Seiten (Fig. 128). Bei den Monocotylen liegen die Spaltöffnungen meist in geraden Zeilen, die Spalte bei allen gleich gerichtet (Fig. 156), bei den Dicotylen unregelmässig vertheilt (Fig. 154).

Ihre Form und Entwickelung[1]) ist eine sehr manigfaltige.

---

[1]) WEISS [PRINGSHEIM's Jahrbücher f. wissensch. Botanik IV (1862) 425]. STRASBURGER, ebenda V, Taf. 34—36. TSCHIRCH, Ueber einige Beziehungen des anatom. Baues der Assimilationsorgane zu Klima und Standort, Linnaea 1881. Dort ist die gesamte Literatur über die Spaltöffnungen bis zum Jahre 1881 angegeben.

---

155) Querdurchschnitt durch eine Spaltöffnung des Blattes von *Mentha piperita*. *Ep* Epidermis, *c* cuticula, *mer* Blattmerenchym, *s* Spaltöffnungszellen, *E* Eisodialöffnung, *o* Opisthialöffnung, *A* Atemhöhle, *n* Nebenzellen. (TSCHIRCH.)

In trocknen Climaten vorkommende Pflanzen haben manigfach ge-
schützte (vertiefte) Spaltöffnungen (Fig. 63, 128).

Man unterscheidet an der Spaltöffnung (Stoma, Fig. 155) die

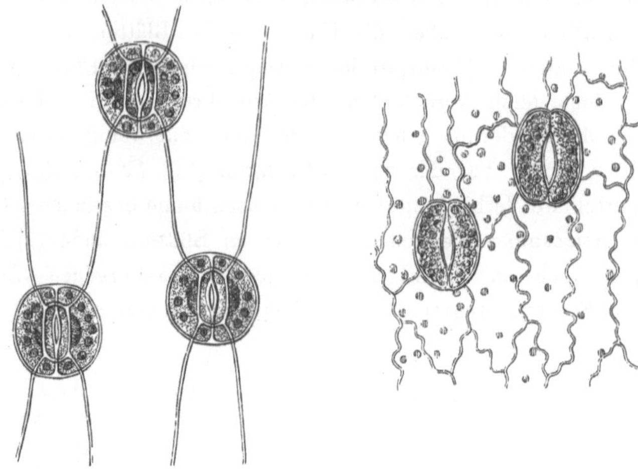

Fig. 156.　　　　　　　　　　　　Fig. 157.

Schliesszellen (*s*), die Centralspalte (Porus) und die Eisodial- (*E*) und

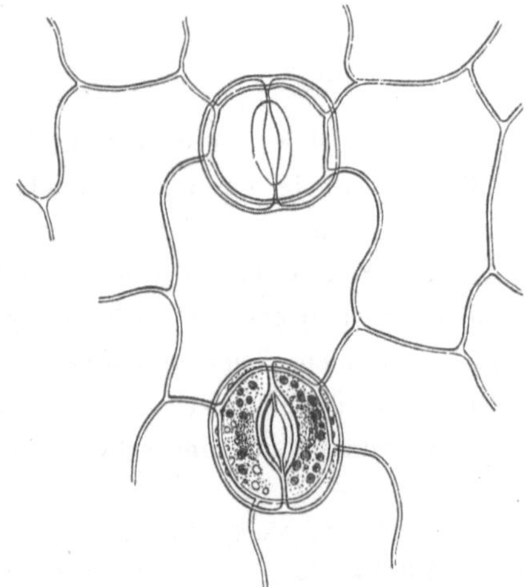

Fig. 158.

Opisthialöffnung[1]) (*O*). Unter den Schliesszellen liegt stets eine mehr oder weniger weite **Atemhöhle** (Fig. 155 *A*, 179 *a*), bisweilen neben den Schliesszellen noch eigenthümlich geformte **Nebenzellen** (Fig. 155 *n*). Die Zahl der Spaltöffnungen wechselt ausserordentlich; auf einem Quadratmillimeter Blattfläche können 10 bis 800 derselben vorhanden sein.

Die Vertheilung der Spaltöffnungen, sowie die Form und Grösse der Epidermiszellen benutzt BELL[2]) zur Unterscheidung der *Thee-, Holunder-, Weide-* und *Schlehenblätter.*

Wie die Epidermis, so wird auch das Periderm bisweilen von offenen Gaswegen durchsetzt. Es sind dies die **Lenticellen** oder Rindenporen[3]). Dieselben entstehen meist unter den Spaltöffnungen, bilden, aus vorwiegend rundlichen verkorkten Zellen bestehend, kleine scharf umschriebene Korkhöckerchen und übernehmen an den älteren Organen die Aufgabe der Spaltöffnungen, d. h. sie sind Regulatoren des Gasaustausches. Für einige Rinden sind die Lenticellen characteristisch (*Rhamnus Frangula, Solanum Dulcamara*). Auch auf Blättern treten derartige Korkwucherungen auf (*Eucalyptus* Fig. 128 *k*, *Dammara*)[4]).

Lenticellen.

8. Die Excretbehälter.

Im Verlaufe des Stoffwechsels werden von der Pflanze Substanzen gebildet, die, soweit wir darüber unterrichtet sind, keine weitere Verwendung mehr finden, daher man sie **Excrete**[5]) nennt. Dieselben können entweder in mehr oder weniger eigenthümlich gestalteten **Zellen** oder **Zellgängen** gebildet (Oelzellen, Schleimzellen, Milchschläuche) oder von besonderen Zellen oder Zellcomplexen (Se-

Das System der Secretbehälter.

---

[1]) Vergl. TSCHIRCH a. a. O. 140.

[2]) Die Analyse der Nahrungsmittel. I (Berlin 1882) 36.

[3]) Diminutiv von lens, Linse, wegen ihrer Gestalt. Ueber Lenticellen vergl. STAHL, Botan. Zeit. 1873, No. 36. KLEBAHN, Ber. d. deutsch. botan. Ges. 1883 und: Die Rindenporen. Ein Beitrag zur Kenntniss des Baues und der Function der Lenticellen und der analogen Rindenbildungen. Jena 1884; dort auch die Literatur.

[4]) BACHMANN, Ueber Korkwucherungen auf Blättern, PRINGSHEIM's Jahrb. XII, 190.

[5]) Bezüglich der Abgrenzung des Begriffs Excret und Secret vergl. die auch sonst interessante Arbeit von SZYSZYLOWICZ, Ueber die Sekretbehälter der flüchtigen Oele im Pflanzenreich, Denkwürdigkeiten der Krakauer Akademie 1880 (Bot. Centralbl. VIII, 1881, 259).

14*

cretionsorganen) in Intercellularräume abgesondert werden (Oel-
gänge).

In erster Linie kommen die ätherischen Oele und die Harze in
Betracht.

Für die Milchschläuche, die man früher gleichfalls zu den Ex-
cretbehältern stellte, ist es neuerdings durch die Auffindung von Ver-

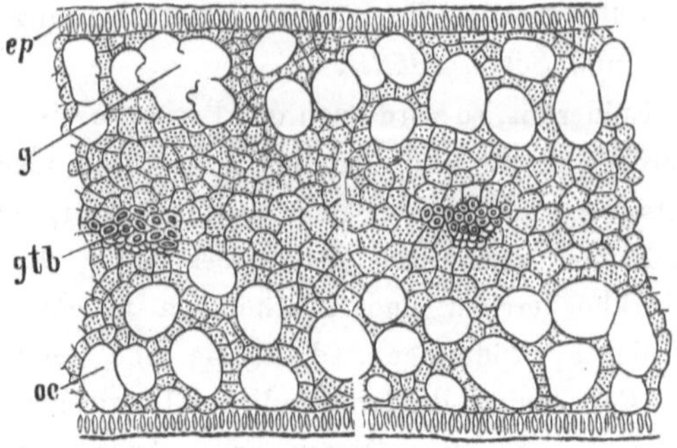

Fig. 159.

bindungsstellen mit dem Assimilationsgewebe wahrscheinlich geworden, dass sie auch für die Leitung der Stoffe nicht ohne Bedeutung

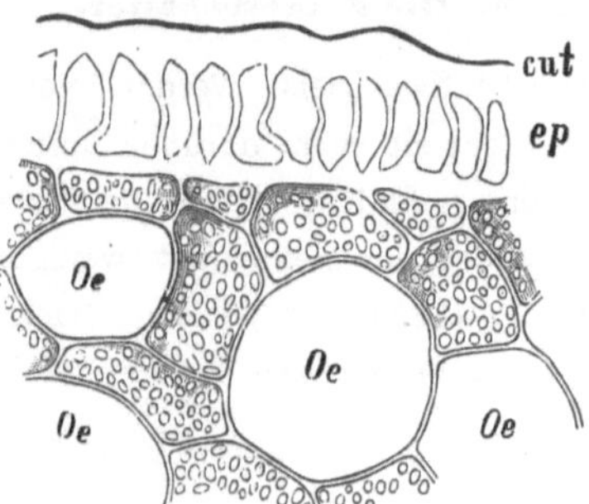

Fig. 160.

sind, also auch ihr Inhalt kein eigentliches Excret, sondern noch von
mehr oder minder grosser Bedeutung für die Stoffwechselprocesse ist[1]).

---

[1]) An dieser Stelle sei auch darauf hingewiesen, dass Milchröhren häufig

---

159) Querdurchschnitt durch den Arillus von *Myristica spec. (Bombay Macis). ep* Epidermis, *gfb* Gefässbündel, *oe* Oelzellen, *g* durch Zusammenfliessen mehrerer Oelzellen entste-
hender grösserer Oelraum.

160) Ein Theil desselben Querschnittes stärker vergrössert. *cut* Cuticula. (TSCHIRCH.)
Vergl. Pharmac. Zeitung 1881 No. 74.

Nichtsdestoweniger sollen die Milchsaftschläuche noch an dieser Stelle abgehandelt werden.

Oelzellen. Aetherisches Oel in kugeligen oder ovalen Zellen[1]) findet sich in den *Gewürznelken* (bis 20 pC), *Cubeben* (bis 13 pC.), *Macis* (bis 17 pC, Fig. 85, 159, 160)[2]), den Blättern und Rinden der Lauraceen[3]) (*Cinnamomum, Camphora*, Fig. 161), den Rhizomen der Zingiberaceen (Fig. 125)[4]) und des *Acorus Calamus* (Fig. 151 o). Aetherisches Oel gemengt mit andern Stoffen (Coniin) tritt in eigenthümlich gestalteten Zellenzügen in der Frucht des *Schierlings* auf.

Das ätherische Oel erfüllt die einzelnen Zellen ganz oder nahezu.

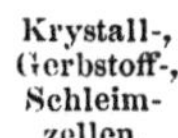

Excretzellen.

Krystall-, Gerbstoff-, Schleim- zellen.

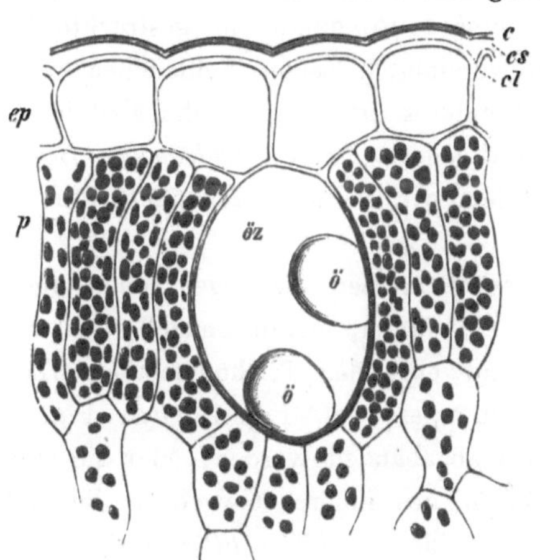

Fig. 161.

mit anderen leitenden Organen, namentlich Siebröhren, anatomisch verbunden sind, z. B. in *Rad. Taraxaci* (Fig. 164 u. 165).

[1]) Alle in das Grundgewebe eingestreuten andersgestalteten oder inhaltlich differenten Zellen (Steinzellen, Oel- Harz- Schleimzellen, Milchsaftschläuche etc.) bezeichnet man wohl auch gemeinsam mit dem Namen Idioblasten (von ἴδιος eigenthümlich, βλαστός Keim, organisches Gebilde). Neuerdings fand HEINICHER (Ber. d. deutsch. bot. Ges. II) auch Eiweiss führende Idioblasten bei Papaveraceen.

[2]) Diese Beispiele dürfen zugleich als Maxima des Gehaltes von ätherischem Oel angesehen werden.

[3]) BERG, Atlas, Taf. XXXVI, Fig. 86.

[4]) ebenda, Taf. XIX.

161) Querschnitt durch eine subepidermale Oelzelle mit umgebendem Gewebe aus dem Blatte von *Cinnamomum Camphora*. *ep* Epidermis (*c* Cuticula, *cs* Cuticularschicht, *cl* Celluloseschicht), *p* Palissadengewebe, *öz* Oelzelle, *ö* Oeltropfen. (TSCHIRCH.)

Das Gleiche gilt von dem Schleim der **Schleimzellen**[1]) (siehe oben), wie solche z. B. bei *Rad. Althaeae*, den *Orchis*knollen, *Cortex Cinnamomi* und *Cortex Ulmi* angetroffen werden. Der Regel nach sind die öl- oder schleimführenden Zellen etwas grösser als die Zellen des umgebenden Gewebes (*Orchis, Cort. Cinnamomi*[2]), Fig. 160, 161, 186 *ch*).

Für das Auftreten oder Fehlen von Schleimhöhlen unter besonderen Wachsthumsverhältnissen, also durchaus nicht regelmässig, wäre *Laminaria hyperborea* FOSLIE (*L. Cloustoni* EDMONSTON) anzuführen[3]).

Ausser ätherischem Oel und Schleim kommen auch noch Krystalle[4]), Gerbstoff[5]) und Harz als Bestandtheile echter Secretzellen vor. Ferner hat HÖHNEL[6]) gezeigt, dass auch das Kino[7]) aus der Rinde von *Pterocarpus Marsupium* ROXBURGH in gestreckten (100—500 μ), zu langen Strängen vereinigten Zellen (Schläuchen) vorkommt, die nicht verkorkt sind. Letzteres ist dagegen der Fall bei den Oelschläuchen der indischen *Andropogon* - Arten (*Andropogon Schoenanthus* L. wurde untersucht), welchen wir die wohlriechenden (ätherischen) „Grasöle"[8]) verdanken.

Drüsenhaare Ebenfalls hierher müssen diejenigen schon oben erwähnten **Drüsenhaare** gerechnet werden, deren Endzelle ein Secret führt. Diese Drüsenhaare sind entweder Trichomgebilde (Hautdrüsen, Drüsenhaare, Zotten, Schuppen, vgl. Fig. 129 *ö d*, Fig. 154, 96) und als

Innere Drüsenhaare solche schon oben abgehandelt worden, oder sie entstehen durch Ausstülpung von Zellen des inneren Gewebes, die an Intercellularräume grenzen (Wurzelstock des *Aspidium Filix mas*).

---

[1]) BERG, Atlas, Taf. XXIII, Fig. 57.

[2]) ebenda, Taf. XXXVI, Fig. 86 *m*.

[3]) M. FOSLIE, Ueber die Laminarien Norwegens (Christiania Vidensk.-Selsk. Forhandl. 1884 No. 14) p. 47 des Sep.-Abdruckes.

[4]) Sowohl die echten Krystalle vieler Pflanzen (besonders Monocotylen) als die Cystolithen sind als Excrete zu betrachten.

[5]) Wir setzen die Gerbstoffe hier unter die Secrete, obgleich sie sich, ebenso wie die Bestandtheile der Milchsäfte, wahrscheinlich noch an den Stoffwechselprocessen betheiligen.

[6]) Ueber die Art des Auftretens einiger vegetabilischer Rohstoffe in den Stammpflanzen. Sitzungsberichte der Wiener Akademie 89 (1884), Januar-Heft.

[7]) In wieweit dergleichen in der Pflanze vorkommende eigenartige Stoffe zu den Excreten zu rechnen sind, ist noch 'unerörtert.

[8]) FLÜCKIGER, Pharmakognosie 157.

Höchst bemerkenswerth sind nämlich die Intercellularräume im Grundgewebe des Wurzelstockes und im Blattparenchym von *Aspidium Filix mas* (Fig. 162) gebaut, welche von H. SCHACHT[1]) beschrieben

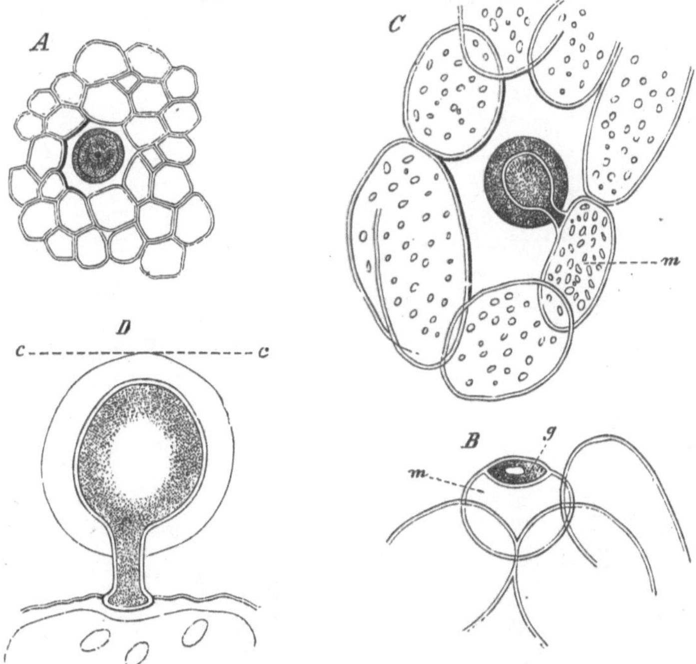

Fig. 162.

worden sind. Nicht die Gesamtheit der Grenzzellen dieser Lücken nimmt eine besondere Form an, sondern einige wenige derselben wachsen durch Ausbuchtung der zarten Wand an einer oder an zwei

---

[1]) PRINGSHEIM's Jahrb. f. wissenschaftl. Bot. III (1863) 352.

---

162) Aus dem Grundgewebe des unterirdischen Stammes von *Filix mas*.

A Intercellularraum aus jüngerem Gewebe, in der Mitte eine von oben gesehene, mit grünem Exsudat überzogene Drüse zeigend.

B Längsschnitt durch eine Wandzelle (*m*) des Intercellularraumes, aus welcher die Drüse (*g*) durch Ausstülpung herauszuwachsen beginnt.

C Längsschnitt durch die mit Stärkemehl gefüllte Mutterzelle *m*, aus welcher sich die von einem Stielchen getragene Drüse als Tochterzelle in den Intercellularraum hineinstreckt. Die Tochterzelle hat ihren grünen Inhalt (wie in *A* von oben schon dargestellt) auf die Oberfläche treten lassen.

D Einzelne Drüse stärker vergrössert, von ihrem Ueberzuge bis auf ein zartes Häutchen (*c c*) durch Auskochen mit Alcohol befreit. (SCHACHT.)

Stellen kugelig in den Hohlraum hinein. Die so entstandene Tochter
zelle wird alsbald durch eine Querwand abgegrenzt und erhebt sich
kopfig („Zottenkopf" HANSTEIN's) auf einem Stielchen über die Mutterzelle. So erinnern diese Drüsenzellchen an die einfachern der oben

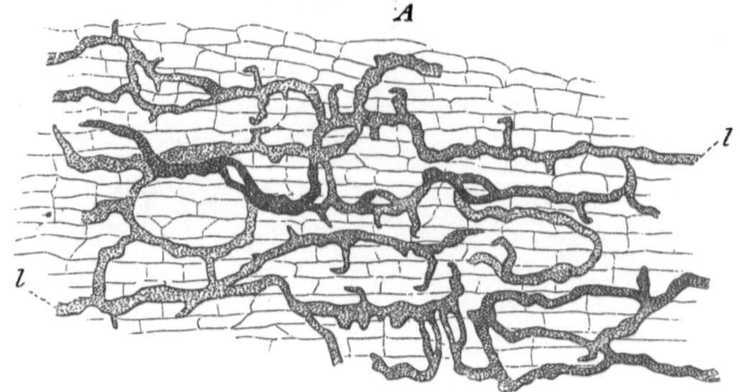

Fig. 163.

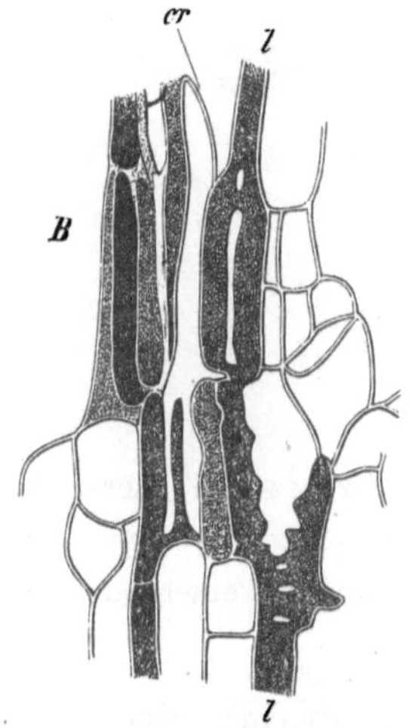

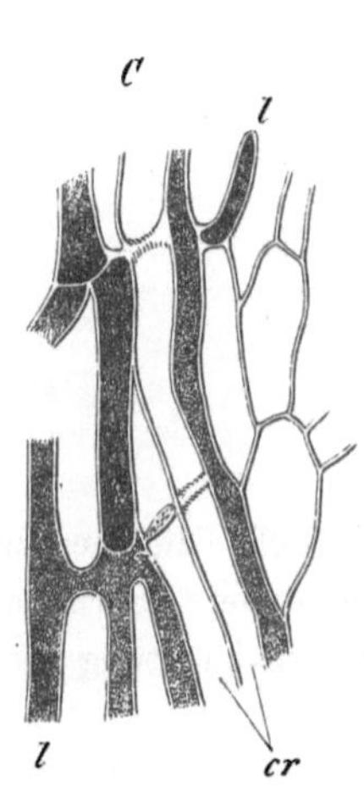

Fig. 164.　　　　　　　　　Fig. 165.

geschilderten ölbildenden Trichome der Labiaten. In der Farnwurzel
enthalten die Drüsen in ihrer kopfigen Endzelle anfangs Plasma, worin

---

163) Milchschläuche (*l*) aus *Radix Taraxaci*. Tangentialer Längsschnitt durch die Innenrinde.

164) Längsschnitt durch die äusserste Milchzone der *Radix Taraxaci*, stärker vergrössert,
cr Siebröhren, *l* Milchschläuche.

165) Längsschnitt durch eine der innern Milchzonen der *Rad. Taraxaci*, in welchen die
Schläuche (*l*) von Siebröhren (*cr*) begleitet sind.

nach kurzem grünliche Oeltropfen auftreten, welche zuletzt auf die Oberfläche der Drüse herausdringen und sie als dünne grünliche Schicht umhüllen. Diese Aussonderung besteht der Hauptsache nach aus der eigenthümlichen, bei längerer Aufbewahrung unter Glycerin in langen Nadeln krystallisirenden Filixsäure; ätherisches Oel fehlt hier oder ist doch nur in sehr geringer Menge vorhanden. Solche intercellulare Drüsen hat einer von uns (F.) auch noch im (nicht officinellen) Wurzelstocke des *Aspidium spinulosum* SWARTZ getroffen; den übrigen Farnen unserer Gegenden gehen sie ab.

Eine zweite Form von Secretzellen sind die **Milchschläuche** oder **Milchsaftschläuche** [1]). In den meisten Fällen (besonders wenn die Schläuche sehr lang sind) entstehen sie, wie die Gefässe, durch Resorption der Querwände übereinander liegender Zellzüge (Zellfusion). In ihrer einfachsten Anlage jedoch unterscheiden sie sich, ebenso wie die Schleimzellen und Oelzellen, nur durch ihren Inhalt und etwas beträchtlichere Weite von den benachbarten Parenchymzellen, wie z. B. in den *Jalapenknollen* (Fig. 166) oder den chinesischen *Gallen* (Fig. 91). In den *Chinarinden* zeichnen sich die Milchschläuche durch ansehnliche Länge, oft auch durch weit grössern Durchmesser aus, in andern Fällen, wie etwa in *Fructus Papaveris*, in *Caricae* [2]) (Fig. 167) entwickeln sie sich zu verzweigten Canalsystemen. So durchsetzen reich verästelte Milchschläuche bestimmte Schichten der *Radix Taraxaci* (Fig. 163 bis 165). Hier ist das System dieser Schläuche, von den oberirdischen

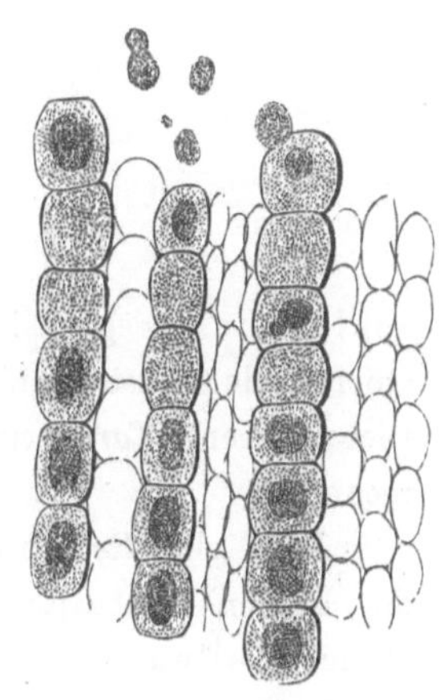

Fig. 166.

Theilen abgesehen, nur in der Rinde entwickelt; in *Lactuca virosa* er-

---

[1]) Ueber Milchzellen und Milchsaftschläuche vergl. MEYEN, Die Secretionsorgane der Pflanzen. Berlin 1837. HANSTEIN, Die Milchsaftgefässe. Berlin 1864. DIPPEL, Entstehung der Milchsaftgefässe. Rotterdam 1865. VOGL, Beiträge zur Kenntnis der Milchsaftorgane, PRINGSH. Jahrb. V, 31. DAVID, Ueber die Milchzellen der Euphorbien. Breslau 1872. E. SCHMIDT, Botan. Zeit. 1882. SCOTT, Inaugural-Dissertation. Würzburg 1881 u. and.

[2]) Die Milchsaftschläuche der Feige sind so auffallend, dass man an ihnen leicht eine Verfälschung des Kaffees mit Feigenkaffee (gerösteten Feigen) erkennen kann.

---

166) Milchsaft führende Zellen aus *Tuber Jalapae*.

streckt es sich auch auf das centrale Parenchym des Stengels nebst allen übrigen Theilen dieser Pflanze.

Man kann demnach von Milchsaftzellen und von Milchsaftgefässen oder -Schläuchen sprechen. Erstere sind echte Zellen und können, wenn schon in der Keimpflanze angelegt, oft sehr lang, ja vielfach verzweigt werden, ohne durch Querwände getheilt zu sein, wie z. B. bei den Urticaceen, Euphorbiaceen, Asclepiaceen. Die Milch-

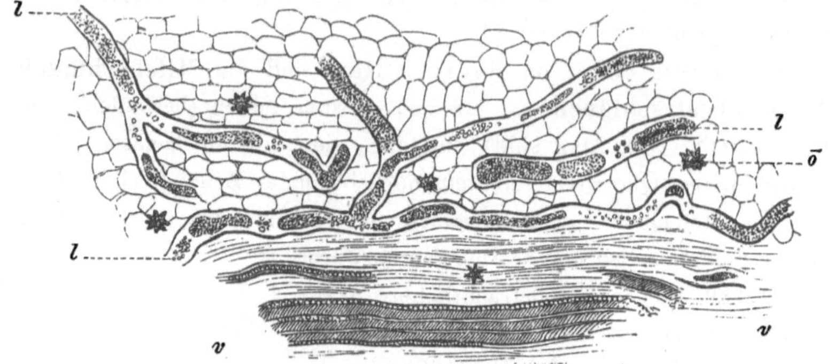

Fig. 167.

schläuche dagegen sind lysigene[1]) Gänge, d. h. durch Auflösung der Querwände entstandene Canäle. Zu ihnen sind die Schläuche der Cichoriaceen (*Taraxacum*), der Papaveraceen und Campanulaceen zu rechnen.

Tritt eine Resorption der Querwandung nicht ein, liegen jedoch die kurzen Milchsaftzellen in Reihen übereinander, so entstehen milchende Zellenzüge, wie z. B. bei den Convolvulaceen (*Tuber Jalapae*, Fig. 166), auch die *Guttapercha* (meist von *Dichopsis Gutta* BENTHAM et HOOKER) kommt in solchen milchsaftführenden Zellzügen vor.

Der Inhalt der Milchschläuche ist ein Gemenge von sehr wechselnder Zusammensetzung[2]). Neben allgemeiner verbreiteten Stoffen, wie Salzen (Calciummalat), Stärkemehl, Proteïnstoffen, enthalten sehr viele, wenn nicht alle Milchsäfte, Kautschuk. Ausserdem kommen in den-

---

[1]) λύω auflöse und γεννάω ich erzeuge.

[2]) Vergl. unter andern S. DIETZ, Beitrag zur Kenntniss des Milchsaftes der Pflanzen. Botan. Centralbl. 1883, XVI, 133.

---

167) Milchschläuche der *Feige*; tangentialer Schnitt durch die mittlere Schicht. *l* Schläuche, *ō* Krystalldrüsen von Calciumoxalat, *v* Gefässbündel.

selben auch eigenthümliche Bitterstoffe und Alkaloïde (*Opium*) vor; einzelne Milchsäfte sind daher medicinisch werthvoll (*Opium, Euphorbium, Lactucarium*). In der Milch der *Euphorbia*-Arten findet sich das indifferente, krystallisirbare Euphorbon. Die hier in Betracht kommenden Milchsäfte sind in frischem Zustande weiss.

Das Kautschuk erscheint in den Milchsäften in Form von Kügelchen, welche in ätherischen Oelen quellen, von verdünnten Alkalien und Säuren nicht verändert, wohl aber von Chloroform und Schwefelkohlenstoff gelöst werden.

An die durch Auflösung der Zwischenzellwände gebildeten Milchschläuche schliessen sich die **lysigen** (p. 148 u. 218) **entstehenden Behälter** von Harz und Balsam an.

(Randnotiz:) Lysigene Gänge.

Diese erscheinen als rundliche, von ihrem Inhalte erfüllte Hohlräume, Lücken (früher „innere Drüsen" genannt) und entstehen in der Weise, dass sich diejenigen Zellen, welche an der Stelle des späteren Behälters liegen, schon frühzeitig mit dem betreffenden Secrete er-

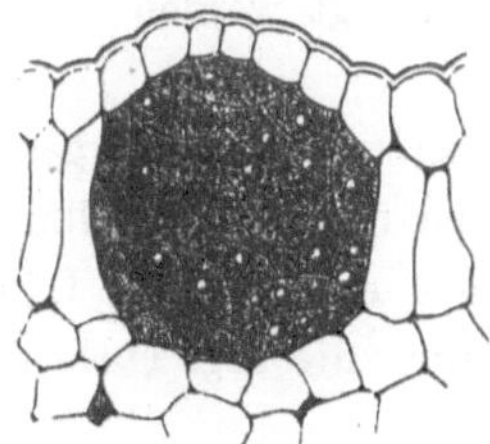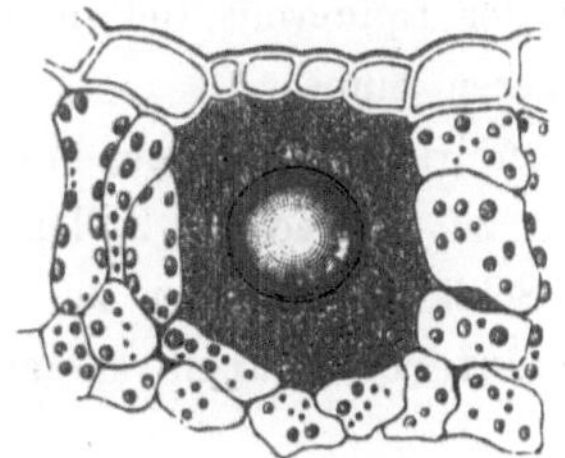

Fig. 168.

füllen; später verschwinden die Membranen dieser secretführenden Zellen (Fig. 168, vgl. auch oben bei der Zellmembran). Diese Behälter sind nicht — wie die alsbald zu besprechenden Harzcanäle — von einem Kranze secernirender Zellen umsäumt; die sie umgebenden Zellen unterscheiden sich nicht wesentlich von dem Gewebe der Umgebung. Hierher gehören namentlich die Oelbehälter der Rutaceen[1]) (*Ptelea*,

---

[1]) Vergl. Rauter, Zur Entwickelungsgeschichte einiger Trichomgebilde. Sitzungsber. d. Wiener Akad. 1872 und von Höhnel, Anatomische Unter-

---

168) Entstehung einer Oeldrüse von *Dictamnus Fraxinella*; links, wo eine unter der Epidermis liegende Gruppe kleiner Zellen sich mit Oeltropfen füllt und die Zellen sich aufzulösen beginnen, rechts sind die meisten jener Zellen bereits aufgelöst und an ihrer Stelle ist ein secretführender (lysigener) Intercellularraum entstanden. (Rauter.)

Correa, Ruta, Dictamnus[1]) der Blätter und Früchte von *Citrus*, und der *Jaborandiblätter*.

So ist z. B. bei den gewaltigen Oelräumen in den Fruchtschalen der *Citrus*arten eine Auflösung der Zellwände deutlich ersichtlich[2]). Noch weniger ist eine solche wohl bei den Stämmen von *Copaifera* von der Hand zu weisen[3]), bei denen die Balsamgänge eine riesige Entwickelung erreichen. Diese Bäume enthalten den *Copaiva-Balsam* in zollweiten Canälen, welche den Stamm oft der ganzen Länge nach durchziehen, so dass ein einziger nach dem Anbohren pfundweise Balsam zu liefern vermag. Bei der Gumosis werden die Membranen in Gummi übergeführt (vgl. oben 145, Fig. 78).

Bei den Sterculiaceen finden sich lysigene (protogene, S. 230) Gummigänge[4]).

Die lysigenen Gänge, ebenso wie die alsbald zu beschreibenden schizogenen können entweder dermatogene sein, d. h. unter Betheiligung von Epidermiszellen entstehen (*Citrus, Dictamnus, Amorpha*), oder aber unter der Epidermis tief im Innern angelegt werden (innere Drüsen im engeren Sinne).

Der Secretraum der lysigenen Gänge ist stets vollständig geschlossen.

Weder zu den echten Zellen, noch zu den durch Zellfusion entstandenen Schläuchen, noch zu den lysigen entstandenen Gängen gehören die **intercellularen Secretbehälter**, die sog. Oel- und Balsamgänge.

Die Bildung dieser Behälter, die sich bei den Myrtaceen (*Eucalyptus*, Fig. 127, 128, *Myrtus, Eugenia, Pimenta*), den Leguminosen (*Amorpha, Hymenaea, Trachylobium*), den Umbelliferen, Compositen und Coniferen bei *Oxalis, Lysimachia, Myrsine*[5]) finden, lässt sich in den an derartigen Beispielen sehr reichen Familien der Umbelliferen, Compositen[6]), Coniferen auf die Entstehung, Erweiterung und Verlängerung von Intercellularräumen zurückführen. Sehr häufig weichen 4 Zellen (Fig. 169 *gggg*), in der Region, wo sie zusammentreffen auseinander.

suchungen über einige Secretionsorgane der Pflanzen. Wiener Akademie. November 1881.

[1]) Hier auch innerhalb von Haaren, SACHS, Lehrbuch 93, MARTINET a. a. O., DE BARY a. a. O. Fig. 22.

[2]) SACHS, Lehrbuch der Botanik 1874, 92.

[3]) KARSTEN, Botan. Zeitung 1857, 316.

[4]) TRÉCUL, Compt. rend. 1862, 315. LEDIG, Botan. Centralbl. 1881, VI, 387.

[5]) VON HÖHNEL, in der Seite 219 angeführten Untersuchung.

[6]) Vergl. auch Fig. 106.

Die anfangs (Fig. 170) noch mit convexen Wänden in den Harzgang hineinragenden Grenzzellen (*g*) weichen zurück (Fig. 171) und erleiden mehr und mehr eine Abplattung in radialer Richtung (Fig. 172, 173). Zu gleicher Zeit tritt in den Grenzzellen, häufig auch noch in der weitern Umgebung der Gänge, Neubildung von Zellen durch Thei-

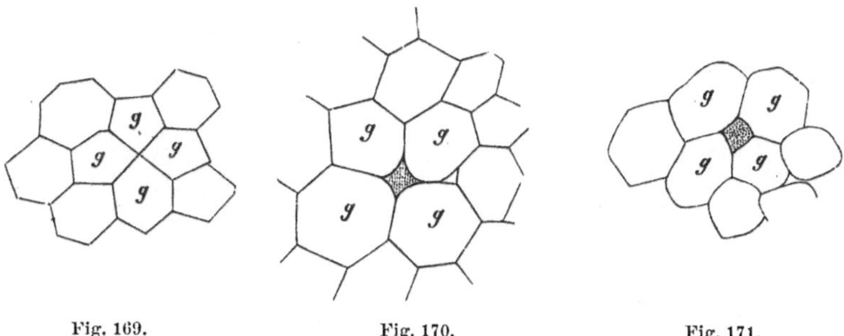

Fig. 169.   Fig. 170.   Fig. 171.

lung der ältern Zellen ein (Fig. 174, 175), so dass schliesslich der ausgebildete Harz- oder Balsamgang in einem besonderen Gewebe steckt (Fig. 176). Aus diesen den intercellularen Balsamgang umgebenden Zellen (Secernirungszellen, Epithel) dringt das ätherische Oel und darin gelöstes Harz durch ihre Wandung hindurch in den Gang.

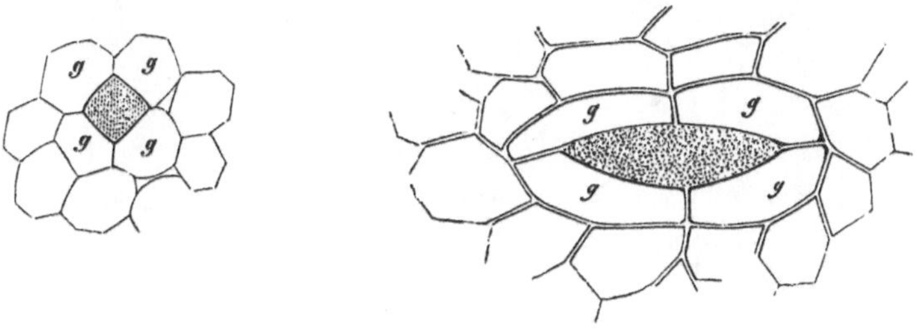

Fig. 172.   Fig. 173.

Einen auf die eben beschriebene Weise durch Auseinanderweichen von Zellen entstandenen Canal nennt man einen schizogenen.[1]

---

[1] σχίζω, ich spalte und γένος Entstehung.

169—171) Vier Grenzzellen *g g g g*, in Fig. 170 auseinanderweichend; in 171 äussert der so entstandene Intercellulargang einen Druck auf die Grenzzellen.

172—173) Anfang der Abplattung der Grenzzellen, welche in Fig. 173 stark radial zusammengedrückt sind; (Müller).

Bei der *Lärche* findet man n e b e n Harzbehältern dieser Art auch lysigene Gänge (Seite 218).

Im Längsschnitte durch diejenigen Gänge, welche uns hier näher angehen, ist eine Verästelung derselben nicht ersichtlich, so dass sie nicht ein Gefässystem darstellen, wie die Milchschläuche mancher Pflanzen,

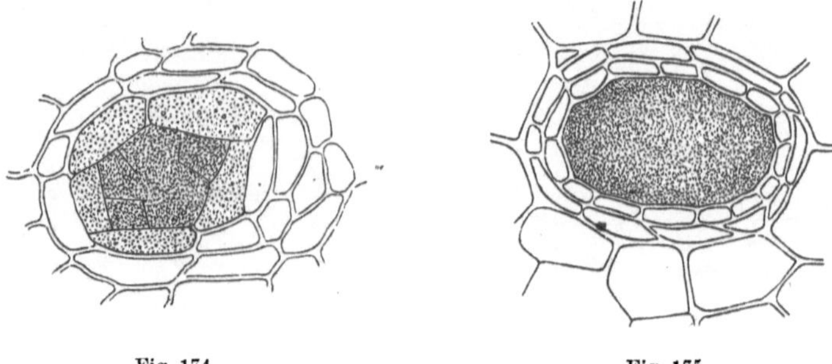

Fig. 174.   Fig. 175.

(z. B. Fig. 163 — 165). Die einfachere Form der Harzgänge entspricht ihrer Entstehungsweise, doch schliesst dieselbe nicht aus, dass die Gänge mitunter beträchtliche Länge erreichen (Fig. 176), wie

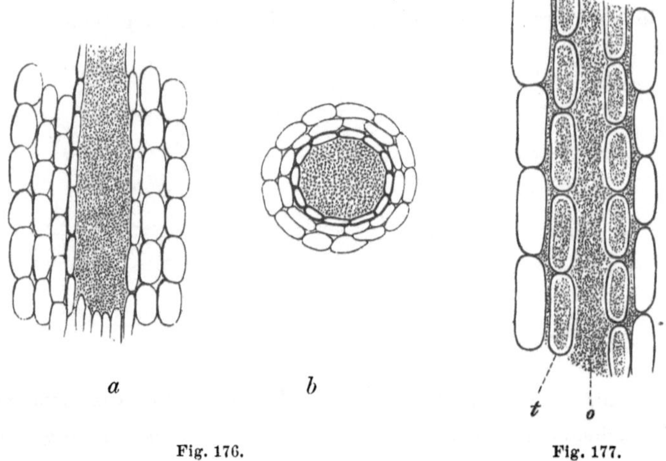

Fig. 176.   Fig. 177.

---

174) Anfang der Neubildung von Zellen in den Grenzzellen. (MÜLLER.)

175) Rings um den zum Oelraume erweiterten Intercellulargang ist eine Schicht tafelförmiger Tochterzellen (Secernirungszellen) entstanden. Querschnitt durch einen Wurzelast von *Inula Helenium*. (MÜLLER.)

176) Längsschnitt (*a*) und Querschnitt (*b*) durch einen Balsamgang (Oelraum) von *Rad. Enulae*.

177) Mittleres Stück eines Oelraumes aus *Rhizoma Arnicae* im Längsschnitte; *o* Oelraum, *t* Tochterzellen, noch nicht abgeplattet.

etwa in der *Sumbulwurzel* (Fig. 178) oder in *Rhizoma Imperatoriae* oder, wie schon erwähnt, in *Copaifera* und vermuthlich auch in *Dipterocarpus*[1]).

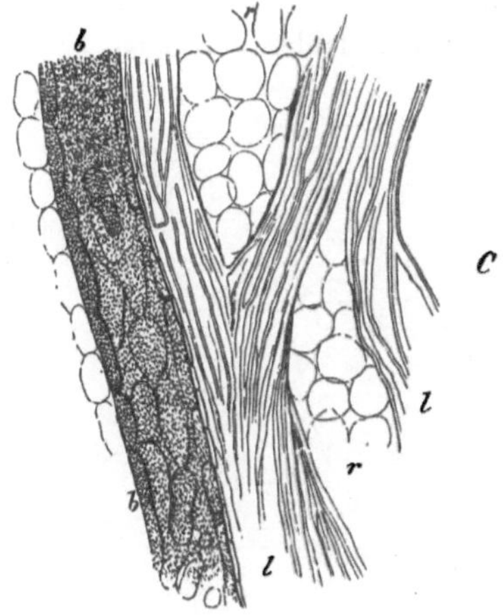

Fig. 178.

Die intercellularen Harzbehälter sind sehr verbreitet bei den Coni-

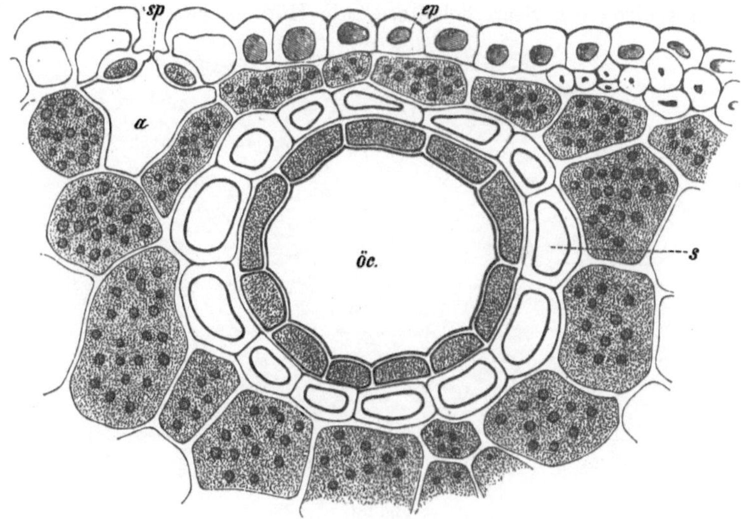

Fig. 179.

[1]) Flückiger, Pharmakognosie, 86.

178) Längsschnitt aus der Rinde von *Radix Sumbul (Ferula s. Euryangium Sumbul)*; *r* Markstrahlen, *l* Phloëm, *b* Oelgang (das unter demselben liegende Parenchym sichtbar).

179) Querschnitt durch den Oelkanal eines *Coniferen*blattes. *oc* Oelkanal, *s* Schutzscheide (aus Bastzellen) um denselben, *sp* Spaltöffnung, *a* Atemhöhle, *ep* Epidermis. (Tschirch.)

feren; hier finden sich dieselben nicht nur in der Rinde (Fig. 181), sondern auch im Holze (Fig. 180), den Zapfenschuppen[1]), ja selbst die Blätter enthalten meist zwei derselben (Fig. 179) an der Unterseite. Nur wenigen Coniferen (*Taxus*) fehlen sie ganz.

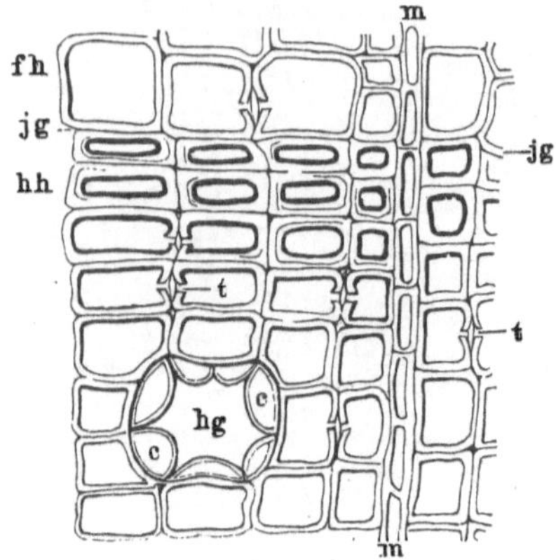

Fig. 180.

Auch der Copal entsteht, sowohl bei *Trachylobium* als bei *Hymenaea*, in schizogenen Secretbehältern, wie Höhnel gezeigt hat.

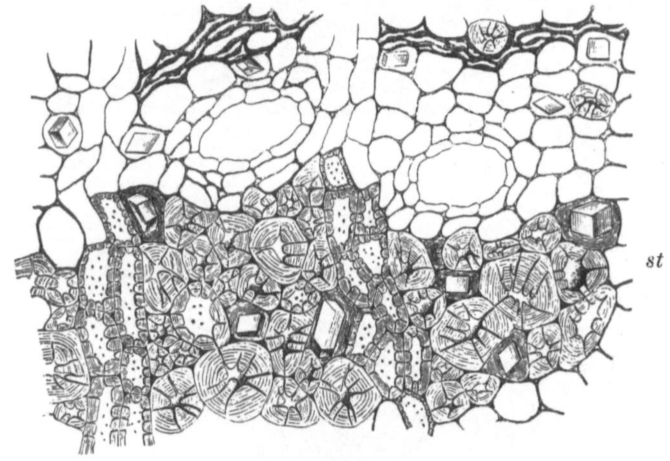

Fig. 181.

———————

[1]) Hanausek, Ueber die Harzgänge in den Zapfenschuppen einiger *Coniferen*. Jahresbericht der etc. Handelsschule in Krems 1880.

———————

180) Querschnitt aus dem Holze von *Pinus silvestris*. *jg* Jahresring, *fh* Frühjahrsholz, *hh* Herbstholz, *hg* Harzcanal, *c* Secernirungszellen, *t* Tüpfel, *m* Markstrahlen.

181) Querschnitt durch die Rinde von *Pistacia Lentiscus*. *st* Steinzellenplatte mit eingelagerten Krystallzellen, die Markstrahlen sclerotisirt. Harzgänge.

Während der Längsschnitt z. B. durch die Wurzelbildungen der Compositen und Umbelliferen weder eine regelmässige Anordnung[1]) noch eine Verbindung der Balsamgänge unter sich erkennen lässt, tritt auf dem Querschnitte nicht selten eine Gesetzmässigkeit in der Stellung jener Behälter entgegen. Der Wurzelstock der *Arnica* z. B. zeigt vor

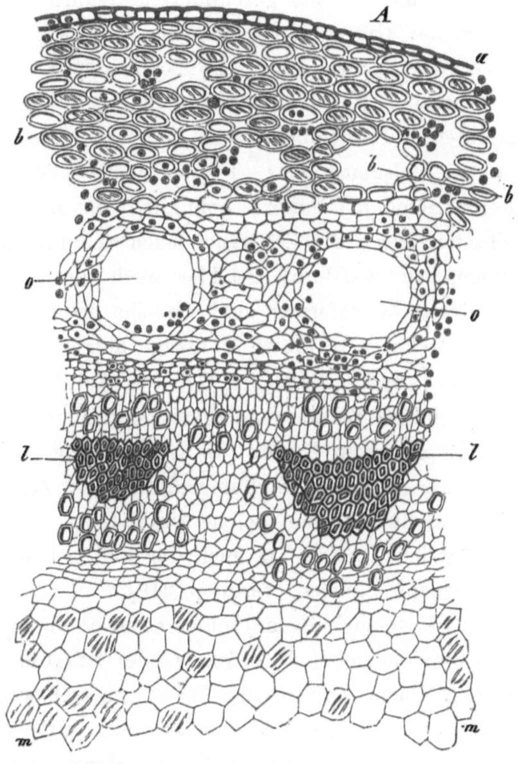

Fig. 182.

[1]) Ueber die Vertheilung der Harzgänge vergl. Hanausek, Zur Lage der Harzgänge. Irmischia II (1882) No. 3/4 und N. J. C. Müller, Untersuchung über die Vertheilung der Harze, äther. Oele, Gummi und Gummiharze und die Stellung der Secretbehälter im Pflanzenkörper in Pringsheim's Jahrb. für wissenschaftl. Botanik V (1867) 380. H. Mayr, Entstehung und Vertheilung der Sekretionsorgane der *Fichte* und *Lärche*. Botan. Centralblatt XX (1884) 278.

182) Stück des Querschnittes aus dem unterirdischen Stamme (Rhizom) der *Arnica montana*. Vor jedem Xylemstrahl (Holzbündel) *l* ein sehr grosser Oelraum *o*, *b* durch Zerreissung des Grundgewebes entstandene Lücken, *a* Wurzeloberhaut (Epiblema), *m* Mark. — Die Zellen des Grundgewebes spiralig gestreift; ausgetretene Oeltropfen in der Umgebung der Oelräume. Vergl. auch Berg, Atlas, Taf. 8, 9, 10.

jedem Fibrovasalstrange einen grossen Balsamgang (Fig. 182). Eine ähnliche Anordnung lässt sich in *Radix Angelicae* und *Levistici, Rhizoma Imperatoriae* u. and. nachweisen, obwohl sie oft im Laufe der nicht immer ganz gleichmässigen Entwickelung infolge von Zerrung der einzelnen Gewebe gestört wird.

Hand in Hand mit den eben geschilderten organischen Umbildungen vollziehen sich in der Umgebung der Gänge chemische Processe, welchen die Harze, ätherischen Oele und Schleimarten, ihren Ursprung und auch die besondere Form verdanken, die sie zum Uebertritte in die eben geschilderten Intercellularräume befähigt. Die Harze nämlich sind entweder als „Balsame" oder „Terpenthine" in ätherischen Oelen gelöst oder durch Schleim (Gummi) emulgirt. In diesen Formen erst sind sie im Stande, durch die Zellwände nach den für ihre Aufnahme angelegten Gängen zu wandern. So klar auch die Entstehungsweise der hier betrachteten Zellenformen und Gewebe erscheint[1]), so wenig ist doch die chemische Seite dieser Vorgänge aufgehellt. In manchen Fällen scheint Harz und ätherisches Oel aus Amylum zu entstehen; wenn dieses mit einiger Wahrscheinlichkeit angenommen werden darf, so drängt sich mit gleichem Rechte die Vermuthung auf, dass unter Umständen auch die mit dem Amylum in Betreff der Zusammensetzung übereinstimmende Cellulose eine gleiche Umbildung zu erleiden befähigt sei. Thatsächlich ist dies ja auch der Fall bei den schon oben besprochenen lysigenen Canälen (vergl. p. 218).

Nach Frank's Untersuchungen[2]) schien es als ob die für viele Umbelliferenfrüchte so bezeichnenden Oelräume oder Striemen, Vittae[3]), erst durch das in ihnen auftretende ätherische Oel auseinander getrieben werden, während die Balsamgänge der Umbelliferenwurzeln die durch Fig. 169 bis 175 erläuterte Entwickelung darbieten. Allein in manchen jener Früchte zeigen die Oelstriemen auch Reste von Querwänden (Fig. 183), welche vermuthlich eine Auflösung ursprünglicher Grenzzellen andeuten. Das verwitterte Aussehen der Gewebe, welche z. B. in *Fructus Carvi, Fructus Foeniculi* u. s. w. die Oelstriemen umgeben, spricht auch hierfür. Neuerdings ist jedoch nach-

---

[1]) Besonders geschildert von Müller l. c. 387. — Thomas, ebenda V, 48. — Siehe auch Frank, Beiträge zur Pflanzenphysiologie, Leipzig 1868. 120. 123.

[2]) Beitr. z. Pflanzenphysiologie 128.

[3]) Fig. 94*o*. Berg, Atlas, Taf. XXXXI, XXXXII, XXXXIII.

gewiesen worden, dass die Oelstriemen ebenso entstehen, wie die Harzbehälter der Wurzeln[1]), also schizogenen Ursprungs sind.

In *Fructus Conii* finden sich zur Zeit der Reife, wie schon oben
erwähnt, ausnahmsweise nicht Oelstriemen[2]), sondern eine zusammenhängende Zellschicht (Fig. 184) als Sitz des ätherischen Oeles und
des Coniins. Im Längsschnitte (Fig. 185) gesehen, stellt sie stockwerkartig übereinander gebaute Zellen dar; würden ihre Querwände verschwinden, so hätte man das Bild eines durch Resorption entstandenen

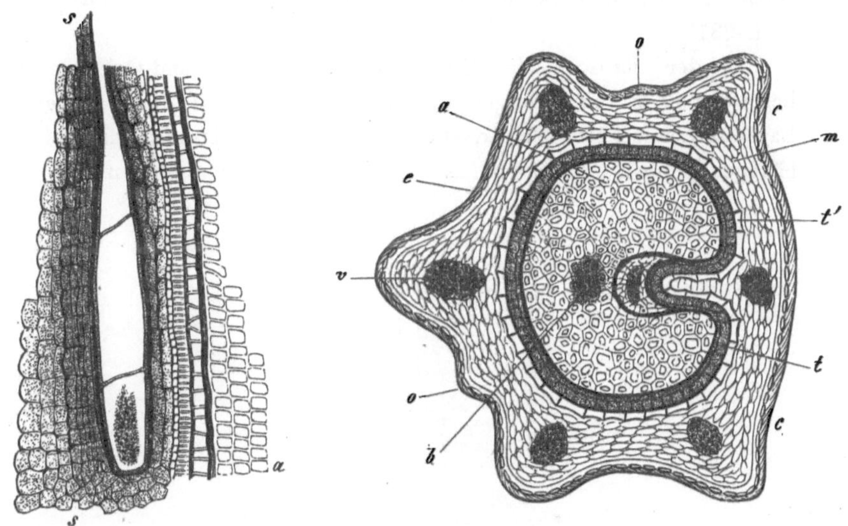

Fig. 183.   Fig. 184.

Oelganges.   Eine solche Auflösung der Querwände tritt aber in *Fructus
Conii* nicht ein.

Die eben besprochenen Räume enthalten entweder ätherisches

---

[1]) LANGE, Ueber die Entwickelung der Oelbehälter bei den Umbelliferen
Königsberg 1884. Dissertation. Vgl. auch E. BARTSCH, Beiträge zur Anatomie
und Entwickelungsgeschichte der Umbelliferenfrüchte. Inaugural-Dissertation.
Breslau 1882.

[2]) In jungen Fruchtknoten sind sie in der Anlage vorhanden, werden
aber nicht ausgebildet.

183) Längsschnitt durch einen Oelgang aus *Fructus Foeniculi* mit Querwänden. *s* dun-
kelbraunes verwitterndes korkartiges Gewebe, *a* Sameneiweiss.

184) Querschnitt durch *Fructus Conii; a* Sameneiweiss, *b* Embryo, *cc* Fugenfläche (com-
missura), *e* Epidermis, *m* Gewebe der Fruchtschale, *t'* innerste Schicht desselben, *t* Zellen-
schicht, welche ätherisches Oel und Coniin enthält, *o* Thälchen (vittae), *v* Rippen (costae), von
Fibrovasalsträngen durchzogen.

15*

Oel (Myrtaceen), welches in den Drogen oft schon mehr oder weniger
verharzt ist, oder ein Gemenge von ätherischem Oel und Harz oder endlich Harz selbst.

Harz, welches frei von ätherischem Oele ist, trifft man übrigens
auch in *Lignum Guaiaci, L. Quassiae*, in Form spröder, formloser
Massen an. In diesen beiden Pflanzen stellt sich das Harz erst nachträglich (im Alter) in gewöhnlichen Holzzellen und Gefässen des Kern-
holzes ein; verhält sich also ähnlich wie das physiologische Gummi
(siehe 145) mit dem es auch chemisch verwandt zu sein scheint (siehe
auch 231).

Bei der microscopischen Untersuchung treten Harz und Oel, namentlich wenn sie mit einander gemengt, als Balsam, vorkommen, aus jenen
Lagerstätten in Form kleiner, stark lichtbrechender Tropfen aus, welche
häufiger gelblich oder bräunlich als farblos sind und sich mit Wein-

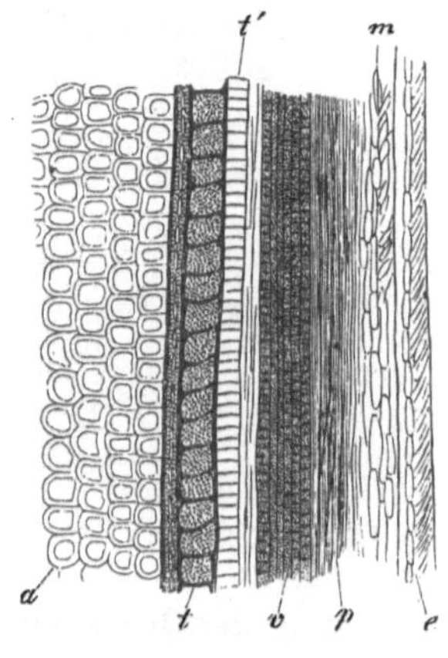

Fig. 185.

geist oder doch mit absolutem Alcohol, mit Aether, Benzol, mit fetten
und ätherischen Oelen klar mischen lassen.

Aber auch ein Gemenge von Gummi, Harz und ätherischen Oelen
(Gummiharz), wie bei *Asa foetida, Galbanum, Ammoniacum*, ja sogar
Gummi oder Schleim allein (Cycadeen[1])) findet sich in schizogenen
Secretbehältern.

---

[1]) G. Kraus in Pringsh. Jahrb. f. wissensch. Botan. IV, 305, Taf. XXI
und XXIII.

---

185) Längsschnitt durch die Coniinschicht *t* der Fig. 184. — Bedeutung der Buchstaben
wie in 184.

Uebrigens darf man aus einem Indifferentismus in Zellen oder Intercellularen vorkommender Massen gegen die obigen Lösungsmittel immer noch nicht auf Abwesenheit von Harz schliessen, da die älteren Harzklumpen sich nur schwierig auflösen.

Durch Alkannatinctur werden Harze roth, das Reagens von Unverdorben und Franchimont (wässerige Lösung von Kupferacetat) färbt die Harztropfen nach mehrtägigem Liegen in der Flüssigkeit smaragdgrün.

Die Harze sind aber nicht auf jene Behälter beschränkt, wie schon aus der Schilderung der letztern hervorgeht. In jugendlichen Zellen, wo Harz nur erst in geringer Menge gebildet wird, geht ihm oft noch eine besondere Färbung ab, ebenso wenn das Harz halbflüssige Körnchen darstellt, wie besonders in denjenigen Pflanzen, wo es emulgirt als Bestandtheil von Milchsäften auftritt, z. B. in *Tuber Jalapae*. Diese äusserst feine Zertheilung und Verflüssigung der Harze wird in den Milchsäften der Umbelliferen befördert durch den Gehalt an ätherischem Oele. Unter solchen Umständen lässt sich das Harz an seiner Neigung zur Aufnahme von Farbstoffen erkennen; vorsichtig in entsprechender Menge zugesetzte Jodlösung oder besser in Wasser gelöste Anilinfarben, Carmin u. s. w. leisten zu diesem Ende gute Dienste. Allerdings ist damit nicht immer der Beweis geliefert, dass die gefärbten Körper Harze sind, aber die Färbung gewährt doch gute Anhaltspuncte.

Die schizogenen Secretbehälter sind meist geschlossen. Es giebt aber auch Fälle, wo der Secretraum offen ist und mit (bisweilen gleichfalls secretführenden) Intercellularen des Parenchyms communicirt (*Oxalis floribunda, Peganum Harmala, Lysimachia Ephemerum*).

Bezüglich ihrer Morphologie und Entwickelungsgeschichte muss man also folgende Arten von Secretbehältern auseinander halten:

I. Echte Zellen.

    a) Einzeln im Innern der Gewebe, in allseitiger Verbindung mit den übrigen Gewebselementen,

        1. ölführend: *Macis, Laurus, Cortex Angosturae,* Zingiberaceenwurzeln, *Acorus Calamus, Zimmtrinde,*

        2. schleimführend: *Zimmtrinde, Ulmenrinde, Althaeawurzel.* (Ganze Gewebe erfüllend bei *Caragen*),

        3. milchsaftführend, einfach: *ostasiatische Gallen* der *Rhus*-Arten, verzweigt: Euphorbiaceen,

    4. krystallführend, besonders bei Monocotylen,

    5. gerbstoffführend.

b) In Zellzüge vereinigt,

    Fructus Conii, Tuber Jalapae, Dichopsis Gutta.

c) Als Drüsenköpfe von Haaren,

    1. auf der Epidermis Drüsenhaare der Labiaten, *Kamala,*
    Glandulae Lupuli, (Colleteren),

    2. in Intercellularen hineinragend (*Aspidium Filix mas.*).

II. Secretbehälter entstanden durch Zellfusionen:

a) von Zellreihen: Milchschläuche (Papáveraceen, Cichoriaceen,
Campanulaceen),

b) von gleichartigen Zellcomplexen: lysigene Oel- und Balsamgänge (Rutaceen mit Einschluss der Aurantieen),

c) von ganzen, auch ungleichartigen, Gewebspartien: Gummidrüsen
(Gummose).

III. Echte Intercellularräume:

a) Oel oder Harz führend, schizogene Balsamgänge (bei den Coniferen Umbelliferen[1]), Myrtaceen, Leguminosen, Hypericineen).

b) gummiharzführend (Wurzeln einiger Umbelliferen),

c) schleimführend, schizogene Schleimgänge (Cycadeen),

d) milchsaftführend (*Alisma Plantago*).

Die Secretbehälter können protogen sein, d. h. sich schon in
ganz jugendlichen Geweben bilden, oder aber hysterogen, d. h. in
altem fertigen Gewebe nachträglich entstehen.

Im durchfallenden Lichte erscheinen viele Blätter in Folge Vorhan-
denseins von Harzzellen, Harzlücken und Krystallzellen fein punctirt.
Bokorny hat diese „durchsichtigen Puncte“ diagnostisch verwerthet[2]).
Harzzellen bedingen die durchsichtigen Puncte bei den Lauraceen, Piperaceen, Meliaceen, Sapindaceen, Canellaceen, Anonaceen u. A. — Harzlücken bei den Myrsineen, Myrtaceen, Rutaceen, Hypericineen.

---

    [1]) Die Grösse der Harzcanäle besitzt bei der Unterscheidung der
Rad. Levistici und *Angelicae* diagnostischen Werth. Bei ersterer sind dieselben ebenso weit als die Gefässe, bei der *Angelica* dagegen erheblich
weiter.

    [2]) Die durchsichtigen Puncte der Blätter in anatomischer und systema-
tischer Beziehung. Flora 1882.

Pathologische Gebilde.

Nachdem die morphologischen und anatomisch - physiologischen Verhältnisse der im normalen Lebensprocesse der Pflanzen gebildeten Organe, soweit sich dieselben auf unsere Aufgabe beziehen, besprochen worden sind, sei nun noch einiger Erscheinungen gedacht, die durch Eingriffe in den normalen Lebensprocess hervorgerufen werden.

Wenn ein Pflanzentheil durch die Hand des Menschen oder ein Thier verwundet wird, so vermag derselbe den Schaden gut zu machen. Die gewöhnlichste Form des Schutzes ist die, dass an der Wundstelle Kork (Schutzkork) erzeugt wird. Fig. 109a zeigt, z. B. wie an einer durch ein Insect verwundeten *Vanille*frucht rings um die Wundstelle herum Kork entstanden ist, wodurch der Zutritt der Luft zu den inneren Geweben abgeschlossen wird. Der Kork ist die gewöhnliche Form des Schutzes bei zarten Organen, wird aber natürlich nur dort angetroffen, wo noch zarte, leicht verkorkbare Zellen sich vorfinden. Verwunden wir dagegen den Stamm einer dicotylen Holzpflanze bis zum Holzkörper, so wählt die Pflanze ein anderes Schutzmittel, da hier Zellen freigelegt werden, die nicht mehr verkorken können. Zunächst entsteht im Holzkörper in allen Zellen, die an die Wundstelle grenzen, als Exsudat der dicken Membranen Gummi (Wundgummi), welches nach und nach die Zellhöhlung erfüllt und so die Wunde geradezu verstopft. Die im todten Kernholz officineller Ligna vorkommenden Gummi- und Harzmassen (p. 228) sind wahrscheinlich solches Schutzgummi. Während dieses Processes sucht aber auch die Pflanze in der noch bildungsfähigen Rindenpartie die Wunde von beiden Seiten her zu schliessen. So entstehen durch sehr lebhaftes Wachsthum in der angrenzenden cambialen Zone breite wulstige Polster, Ueberwallungen, welche nach und nach die Wundstelle immer mehr verengern, ja endlich ganz verschliessen können.

Solche durch äussere Eingriffe erzeugten Gewebewucherungen nennt man Hypertrophieen. Sie treten aber nicht nur in der Gestalt von Ueberwallungen auf, sondern auch in manigfach geformte Misbildungen, die nicht ohne weiteres mit den Ueberwallungen zusammengestellt werden dürfen. Während nämlich diese als Reaction gegen eine einmalige Verwundung zu betrachten sind, stellen sich jene, die man ganz allgemein mit dem Namen Gallen oder Cecidien bezeichnet, in den Dienst des verwundenden Thieres oder der parasitären Pflanze. Darnach können je nach dem betreffenden Organismus Pilzgallen (Mycocecidien) — denn von allen Pflanzen erzeugen nur die parasitären Pilze solche Bildungen — und Thiergallen (Zoocecidien) unterschieden werden. Ob aber eine Pflanze oder ein Thier die Ursache ist, stets sind die Symptome dieselben. Durch starke, oft gewaltig vermehrte Zellbildung und Zelltheilung wird der befallene Pflanzentheil, der stets aus noch bildungsfähigen Zellen besteht, sehr erheblich vergrössert, indem manigfache, oft sehr bizarre Misbildungen entstehen. Eine lebhafte Säftezufuhr bewirkt eine reiche Ernährung, die oft so stark ist, dass nicht nur der Bedarf für die Neubildung des Zellgewebes gedeckt wird, sondern dass sich auch noch manigfache Ueberschussproducte (z. B. Stärke) in den Zellen anhäufen. Ausserdem entstehen noch häufig eigenthümliche Körper (z. B. Gerbstoffe) in den Zellen der Galle, die den übrigen Geweben der Pflanze entweder fehlen, oder doch in viel geringerer Menge in ihnen enthalten sind. In einer derartigen, durch Reiz vermehrten und qualitativ veränderten Bildungsthätigkeit liegt also das Wesen der Gallenbildung.

In den Pilzgallen durchwuchern die Hyphen des Pilzes, durch die inhaltsreichen Zellen ernährt, die Anschwellung. Bei den Thiergallen dient das meist hohle Innere dem Insect als Aufenthaltsort, es macht in ihnen wohl seinen gesamten Entwickelungsgang vom Ei bis zum fertigen Insect (*Cynips*gallen der *Eichen*), ja sogar mehrere Generationen (*Aphiden*gallen auf *Rhus semialata*) durch.

Da die Gallen, nur wenn sie in quantitativ sehr erheblicher Menge erzeugt werden, die Pflanze ernstlich schädigen, so liegt also hier ein Fall von Symbiose[1]) (Zusammenleben) zweier verschiedenen Reihen angehöriger Wesen vor, der jedoch, da das eine vornehmlich auf Kosten des andern lebt, stark an Parasitismus grenzt. Höchst bemerkenswerth sind diese Bildungen schon dadurch, dass eine Pflanze einem Thier dient und diesem das Wohnhaus baut.

---

[1]) σύν mit βιειν leben.

Da sich an der Erzeugung der Thiergallen — und nur diese interessiren uns hier — Thiere aus verschiedenen Classen (Hemipteren, Dipteren, Hymenopteren u. a.) betheiligen, so lässt sich etwas allgemein zutreffendes über diese Gallbildungen, die auf Pflanzen aller Familien der Phanerogamen vorkommen [1]), nicht aussagen. Ihre Form ist, wie die Art des Reizes, äusserst manigfaltig.

Technisch wichtig sind nur die gerbstoffreichen Gallen, welche aber auch unsere besten Gerbstofflieferanten sind. Besonders die *Eichen* liefern viele werthvollen Gallen [2]).

Die kleinasiatischen Gallen (Gallen schlechtweg) entstehen durch den Stich des Legerüssels der weiblichen Thiere von *Cynips gallae tinctoriae* OLIVIER (einer Hymenoptere) in die jungen Knospen der *Quercus lusitanica* LAMARCK. Das in dem hypertrophischen Gewebe aus dem hineingelegten Ei sich entwickelnde weibliche Thier bohrt sich später ein Flugloch und entschlüpft der Galle, von welcher es also während einer seiner Lebensphasen beherbergt wurde.

Die sogenannten chinesischen und japanesischen Gallen dagegen werden hervorgerufen durch den Stich des Legerüssels der weiblichen *Aphis sinensis* (einer Hemiptere) in die jüngeren Triebe und Blattstiele der *Rhus semialata* MURRAY. In der meistens sehr grossen Galle entwickeln sich die zahlreich eingeführten Eier zu Läusen, machen einen mehrmaligen Generationswechsel durch und entschlüpfen endlich. In der käuflichen Galle findet man noch häufig die durch Brühen getödteten oder sonst zu Grunde gegangenen Thierchen.

---

[1]) Vergl. namentlich FRANK, Handbuch der Pflanzenkrankheiten.

[2]) Eine sehr sachgemässe Schilderung haben die technisch und pharmaceutisch verwendeten Gallen durch HARTWICH (Arch. d. Pharm. 21 (1883) 820) erhalten; vgl. auch WIESNER, Rohstoffe des Pflanzenreiches. Wien 1873. 846 S., mit zahlreichen Abbildungen.

Microchemische Reagentien.

Im Laufe der obigen Darstellung wurde bereits der chemischen Nachweisung dieses und jenes Stoffes gelegentlich gedacht, und in der That gewährt die Behandlung microscopischer Schnitte mit geeigneten Reagentien viele werthvolle Aufschlüsse. Wie überall, so sind auch hier bestimmte Antworten zu erlangen, wenn systematische und genau formulirte Fragen gestellt werden. Als Mittel hierzu dienen chemische Reagentien[1]), worunter die folgenden als besonders wichtig bezeichnet werden dürfen:

1. **Chromsäure** (frei von Schwefelsäure) in 100 Theilen Wasser gelöst. Sie eignet sich ganz allgemein dazu, zusammengesetzte, verdickte Zellwände und Inhaltskörper aufzulockern, wodurch sehr oft feinere Structurverhältnisse blos gelegt werden, da die Chromsäure namentlich auch dunkel gefärbte Zellwände aufzuhellen vermag und anderseits Schichten und feinere Membranen ablöst und zu deutlicher Anschauung bringt. So werden durch diese Säure die Stärkekörner völlig aufgeblättert, die Schichten der *China*bastfasern (S. 135, Fig. 73) von einander getrennt und verholzte Membranen gelöst, verkorkte aufgehellt.

In grösserer Concentration oder während längerer Zeit einwirkende Chromsäure zerstört die Zellwände. Ihre Anwendung erfordert daher fortwährende Beobachtung der damit behandelten Schnitte, um die Folge der Erscheinungen vollständig zu überblicken.

2. **Salzsäure** von 1,11 sp. G. wirkt weit weniger energisch auf die Zellwände, bemächtigt sich aber, ohne diese in störender Weise

---

[1]) Vergl. POULSEN, botanische Microchemie, Cassel 1881 und BEHRENS, Hilfsbuch zur Ausführung microscopischer Untersuchungen, Braunschweig 1883. In diesen beiden Werken auch zahlreiche Literaturangaben.

aufzuquellen, mancher Inhaltsstoffe und lässt dadurch den Bau der Gewebe deutlicher erkennen (stärkere Säure bewirkt Quellung). Das Calciumoxalat (Seite 111) wird von Salzsäure leicht aufgelöst.

3. Schwefelsäure.

Die verdünnte Säure (1,110 sp. G.) bewirkt Quellung der Stärke und der Membranen. Cellulose wird durch sie in Amyloid umgewandelt (Seite 139).

Concentrirte Schwefelsäure (1,836 sp. G.) löst Membranen und Inhalt; nur Cuticula, Kork, die Schutzscheiden (Seite 177), die Intercellularsubstanz und die Oeltröpfchen des Zellinhaltes widerstehen ihrer Einwirkung.

In der Phloroglucinreaction (unten Seite 140) kann Schwefelsäure an Stelle der Salzsäure verwendet werden. Mit Indol gemischt ist die erstere ein gutes Reagens auf verholzte Membranen.

4. Salpetersäure von 1,18 sp. G. färbt entweder allein, oder

nach Zusatz von Ammoniak sowohl Proteïnsubstanzen, als die Mittellamelle gelb. Höhnel benutzt sie zum Nachweise des Suberins (Cerinreaction).

Da Salpetersäure so gut wie Salzsäure und Schwefelsäure das Amylum auflöst, so kann man die erstere ebenfalls zur Aufhellung von stärkereichen Geweben benutzen.

Allein oder noch besser unter Zusatz von chlorsaurem Kalium (Schultze'sche Maceration) ist die Salpetersäure das beste Mittel die einzelnen Gewebselemente zu isoliren. Die siedende Säure, in welche man nach und nach Körnchen des Kaliumchlorates einträgt, löst die Mittellamelle auf. Dieses Verfahren ist namentlich dann anzuwenden, wenn es sich um Untersuchung pflanzlicher Pulver (*Zimmt, China* etc.) handelt; dunkle Membranen werden dabei gleichzeitig gebleicht.

In erwähnter Weise gekochtes Abschabsel von Drogen zerfällt beim Aufdrücken des Deckglases in die einzelnen Elemente (Fig. 186), welche alsdann bequem weiter untersucht werden können. Doch ist dabei zu berücksichtigen, dass bei Anwendung des Reagens sowohl Quellungen in den Membranen, als Auflösungen der Inhaltskörper stattfinden. Ebenso ist zu beachten, dass die Schultze'sche Maceration das Lignin aus den verholzten Membranen auflöst, so dass dieselben alsdann die Cellulosereaction zeigen.

Bevor man die so behandelten Objecte unter das Microscop bringt, ist es nothwendig das Reagens gut auszuwaschen.

5. **Essigsäure** von 1,04 sp. G. hellt solche Schnitte oft in überraschender Weise auf, welche mit Alcalien behandelt worden waren. Da Calciumoxalat in Essigsäure unlöslich ist, so mag sie auch wohl zur Bestätigung herbeigezogen werden, wenn es sich um die Erkennung dieses Salzes handelt (vgl. Seite 116). Ebenso ist die Säure dienlich

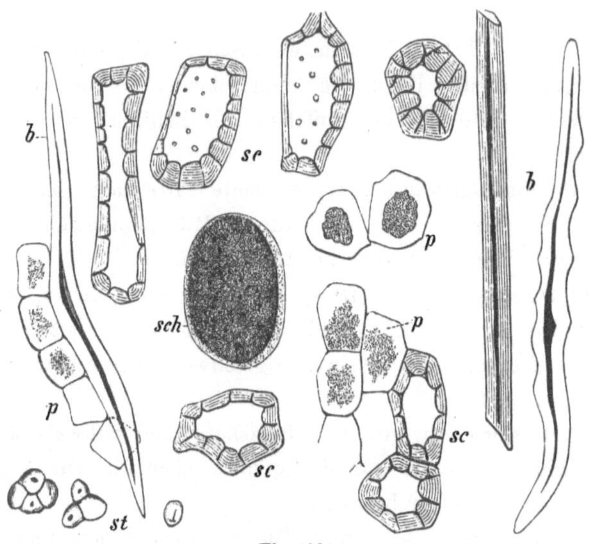

Fig. 186.

bei der Untersuchung des Plasmas, da sie den Zellkern scharf hervortreten lässt.

6. Neutrales **Kupferacetat**, gelöst in 20 Th. Wasser. Legt man harzhaltige Gewebe einige Tage in diese Lösung, so verbindet sich das Metall mit dem Harze zu grünen Klumpen.

7. **Gerbsäure** wird jeweilen unmittelbar vor dem Gebrauche in 20 Theilen Wasser aufgelöst und zur Aufsuchung von Alcaloïden gebraucht.

Man stellt durch Befeuchtung dünner Schnitte vermittelst Wasser, welchem eine geringe Spur Essigsäure zugesetzt war, einen concentrirten Auszug her und prüft durch allmäligen Zusatz weniger Tropfen der Gerbsäurelösung auf dem Objectträger selbst. Entsteht eine Trü

---

186) Durch Maceration mittelst SCHULTZE'scher Macerationsflüssigkeit isolirte Elemente der *Zimmtrinde.* *b* Bastzellen, *sc* Steinzellen (Sclereïden), *p* Parenchym, *sch* Schleimzellen. — *st* Stärkekörner des *Zimmt.* (TSCHIRCH.)

bung, so kann sie durch Alcaloïde, aber auch wohl durch Bitterstoffe oder Eiweiss, hervorgerufen worden sein.

8. **Natronlauge** von 1,16 sp. G., enthaltend 15 pC. Natriumhydroxyd. Statt der officinellen Lauge kann zu manchen Zwecken eine gleich starke weingeistige Auflösung dienen; von gleicher Wirkung sind auch die entsprechenden Lösungen vou Kaliumhydroxyd.

Die Aetzlauge führt eine Quellung der Zellwände und Auflösung vieler, namentlich auch gefärbter Inhaltsstoffe herbei, wodurch die Schnitte sehr aufgehellt werden; verholzten Membranen wird durch erwärmtes Natron oder Kali das Lignin entzogen. In vielen Fällen lässt die Behandlung der Gewebe mit Alkali Schichtungsverhältnisse deutlicher hervortreten. Die Proteïnkrystalloide verrathen ihre organische Structur durch Aufquellen, wobei ihre ebenen Flächen sich meist abrunden und die Winkel sich ändern. Manche gelbe Farbstoffe (Chrysopban in der *Rhabarber*, Frangulin in *Cortex Frangulae*, Chrysarobin) werden durch Alkalien roth, eine Reaction, zu welcher sich übrigens auch Kalkwasser gut eignet.

9. **Natriumhydroxyd** (festes Aetznatron) oder Kaliumhydroxyd können in Form von Pulver bequem aufgehoben und benutzt werden, wenn es nicht nöthig ist, die anzuwendende Menge genauer zu bemessen.

10. **Ammoniak** von 0,96 sp. G. ist häufig empfehlenswerther als Natron und Kali, da letztere beide oft allzu energische Quellungen herbeiführen, welche die Reinheit der Umrisse beeinträchtigen. Auch ist die Gallerte, welche durch Einwirkung der fixen Alkalien auf Amylum entsteht, sehr störend. Bei Anwendung von Ammoniak ist beides nicht der Fall, während sein Lösungsvermögen für Farbstoffe nicht geringer ist. Amylum erleidet durch Ammoniak keine Veränderung.

Noch weiter verdünntes Ammoniak eignet sich zum Aufweichen getrockneter Pflanzen und mancher Drogen, welche man eingehender untersuchen will. Mit Salpetersäure behandelte Schnitte, welche man auswäscht und mit Ammoniak befeuchtet, lassen Proteïnsubstanzen und Mittellamelle mit gelber Farbe scharf erkennen (Xanthoproteïnreaction).

11. **Alkalisches Kupfertartrat.** Die Auflösung von weinsaurem Kupfer-Natrium in Aetzlauge, die sogenannte FEHLING'sche Flüssigkeit, ist für microchemische Zwecke nicht angenehm zu handhaben. Dagegen ist folgendes Verfahren empfehlenswerth.

Man giesse zusammen 3 Theile eisenfreien Kupfervitriol, gelöst in 30 heissem Wasser und 7 Seignette-Salz (Kalium-Natrium-Tartrat) in

20 heissem Wasser, sammle den Niederschlag und trockne ihn. Zum Gebrauche bringe man davon ein wenig auf den Objectträger, füge ein Körnchen Aetznatron bei, hierauf einige Tropfen Wasser, bis klare Lösung erfolgt, oder bewirke diese auch durch möglichst wenig Aetzlauge (No. 8). Dann erst wird der Schnitt damit befeuchtet. Dieses alkalische Kupfertartrat nun dient zur Prüfung auf Zucker, indem unkrystallisirbarer, sog. Fruchtzucker (S. 124) daraus sofort rothgelbes Kupferoxydulhydrat ausscheidet. Sehr bald geschieht dieses auch in gelinder Wärme, wenn Traubenzucker zugegen ist, aber selbst beim Kochen nicht, wenn nur Rohrzucker (oder Mannit) vorhanden ist. Auch Dextrin vermag übrigens in der Wärme das Kupfertartrat zu reduciren.

Die Gummi- und Schleimarten rufen in dem alkalischen Kupfertartrat keine Reduction hervor.

Sachs verfährt folgendermassen bei der Reaction auf Traubenzucker. Er legt die (dicken) Längsschnitte einige Minuten in Kupfersulfatlösung (1 Th. Sulfat, 4 Th. Wasser), spült dieselben alsdann mit Wasser ab und trägt sie in siedende Aetzkalilösung (1 Th. der Lauge (No. 8), 2 Th. Wasser). Traubenzuckerhaltige Zellen zeigen sich alsdann mit einem rothgelben, körnigen Niederschlage ($Cu_2 O$) erfüllt. Bei dieser Reaction ist es nothwendig die Zeit des Liegenlassens und Auswaschens, die Dicke des Schnittes etc. genau abzumessen, wozu einige Uebung erforderlich ist. .

Den im Parenchym abgelagerten Eiweissstoffen ertheilt alkalisches Kupfertartrat eine violette Färbung, indem Verbindungen des Kupfers mit den Proteïnstoffen entstehen, welche 1872 durch Ritthausen bekannt geworden sind.

12. **Kupferoxydammoniak** erhält man durch Schütteln von Kupferspänen mit Ammoniak von 0,960 sp. G. unter Zusatz von sehr wenig Salmiak; in anderer Weise dargestelltes Kupferoxydammoniak wirkt in einzelnen Fällen verschieden. Diese Flüssigkeit ist das einzige Lösungsmittel für Cellulose; jedoch ist zu bemerken, dass sie auf die Zellwände je nach ihrer Dichtigkeit und Reinheit sehr verschieden wirkt, manche, wie z. B. die Hyphen der Pilze, den Kork, gar nicht angreift, wenigstens nicht ohne vorheriges Kochen mit Aetzlauge oder mit chlorsaurem Kalium und Salzsäure. Die Wirkung des Kupferoxydammoniaks tritt nicht augenblicklich ein.

Das Kupferoxydammoniak ist nur brauchbar, wenn es Baumwolle in einigen Stunden auflöst. Es ist zweckmässig, dasselbe vor Licht geschützt und nicht längere Zeit aufzubewahren.

13. **Glycerin** von 1,225 sp. G. dient als Aufhellungsmittel sehr allgemein; bei höherer Concentration kommt auch seine wasserentziehende Kraft in Betracht. Bei der Untersuchung auf solche Inhaltsstoffe, welche sich rasch in Wasser lösen würden (Aleuron, Gerbsäure), ist concentrirtes Glycerin sehr brauchbar, da es sein Auflösungsvermögen nur allmälig bethätigt. So lässt sich auch unter Glycerin die schrittweise Aufquellung schleimgebender Membranen und das Zerfallen ölhaltiger Gebilde bequem verfolgen und durch Wasserzusatz beliebig beschleunigen.

14. **Wasserfreier Alcohol** dient dazu, um z. B. Schleim sichtbar zu machen, der durch Wasser weggeführt oder sich mit Glycerin klar mischen würde. Aetherische Oele und Harze werden durch Alcohol gelöst.

Fette und Wachs sind in kaltem Alcohol wenig löslich, können aber meistens durch Kochen in Lösung gebracht werden.

Plasma wird durch Alcohol getödtet und gehärtet; da er wasserentziehend wirkt, so löst sich bei seiner Anwendung, ebenso wie bei Glycerinzusatz, das Plasma von der Membran ab.

Die Gewebe können durch Alcohol von Luft befreit werden, da derselbe leichter in die Intercellularräume eindringt, auch mehr Luft aufzunehmen vermag als das Wasser.

Durch Einlegen der betreffenden Organe in Alcohol erhält man sowohl das Inulin (S. 108), als auch das Hesperidin (S. 125) in Sphaerokrystallen, ja selbst Asparagin und Zucker sind in daran besonders reichen Organen durch Alcohol zum Krystallisiren zu bringen.

15. Alcohol von 85 Gewichtsprocenten, ungefähr 0,83 sp. G., gewöhnlicher **Weingeist**, leistet in den meisten Fällen dasselbe wie der wasserfreie.

16. **Alcohol von 60 Procenten** löst ausser den Harzen auch schon die Zuckerarten in ziemlicher Menge.

17. **Aether** wird zur Beseitigung von festen und flüssigen Fetten verwendet, wobei auch Harze und ätherische Oele mit in Lösung gehen.

18. **Benzol** ($C^6 H^6$) dient in gleicher Weise wie Aether, gestattet aber, da es bei 80° siedet, besser gelinde Erwärmung (Vorsicht!), welche oft sehr förderlich ist. Das Gleiche gilt von:

19. **Chloroform.** Harze, Fette, Wachs, ätherische Oele lösen sich in Aether, Benzol, Chloroform. Diese Flüssigkeiten lässt man in der Regel nicht zu dem Präparate (unter dem Deckglase) fliessen, sondern legt letztere am besten in ein mit dem Reagens gefülltes Uhrschälchen.

Erhärtete Harzballen, wie sie sich oft in älteren Drogen finden, widerstehen der Einwirkung der Lösungsmittel oft lange Zeit, was man, um Täuschungen zu vermeiden, berücksichtigen muss. Weingeistiges Natron wirkt oft besser als Alcohol und die anderen Lösungsmittel.

20. **Paraffin** von niedrigem Siedepuncte (55 bis 75°), sogenannter Petroleumäther oder Petroleumbenzin. Diese Flüssigkeit dient zu ähnlichen Zwecken, wie Aether, Benzol und Chloroform, wirkt jedoch weit weniger lösend auf Harze.

21. **Fettes Oel** (am besten Mandelöl) wird als Einlegeflüssigkeit mit Vortheil dort verwendet, wo man neben fettem Oel in den Zellen vorkommende andere Inhaltsbestandtheile untersuchen will, die durch Glycerin oder Wasser zersetzt oder gelöst werden (Aleuron). In fettem Oel liegende Schnitte durch ölreiche Samen erscheinen, da das Oel durch die Einlegeflüssigkeit aufgenommen wird, stark aufgehellt.

22. **Flüssiges hochsiedendes Paraffin**, „Paraffinum liquidum", leistet in den meisten Fällen dasselbe wie das fette Oel und ist in der Anwendung reinlicher.

23. **Jod** in Pulverform ruft, auf befeuchtete Schnitte gestreut, nicht selten reinere Färbungen hervor als Jodlösungen; das überschüssige Jod ist mit Wasser leicht wegzuspülen. Gepulvertes Jod backt leicht zusammen; es ist angenehmer, dasselbe mit Kieselgur oder Bimstein zerrieben vorräthig zu halten, welche bei manchen mit Jod auszuführenden Reactionen nicht hinderlich sind.

In Betreff der Verwendung des Jods und seiner Auflösungen zur Erkennung von Stärke, Cellulose, Proteïn vgl. oben die betreffenden Abschnitte.

24. **Jodwasser.** 1 Th. Jod mit 4000 Th. Wasser geschüttelt, als Reagens auf Stärke und ähnlich reagirende Formen der Cellulose.

25. **Jodlösung (Jodjodkalium)** ist eine Auflösung von 3 Th. Jod und 8 Th. Jodkalium in 1200 Th. Wasser. Nach längerer Zeit entsteht in derselben ein wenig Jodwasserstoffsäure; das Reagens verhält sich alsdann, z. B. zu Stärke (siehe oben, Seite 106), nicht ganz genau gleich, wie die frisch bereitete Auflösung.

26. **Jodtinctur**, Auflösung von 1 Th. Jod in 10 Th. Weingeist von 0,830 sp. G.

27. **Jodglycerin**, Mischung von 1 Th. Jodlösung (No. 25) mit 10 Th. Glycerin von 1,230 sp. G.

28. **Chlorzinkjod** (jodhaltiges Chlorzink). In 100 Th. einer Chlorzinklösung von 1,8 sp. G. löst man 6 Th. Jodkalium und soviel Jod (ungefähr 1 Th.), als diese Flüssigkeit aufzunehmen im Stande ist.

Reine Cellulose, doch nicht diejenige der Pilze, wird durch Chlorzinkjod violett gefärbt (Chlorzink bewirkt Amyloidbildung).

Gerbstoffzellen nehmen durch Chlorzinkjod eine röthliche Farbe an.

29. **Jodkalium-Jodquecksilber** stellt man durch Auflösung von 1,35 Sublimat und 5,0 Jodkalium in 100 Wasser dar. Fast alle Alkaloïde werden aus ihren Auflösungen selbst in grosser Verdünnung durch dieses Reagens gefällt, so dass es über die Gegenwart von solchen Stoffen Aufschluss gewährt. Die niederfallenden Verbindungen sind meist amorph, nur wenige nehmen nach einigen Stunden Krystallform an.

30. **Eisenvitriol,** aus wässeriger Lösung durch Alcohol als feines Pulver gefällt und an der Luft rasch getrocknet. Zum Gebrauche wird 1 Theil jeweilen frisch in 20 Th. Wasser gelöst. Manche Stoffe aus der Classe der Gerbsäuren werden dadurch gefärbt, aber gewöhnlich anders als durch Eisenchlorid. Zusatz von Kalkwasser zu Schnitten, welche mit Eisenvitriollösung getränkt und hierauf abgespült waren, ruft oft neue Färbungen hervor.

31. **Eisenchlorid.** Man verdünnt die officinelle Auflösung von 1,28 sp. G. mit dem zehnfachen Gewichte Wasser und lässt die Schnitte einige Zeit in der Flüssigkeit liegen. Nimmt man zur Verdünnung Weingeist, so erhält man gewöhnlich etwas verschiedene Reactionen, und auf nachträglichen Zusatz von Kalkwasser treten noch weitere Farbenänderungen ein. Die verdünnten Eisenchloridlösungen zersetzen sich (durch Dissociation) bei längerer Aufbewahrung; man hält daher nur die officinelle Lösung vorräthig.

Verdünntes Eisenchlorid dient hauptsächlich zur Erkennung der Gerbstoffe, welche dadurch entweder grün oder blau gefärbt werden. Es ist zweckmässig, beide Classen von Färbungen auseinander zu halten; häufig aber wird man unschlüssig sein, indem Uebergangsfarben auftreten, weil gewöhnlich mehrere Gerbstoffe zugleich vorhanden sind. Dafür spricht die Wahrnehmung, dass die durch sehr geringe Mengen der Eisenlösung in gerbstoffhaltigen Zellen anfangs entstandene Färbung durch weitern Zusatz von Eisenchlorid oftmals umschlägt. Ausserdem ist auch an das Verhalten des Pyrocatechins, Quercitrins, Rutins gegenüber den Eisensalzen zu erinnern.

Statt des Eisenchlorids kann auch Ferrisulfat oder Ferriacetat angewendet werden.

32. **Salpetersaures Quecksilberoxydul**, unter dem Namen des Millon'schen Reagens bekannt. 1 Theil Quecksilber wird in der Kälte in 1 rauchender Salpetersäure gelöst und mit 2 Wasser verdünnt. Proteïnstoffen ertheilt diese Flüssigkeit eine rothe Farbe, doch nur wenn dieselben in erheblicher Menge vorhanden sind. — Die Streifung der Membranen wird durch das Millon'sche Reagens deutlicher. Seiner stark sauren Reaction wegen muss es von der Berührung mit dem Microscop sorgfältig fern gehalten werden.

33. **Anilinsulfat** färbt in wässeriger oder besser alcoholischer Lösung alle verholzten Membranen gelb, besonders nach Zusatz von Schwefelsäure oder Salzsäure.

34. **Phloroglucin** ist ein noch schärferes Reagens auf Verholzung. Man durchfeuchtet die Schnitte mit Salzsäure und tropft eine frisch bereitete Auflösung von Phloroglucin in 100 Th. Wasser dazu, worauf verholzte Membranen roth werden. Bisweilen tritt diese Färbung auch ohne Zusatz von Phloroglucin ein, weil dieses, z. B. in Rinden selbst vorkommt.

Färbemittel.

35. **Anilinfarben.** Sowohl das Fuchsin, das Methylviolett, Methylgrün, das Hanstein'sche Anilinviolett (Methylviolett und Fuchsin, gleiche Theile), das Vesuvin als auch das Anilinblau und Anilinbraun finden namentlich bei bacteriologischen Untersuchungen vielfache Verwendung, da diese Organismen die Anilinfarben stark zu speichern im Stande sind. Aber auch bei histologischen Untersuchungen werden die genannten Farben verwendet, gewöhnlich in 100 Th. Wasser gelöst.

36. **Das Eosin** färbt in wässeriger Lösung todtes Plasma intensiv roth und kann daher z. B. vortrefflich bei der Untersuchung von Siebröhren benutzt werden.

37. **Carminlösung.** Bester Carmin wird in Ammoniak gelöst, die klar abgegossene Flüssigkeit zur Trockne verdunstet und der Rückstand, am besten erst bei Bedarf, in 100 Th. heissen Wassers gelöst. Dieses Reagens wird von manchen Stoffen reichlich aufgenommen, z. B. von Eiweiss und Harzen, auch von zarten Zellhäuten, so dass durch ungleiche Färbung der Wände und Inhaltsstoffe manche Verhältnisse deutlicher gemacht werden können.

38. Haemotoxylin (3,5 in 100 Th. Wasser) ist in Verbindung mit Alaun ein vortreffliches Färbungsmittel für Zellkerne.

Einschlussmittel.

Wenn man ein Präparat aufzuheben wünscht, so muss es in ein Medium eingelegt werden, welches nicht verdunstet und doch die Structur des Präparates deutlich lässt. Am bequemsten zu handhaben sind Einlegeflüssigkeiten, namentlich **Glycerin** (1,25 sp. G.) oder **Chlorcalcium** (1 in 3 Th. Wasser). Diese beiden Flüssigkeiten, vorzüglich die erstere, verändern die meisten Präparate selbst im Verlaufe von Jahrzehnten nicht. Jedoch wird das Stärkemehl durch Chlorcalcium, selbst wenn es neutral ist, aufgelöst.

Für festere Objecte, Schnitte durch derbere Drogen, für *Lycopodium*, Diatomeen kann man auch, falls dieselben einiges Erwärmen vertragen, *Canadabalsam* als Einlegemittel verwenden. Man muss jedoch zuvor die Präparate wiederholt mit Alcohol auswaschen. Alsdann legt man den Schnitt in *Canadabalsam*, der mit ein wenig warmem Chloroform flüssig gemacht wird, und zuletzt erst in den schwach erwärmten Balsam selbst.

Auch eignet sich sowohl für zarte als für derbe Präparate eine Auflösung von **Leim** in **Glycerin**, die man durch gelindes Erwärmen von 1 Th. farbloser Gelatine in 6 Th. Wasser und 7 Th. Glycerin erhält. Zum Gebrauche wird diese Mischung durch Erwärmen verflüssigt.

Bei Verwendung von *Canadabalsam* und Glyceringelatine hat man nicht durchaus nöthig, das Deckglas noch besonders zu verkitten, da das erstarrende Einlegemedium das Glas festhält, wohl aber ist ein Umziehen des Deckglases bei Verwendung von Glycerin und Chlorcalciumlösung nothwendig. Man verwendet als **Lack** entweder den gewöhnlichen schwarzen **Asphaltlack** oder den gelben „**prepared Goldsize**".

Übersicht einiger der oben erwähnten microchemischen Reactionen.

Reagens.	Cellulose.	Verholzte Membran.	Verkorkte Membran, Cuticula.	Stärke.	Proteïn-substanzen.	Gerbstoffe.	Zucker.
Jodjodkalium ("Jodlösung")	farblos	gelb	braun	blau	orangegelb	—	—
Chlorzinkjod	violett	gelb	braun	blau (Quellung)	gelb	röthlich	—
Jod und Schwefelsäure	unter Blaufär-bung gelöst.	ohne Blaufär-bung, langsam gelöst	gänzlich unlöslich	gelöst	unter Bräu-nung zerstört	—	—
Kupferoxyd-ammoniak	gelöst	ungelöst	ungelöst	—	—	—	—
Alkalisches Kupfertartrat	mattblau	—	—	Quellung	violett	rothbraun	rothgelber Niederschlag
Phloroglucin und Salzsäure	ungefärbt	kirschroth	—	—	—	—	—
HANSTEIN's Anilinviolett (gleich viel Methylviolett u. Fuchsin)	gar nicht oder sehr schwach gefärbt	violett	dunkelviolett	—	blauviolett.	fuchsroth	—

Register.

<h2 style="text-align:center">L.</h2>

<h2 style="text-align:center">M.</h2>

Berichtigungen.

S. 80 sind die *Glandulae Lupuli* fälschlich unter den einzelligen Gebilden aufgeführt.

S. 102 muss es Zeile 2 statt $\frac{5}{1000}$ (5 μ): $\frac{50}{1000}$ (50 μ) heissen.